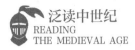

泛读中世纪
READING
THE MEDIEVAL AGE

DAILY LIFE
DURING THE
Black
Death

黑死病下的日常

［美］约瑟夫·P.伯恩（Joseph P.Byrne）/ 著

欧阳瑾 / 译

U0394990

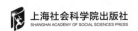

上海社会科学院出版社
SHANGHAI ACADEMY OF SOCIAL SCIENCES PRESS

致 谢

感谢格林伍德出版社(Greenwood Press)把撰写本书的艰巨任务交给了我,感谢迈克·赫尔曼(Mike Hermann)对我的指导,以及他一路之上的热忱不减。我也要衷心感谢梅根·明尼克(Meaghan Minnick),她的编辑润色让我的初稿有了极大改善;还有贝尔蒙特大学(Belmont University)的佩姬·卡特(Paige Carter),她既有耐心,又独具慧心,让我接触到了大量的珍贵资料。我还要感谢"国家人文基金会"(National Endowment for the Humanities)和马歇尔·坡(Marshall Poe),他们提供了机会,让我能够在哈佛大学的多座图书馆里进行调查研究,同时也要感谢这所大学的热情接待。

年　表

约前460—前380年　古希腊内科医生希波克拉底（Hippocrates）在世，此人开创了理性医学，并且为保持健康确立了一些切实可行的准则。

约130—201年　古希腊—罗马时期（Greco-Roman）的内科医生盖伦（Galen）在世，此人著有一些论述体液医学和瘟疫的重要作品。

541—约760年　"查士丁尼瘟疫"（the Plague of Justinian），即"第一次大流行"（First Pandemic），此疫席卷了整个地中海地区——很可能是腺鼠疫（bubonic plague）。

980—1037年　阿维森纳（Avicenna）在世，此人是一位伟大的阿拉伯哲学家和医学作家［著有《医典》（Kanon）一书］，对伊斯兰教和基督教医学都产生了重要影响。

1211年　意大利的雷焦（Reggio）任命了世界上最早的市政医生（civic physician）。

1260年　意大利的佩鲁贾（Perugia）出现了最早的"鞭笞苦修者"*组织。

14世纪30年代　很可能暴发了腺鼠疫，在"戈壁沙漠"***或者中亚

---

　　*　鞭笞苦修者（flagellant），指古时鞭打自己以求赎罪的宗教教徒。——译者注（如无特别说明，本书脚注皆为译者注）

　　**　戈壁沙漠（Gobi Desert），指绵亘于中亚地区、横跨中国和蒙古的荒漠与半荒漠地区，面积广袤，亦称"大戈壁"。

地区流行。

1347 年　卡法（Kaffa）事件：据说札尼别（Djanibeg）治下的金帐汗国（Golden Horde）战士将瘟疫传播到了热那亚人（Genoese）的殖民地；热那亚人逃往君士坦丁堡（把鼠疫也带了过去）。

1347 年秋季　黑死病［The Black Death，即"第二次大流行"（Second Pandemic)］开始；君士坦丁堡、亚历山大港（Alexandria）和西西里岛（Sicily）上的墨西拿（Messina）都遭到了瘟疫的重击；瘟疫开始向外传播，蔓延到了中东、非洲和欧洲。

1347 年/1348 年冬季　意大利的热那亚、比萨（Pisa）和威尼斯（Venice)诸港，以及拉古萨（Ragusa）、马赛（Marseille）、法属里维埃拉（French Riviera)等地都暴发了瘟疫。威尼斯率先设立了卫生委员会。

1348 年春季　意大利的那不勒斯（Naples）、佛罗伦萨（Florence）、锡耶纳（Siena）和佩鲁贾，法国的阿维尼翁（Avignon），巴利阿里群岛（Balearic Islands）、巴塞罗那（Barcelona）和阿拉贡（Aragon）的巴伦西亚（Valencia），以及大马士革（Damascus）、阿勒颇（Aleppo）、耶路撒冷（Jerusalem）和开罗（Cairo）等地都暴发了瘟疫。法国南部和阿拉贡地区率先出现了针对犹太人的袭击。

1348 年夏季　瘟疫在罗马、巴黎、里昂（Lyon）、波尔多（Bordeaux）、勃艮第（Burgundy）、诺曼底（Normandy）和布列塔尼（Brittany）等地暴发。瘟疫第一次蔓延到了英格兰和德国。"鞭笞苦修者"运动开始。

1348 年秋季　伦敦与爱尔兰暴发瘟疫，意大利和法国南部的城市开始复苏。"鞭笞苦修者"运动进行得如火如荼。巴黎大学医学院出版了论述瘟疫的《建议汇刊》（Consilium）。

1349 年春季和夏季　维也纳（Vienna）、莱茵河（Rhine）上游、佛兰德斯（Flanders）与荷兰暴发瘟疫。英国颁布了《劳工条例》（Ordinance of Laborers）。

1349 年秋季 卑尔根(Bergen)、挪威、科隆(Cologne)和莱茵河中游地区暴发瘟疫,教皇克雷芒(Pope Clement)谴责了"鞭笞苦修者"运动。黑死病在信奉伊斯兰教的地区结束。

1349 年冬季 瘟疫经英格兰向北蔓延,瑞士也暴发了瘟疫。

1350 年 苏格兰和瑞典暴发瘟疫。"鞭笞苦修者"运动逐渐式微。

1351 年 波兰、波罗的海(Baltic)地区与俄国西部〔普斯科夫(Pskov)〕暴发瘟疫。英国的《劳工法令》(Statute of Laborers)强化了《劳工条例》。

1352 年 俄国〔诺夫哥罗德(Novgorod)〕暴发瘟疫。

1358 年 薄伽丘(Boccaccio)完成了《十日谈》(*Decameron*),法国农民起义〔"扎克雷起义"(Jacquerie)〕。

1360—1363 年 法国、加泰罗尼亚(Catalonia)、意大利、不列颠、瑞典、挪威、普斯科夫和埃及出现第二波疫情,随后,德国与波兰也是如此。

1370—1374 年 法国、巴塞罗那、意大利北部、爱尔兰和英格兰南部、德国以及埃诺(Hainaut)等地出现第三波疫情。

1378 年 佛罗伦萨爆发"梳毛工起义"(Ciompi Revolt)。

1381 年 英格兰爆发"农民起义"(Peasants' Revolt)。

1382—1384 年 瘟疫在法国、加泰罗尼亚、塞维利亚(Seville)、葡萄牙、意大利北部、伦敦、肯特郡(Kent)、爱尔兰、欧洲中部、波罗的海地区、莱茵兰(Rhineland)地区和波兰蔓延。

1385 年 佛罗伦萨开始对所有葬礼进行登记。

1390—1391 年 瘟疫在勃艮第、洛林(Lorraine)、英格兰北部和苏格兰以及意大利北部等地蔓延。

约 1395 年 拉古萨〔即杜布罗夫尼克(Dubrovnik)〕设立了第一家传染病院。

1399—1400 年 瘟疫在意大利、欧洲北部和塞维利亚全面流行。

1410—1412 年　瘟疫在欧洲西部、西里西亚（Silesia）、立陶宛和埃及等地全面流行。

1422—1424 年　瘟疫在意大利、佛兰德斯和葡萄牙全面蔓延。

1429—1430 年　瘟疫在意大利和上奥弗涅（Haute Auvergne）地区广泛流行；在马穆鲁克（Mamluk）的领土上严重蔓延。

1438—1439 年　瘟疫在意大利、法国、葡萄牙、不列颠北部、德国、瑞士、尼德兰地区（Netherlands）、波兰、开罗和叙利亚等地全面流行。

1448—1450 年　瘟疫在意大利北部、法国、德国北部和西部、荷兰与埃及等地全面流行。

1454 年　约翰·古腾堡（Johann Gutenberg）在德国的美因茨（Mainz）发明了印刷机。

1456—1457 年　瘟疫在法国北部、巴塞罗那和意大利全面流行。

1480—1484 年　瘟疫在法国、葡萄牙、意大利中部、伦敦、德国和波兰等地肆虐。

1486 年　威尼斯成立了第一个常设性公共卫生委员会（Commission of Public Health）。

1494—1499 年　瘟疫在法国南部、意大利、阿拉贡、苏格兰、卢森堡、德国中部、奥地利、波希米亚（Bohemia）和波兰等地流行。

1518 年　英国伦敦开始采用把染疫患者及其家人关在屋里的措施。

1537 年　亨利八世（Henry Ⅷ）要求对英国所有的死亡与葬礼进行登记。

16 世纪 60 年代　伦敦规范了死亡名单的记录和发布工作。

1593 年　伦敦暴发了严重的瘟疫，戏院全都关闭。

1603 年　英国女王伊丽莎白（Queen Elizabeth）去世，詹姆斯一世（James Ⅰ）加冕，伦敦暴发重大疫情。

1630—1631 年　意大利托斯卡纳(Tuscany)地区暴发严重瘟疫。

1653 年　西班牙暴发严重瘟疫。

1656 年　罗马和意大利暴发最后一场重大瘟疫。

1665—1666 年　阿姆斯特丹(Amsterdam)出现了严重的疫情,伦敦暴发了"大瘟疫"(Great Plague)。英格兰的瘟疫宣告结束。

1712 年　奥地利(维也纳)暴发最后一场重大瘟疫。

1720—1722 年　法国马赛和欧洲西部大陆上的最后一场瘟疫;据说这场瘟疫是从叙利亚传播过来的。丹尼尔·笛福(Daniel Defoe)撰写了《大疫之年日记》(*Journal of the Plague Year*)。

18 世纪 20 年代　奥地利人在他们与奥斯曼帝国(Ottoman Empire)之间的边境地区设立了防疫封锁线。

1743 年　西西里岛上的墨西拿暴发了最后一场重大瘟疫。

1771—1772 年　俄国暴发最后一场大瘟疫,莫斯科有 10 万人死亡。

19 世纪 30 年代　"第二次大流行"期间最后几场瘟疫在北非和中东地区暴发。

1894 年　中国和东南亚出现腺鼠疫"第三次大流行"(Third Pandemic)。耶尔森(Yersin)和北里(Kitasato)两人经过研究,发现了耶尔森氏鼠疫杆菌(Y. pestis),接下来的几年证明了免疫血清可以成功地对抗腺鼠疫。

1896—1914 年　后续研究确定了完整的鼠疫杆菌流行病学。

目　录

引 言

随着 21 世纪的时间卷轴逐渐展开,我们发现自己竟然来到了一个大多数人都觉得生活于疾病威胁之下的世界。在相对不发达的非洲国家,艾滋病、疟疾和更奇异的埃博拉(Ebola)病毒正在造成大量人口死亡,似乎没人对这些疾病具有完全的免疫力。在富裕得多和科技更发达的美国和欧洲,人们则完全有理由担心自己患上心脏病、糖尿病和癌症。全球范围内已经出现了新的流感病毒、艾滋病病毒和非典型性肺炎病毒(SARS),而且人人似乎都很容易受到炭疽和天花等生物制剂的恐怖袭击。各种各样的微生物和生理条件都会对人类的健康构成威胁;自人类首次在地球上出现以来,就始终如此。威廉·莎士比亚让其笔下的哈姆雷特思考"肉体要承受自然的千百种打击"这个问题时,他的心中也无疑牢记着疾病:他创作此剧的时候,"英国汗热病"*正在伦敦肆虐,而且仅仅数年之前,鼠疫还夺走了他的儿子哈姆奈特(Hamnet)的性命。

这位吟游诗人十分清楚,历史上有过一个个时期,见证了疾病给人类带来的沉重打击——这正是"瘟疫"(plague)一词的根本含义。我们都知道,历史上出现过多次流行病(epidemic),即一种特定疾病在大量人口中传播一段时间的现象。不过,其中达到了"大流行"(pandemic)级别

---

* 英国汗热病(English sweating sickness),中世纪时期英国出现的一种传染病,始发于 1485 年,曾在很短的时间里夺走无数英国人的性命,但具体的致病原因如今尚不清楚。

的疫情相对较少。在"大流行"期间，广大地区都会感染瘟疫，并且常常会持续数十年甚至数百年之久。对现代人类来说幸运的一点是，在人们具有了快速远行的本领，从而会迅速广泛地传播疾病的同时，我们也开始理解疾病的本质，开始理解疾病是如何感染人体并在人群之中传播的，以及如何能够有效地治疗疾病。19世纪末以前，人们基本上对这些问题一无所知，故始终只能任由疾病摆布；不过，由于当时的普通百姓很少出行，而在实际出行的时候，旅行速度也很缓慢，所以疾病大流行是相当罕见的现象。欧洲和北非地区出现过的最大例外，就是大多数人都认为属于腺鼠疫的两次大流行，那是一种由鼠蚤传播给人类的细菌性疾病。"第一次大流行"也称为"查士丁尼瘟疫"，它席卷了整个地中海地区，造成了数百万人死亡，并且在6世纪中叶到8世纪中叶期间零星复发。"第二次大流行"则始于中亚某个地方，在1347年传播到了西方。

"第二次大流行"——也就是本书所论述的黑死病——在伊斯兰世界和基督教世界肆虐了3个多世纪，到17世纪末才在欧洲逐渐消退，却在北非和近东地区（Near East）一直持续到了19世纪。在这个时期的大部分时间里，所有地区差不多都是每隔10年就经历一次恐怖的瘟疫。尽管时疫通常是在春季暴发、夏季肆虐、秋季和冬季逐渐减弱，第二年春季可能轻度复发，但它们却有可能一次就困扰一个族群数年之久。没有哪代人幸免，而那些没有感染这种疾病的人，或者在疾病的蹂躏之下幸存下来的人，也要承受朋友、亲人染病带来的种种苦难。此外，疫情期间人人都须经受一系列考验，从法律限制措施到地方经济崩溃，从大街小巷里到处都有的病人和垂死者带来的感官冲击到害怕自己是下一个受害者这种明显的恐惧感，不一而足。

日常死亡中的日常生活

"日常生活"（daily life）一词，本身含有某种程度的常态化、常规性、一致性、典型性和稳定性的意思。但在疫情时期，几乎人人都无法过上这种"日常生活"了。对有些人而言，这意味着抛下一切，逃到一个安全的地方去；对其他人来说，则意味着把自己关在家里，等待疫情结束。一些有望让人保持健康的特殊膳食和药物取代了餐桌上的常规食物，而出行方面的各种限制——不论是正式的还是非正式的，也不论是官方的还是自行采取的——都严重限制了交流联系，连简单的购物也受到了限制。在城市里，学校停课、教堂关门、店铺被弃、邻里远迁、建筑停工，街道上空空荡荡，没有了熙熙攘攘的人群，戏院里也没有了买票看戏的观众。此情此景，就像一个漫长而可怕的假期。

业已变成这副模样的日常生活，曾与日常死亡不分伯仲。熟人都消失不见，前门上出现了可怕的标志，警告访客离开。街头摊贩兜售各种物品的叫卖声，变成了"把死人抬出来！"这种粗声粗气的吆喝。堆满了尸体和临死之人的两轮大车嘎吱嘎吱地沿着街道前行，取代了装满新鲜食品和其他商品的手推车。生火不是为了烹菜煮饭或者取暖，而是为了烧掉患者的衣物、惩处罪犯，或者熏蒸据说"有毒的"空气。在瘟疫面前，人们对医生和天主教神父的信心都大大降低了，许多人还转而开始相信一些自助性的医书，开始信奉新教。

然而，尽管"死亡之王"（King Death）统治着世界，生活却仍在继续，因为人们改变了他们的习惯、观念、担忧和例行程序，适应了那一个个特殊的时代。尽管这些方面因为瘟疫时期的尸体、调查员、尸体搬运工、熏蒸者、瘟疫医生、江湖郎中、掘墓人以及其他外来居民而出现了重大变化,但教堂、住宅、街道和道路、修道院、市政厅、医院以及其他"日常生活"场景却仍然保持着某种程度的生命力。这些"地方"就是我们探究瘟疫肆虐之下的西方时主要的关注点。本书中的章节都是围绕着与它们有关的活动,以及瘟疫和瘟疫的反复暴发改变这些活动的方式进行组织的。通过漫游于这片土地,再现昔日从医生到官僚、从剧作家到神学家、从皇帝到普通制革匠等居于其中者的声音,本书探索了瘟疫时期的日常生活。这些人所在的那个世界,不但受到了疾病的威胁,而且永远被疾病改变了。

中世纪的黑死病

14 世纪 30 年代的某个时候,鼠疫不知不觉地从广袤无垠的中亚地区那个与世隔绝的发源地向外蔓延开来。尽管当时鼠疫有可能已经向东传播到了中国、向南传播到了印度次大陆,但从这些地区的历史记载中,我们看不到多少端倪。鼠疫无疑也向西传播了:到 14 世纪 30 年代中叶,伊斯兰世界的东部地区出现了这种疾病。它还向西南蔓延,席卷了整个黑海(Black Sea)地区及其周边,于 1347 年年底袭击了君士坦丁堡和地中海东部的边缘地区。也就是在这个时候,穆斯林和基督徒都开始把他们对瘟疫的起源、早期传播路径的了解,以及他们日益不愿目睹的种种恐怖现象记录了下来。

瘟疫随着商人、商队、军队、朝圣者和外交使团,以及来自暴发了瘟疫的港口、满载着货物和旅客的船只一路蔓延。西西里岛、马赛、比萨、热那亚和亚历山大港等地都暴发了鼠疫。然后,鼠疫通过船只,沿着一条条水路、大路以及马车与驮畜所走的马道,不断向内陆而去。它越过了阿尔卑斯山脉(Alps)和比利牛斯山脉(Pyrenees),翻过了亚平宁山脉

(Apennines)和巴尔干半岛（Balkans），跨过了英吉利海峡（English Channel）与北海（North Sea）。最后，它又席卷欧洲东部的大平原，蔓延到了顿河流域（Don Basin）的俄国诸城，传播到了莫斯科。许多目击者都描述了这种疾病在人们和社区中的传播过程，描述了受害者与幸存者的痛苦遭遇，以及鼠疫过后经济崩溃和社会遭到破坏的可怕情形。穆斯林旅行者、医生和官吏也记载了鼠疫对伊斯兰城市的大肆破坏，从巴格达（Baghdad）一路越过中东和北非地区，直到西班牙南部［安达卢西亚（Andalusia）］，概莫能外。只有寥寥几个偏僻的地区似乎幸免于难；最终，可能每10个人里就有多达4个人染病而亡。还有一些人虽然染上了鼠疫，却活了下来，至于原因，或许是在鼠疫流行的过程中获得了一定程度的免疫力。结果，整个西方世界失去了大约3500万人口，并且其中大部分是在短短两年的时间里死亡的。

不论男女，虔诚的民众纷纷祈祷，神职人员和医生照料着患者和临死之人，主教们则猛烈抨击，说是人们的罪孽触怒了上帝，这才导致上帝用瘟疫的形式降怒于世人。虽然瘟疫过后，有人真心忏悔，也有人无情地占弱者的便宜，但大家全都松了一口气，因为这场灾祸终于结束了。殊不知，1347—1352年间的种种恐怖遭遇仅仅是一个开端。尽管疫情再也没有像这次一样广泛传播，也不那么具有致命性了，但随着整个西方逐渐走出中世纪，瘟疫却一次又一次地卷土重来。据可靠记载，似乎每隔10年左右就暴发一场瘟疫，地区性的人口死亡率则介乎10%到20%之间，而不再是40%或50%了。年纪较轻的人似乎比中年人更容易染病死亡，女性的死亡率也高于男性，似乎没有哪一个人能指望自己的免疫力。这种模式虽然在一个半世纪的时间里阻遏了人口的反弹，却也促使那些旨在减轻疫情——甚至是为了预防鼠疫——的公共政策出现了诸多变化。从改善卫生和医疗保健到检疫隔离和早期预警，各国的地方和王室政府都适应了瘟疫反复暴发的新状态。医学界也曾试图对付这种疾病,可当时的医学理论和治疗方法都实在是太过古老,故结果就是无济于事。然而,每一代人还是继续信任医生,信任他们给出的饮食、药物和养生方法。尽管神职人员没能安抚住明显恼怒不已的上帝,但人们继续信奉着各自的伊斯兰教和基督教。16世纪初的宗教改革运动让天主教的传统信仰变得四分五裂,其深层根源就是人们在瘟疫过后产生的不满情绪,可这场运动是在鼠疫首次暴发一个半世纪之后才出现的。事实上,早期的新教徒起初是想净化神圣的宗教及其教会,而不是想取而代之。

近代初期的鼠疫

随着中世纪在文艺复兴的变革与创新面前逐渐结束,随着天主教竭力应对新教的挑战,鼠疫继续一次又一次地抬起头来。然而,进入近代初期以后,人们注意到,这种疾病开始越来越局限于城市地区。随着这些集贸易、行政管理、教育、工业和文化于一体的中心变得越来越大、越来越复杂,各级官僚和地方官员继续采取行动来对抗流行性疾病,由此增加了他们的活动范围和措施的严厉性。各市政府都设立了卫生委员会和地方行政机构,以便在城市及其管辖地区制定和监督实施更加严格的卫生和检疫法规。政府为防疫医院和传染病院提供资金,将病人隔离起来,并且封锁港口和河流,以便阻断有可能带来致命病菌的海上交通。政府制定了将患者及其家人隔离——实际上是囚禁——在自己家里的政策与机制。政府认为地方暴发的鼠疫似乎发源于贫困社区,因此一看到鼠疫的苗头,就会迅速封锁这些社区,严令居民留在社区里忍受,同时在表面上保护整座城市。这些政府不论大小,都曾相互交流观点、相互学习,因为它们全都逐渐认识到,没有一座城市能够单打独斗,遏制住不受行政区划制约的鼠疫，不让其蔓延。

　　与此同时，各国被鼠疫缠身的军队却在欧洲中部肆无忌惮地纵横奔突，感染并传播着瘟疫，就像他们用刀剑进行大肆劫掠、破坏和杀戮一样。就算是在和平时期，繁忙的贸易线路也继续助长了鼠疫的传播，而日益见多识广的走私者也发现，他们很容易规避当局出于好意而设置的各种障碍。因此，欧洲西部最后陷入瘟疫苦难的大城市都是一些商业港口，比如阿姆斯特丹、伦敦、那不勒斯和马赛，而瘟疫在欧洲久已不见踪影之后，却继续降临到了地中海地区的奥斯曼帝国诸港，就是不足为奇的事情了。

　　1720 年，欧洲北部的最后一场鼠疫在马赛暴发，可医学界应对这种疾病的本领，却比 1350 年时强不了多少。尽管经历了文艺复兴和科学革命（Scientific Revolution），但当时的医学教育和医学实践依然深陷于希波克拉底与盖伦这两位古希腊人的模式与实践之中不能自拔。中世纪旨在减少有害"体液"的放血疗法，以及根据占星图安排放血疗法实施时机的做法，直到"第二次大流行"结束时依然很普遍。即使当时很多非常聪明的人已经与鼠疫斗争了差不多 3 个世纪之久，我们也很难说，与鼠疫有关的医学知识或者疗法出现了什么突破。在艾萨克·牛顿（Isaac Newton）的祖国英格兰，医生曾像神职人员一样，建议人们祈祷和忏悔，而不是采用其他的方法来预防或者治疗鼠疫。穆斯林医生们在 16 世纪开始引入据说更优越的欧洲医学时，其实也没有什么收获。

鼠疫是什么？

腺鼠疫

19 世纪中叶，法国人路易·巴斯德（Louis Pasteur）和德国人罗伯特·科赫(Robert Koch)两人阐述的细菌理论,让人们在理解和治疗鼠疫方面取得了重大突破。19世纪90年代东亚和东南亚地区暴发"第三次大流行"时,他们的弟子都曾竞相去探索鼠疫的奥秘。在中国香港,瑞士巴斯德研究所的亚历山大·耶尔森(Alexandre Yersin)和科赫的日本弟子北里柴三郎(Shibasaburo Kitasato)两人争相分离这种细菌和制备疫苗,最终耶尔森赢了。这种疾病,也就是如今所称的腺鼠疫——之所以如此命名,是因为患者的淋巴结肿胀或者腹股沟淋巴结炎十分明显——是由巴氏鼠疫杆菌[Pasteurella pestis,后来称为耶尔森氏鼠疫杆菌(Yersinia pestis)]在人体内引起的。后续研究表明,是一种叫作"印鼠客蚤"(Xenopsylla cheopis)的跳蚤的肠道和吸血性进食管里携带着鼠疫杆菌,然后在这种跳蚤刺穿受害者的皮肤,让大量细菌回流时,传播到受害者身上。通常情况下,印鼠客蚤寄生在黑鼠(black rat,学名为"Rattus rattus")的头皮上。黑鼠是一种孤立成群或者靠近人类生存着的啮齿类动物,但当黑鼠宿主染病且死亡之后,印鼠客蚤就会寻找新的人类宿主,从而导致瘟疫开始暴发。

一旦进入人体,鼠疫杆菌就会避开人体中通常能够把淋巴管和血液中的病菌隔离起来并且消灭掉的自然防御机制,迅速繁殖。结果就是血液中毒,诱发高烧和其他一些可以预知的症状。人体与病菌斗争时,血液中产生的许多物质和大量细菌本身都会聚积到腹股沟区域、腋下或者耳后颈部的淋巴腺中。于是,这些部位就会肿胀起来,形成独特的肿块或者淋巴结炎。假如大量有毒物质转移到了这些部位,并且被自然排出或者经医生治疗排出,患者就有可能存活下来。如若不然,患者就会持续发烧,同时伴有谵妄、虚弱和食欲不振等症状。最终,等到身体出现中毒性休克时,器官衰竭,患者就会死亡。假如患者的确死亡,那么这种死亡通常发生在患者被跳蚤首次叮咬之后的7日至10日内,或许是在开始出现症状的3天之后死去,但这取决于患者的健康状况和疾病的发展过程。通常情况下，腺鼠疫患者不具有传染性；只不过，我们有可能因为接触到患者血液中的细菌，或者被刺破、迸裂的淋巴结肿块喷射出来的脓液和其他物质中的细菌而染病。

败血性鼠疫和肺鼠疫

有的时候，由于进入体内的细菌数量太过庞大，而细菌进入血液时又过于迅速，因此积聚到淋巴系统的细菌很少，而飞速繁殖的毒素很快就会攻克身体的防御屏障。在这种败血性鼠疫病例中，患者会极其迅速地染病并死亡，所以几乎毫无疑问，患者身上不会出现典型的淋巴结肿大症状。第三种变异类型就是肺鼠疫，它发生在鼠疫杆菌驻留于患者肺部并在那里繁殖的时候。这种情况虽然有可能出现在一种普通腺鼠疫的发病过程中，但更有可能出现在受害者吸入了某个已经染上肺鼠疫的患者口中咳出的、充满细菌且带血的唾液之后。与败血性鼠疫一样，肺鼠疫的症状出现得非常迅速，患者很快就会因为疼痛、虚弱和高烧而变得无法动弹。尽管这种鼠疫极具致命性，从理论上来说也具有高度传染性，但现代的研究已经表明，肺鼠疫通常不会迅速传播或者传播得很远。部分原因就在于，患者染病之后，通常很快就已卧床不起，不然就是体力衰弱，所以除了传染给照料他们的家人或医护人员，患者几乎是没有什么机会去传播这种疾病的。

腺鼠疫与黑死病

在 20 世纪初人们研究鼠疫并获得了许多发现之后不久，历史学家们就开始根据它们去探究黑死病了。那些熟悉史料中对此种疾病的描述的人，马上就看到了"第二次大流行"期间的文字和艺术描绘中很容易发现的典型性淋巴结肿大现象。在整个 20 世纪，对历史记录进行了更加细致的分析研究之后，大多数历史学家和医学研究人员都确信，鼠疫杆菌就是导致历史上出现一场场瘟疫的罪魁祸首。历史记载中那些死时并未出现淋巴结肿大或者同时有吐血症状的患者,显然是死于败血性鼠疫或者肺鼠疫。中世纪和近代初期,西方各国的生活环境、卫生状况都与当时瘟疫肆虐的亚洲相似,而在这两种社会中,对传播鼠疫而言必不可少的老鼠都与人们紧密地生活在一起。与其同时代人一样,近代历史学家也注意到了其他一些不同的疾病与鼠疫共存的现象,从而进一步证实了他们认为早期的"瘟疫"或者"鼠疫"实际上与"第三次大流行"属于同一种疾病的观点。当史料中对鼠疫症状的描述与近代的情况不符时,人们可能就很容易把它们归因于同时存在的其他疾病,而非腺鼠疫了。

甚至是史料中关于"第二次大流行"的起源与传播情况,似乎也很符合腺鼠疫的起源与传播模式。近代学者的理论是,中亚地区原本生存着大量对鼠疫具有免疫力或抵抗力的老鼠和其他啮齿类动物,它们与世隔绝、远离人类,直到蒙古人的步步扩张对它们造成了干扰。携带鼠疫病菌的啮齿类动物与一些易感的啮齿类动物杂居到了一起,其中或许就包括了那些与人类"共生"的啮齿类动物。随着易感老鼠染上鼠疫病菌后死亡,它们身上的跳蚤找到了人类宿主,这种疾病就开始蔓延开来。历史学家们很容易想象出长有跳蚤的老鼠躲在来来去去的装满亚洲谷物的大车里,或者寄居在蒙古骑兵鞍囊中的情景。最终,满载着粮食的船只便将这些致命而且活着的"货物"从黑海带到了浩瀚的地中海上,然后沿着尼罗河(Nile)、罗讷河(Rhône)、台伯河(Tiber)与亚诺河(Arno)、莱茵河与泰晤士河(Thames)诸河而上。接下来,欧洲的大车又将老鼠及其身上那些致命的寄生虫带到了一座座城市豪宅和乡村小屋里。这些跳蚤感染了整个地中海地区和欧洲北部已有的老鼠群落,而随后便出现了具有免疫力或抵抗力的鼠群:它们变成了新的鼠疫渊薮,使得日后这种疾病将每隔 10 年左右就暴发一次。最后,这些鼠群开始相继灭亡,只有携带鼠疫的外来老鼠输入新的瘟疫了。然而，人们认为欧洲在改善卫生和隔离措施方面所付出的努力遏制了这种输入，或者干扰了它们的影响，从而终结了"死亡之王"的统治。这些说法似乎与"第二次大流行"期间大多数学者的观点非常吻合，让他们深感满意——现在也依然让大多数学者感到满意。请注意，是大多数学者，而不是所有的学者。

黑死病不是腺鼠疫？

1970 年，英国科学家 J. F. 什鲁斯伯里（J. F. Shrewsbury）出版了一部论述英国瘟疫的作品，并在其中探究了近代瘟疫流行期间的死亡率与中世纪史料记载的瘟疫死亡率之间那种明显的不一致。他纠正道，即便在没有新式药物的情况下，近代也没有哪次流行病造成的死亡率，达到了历史记载中声称的黑死病第一次暴发时死亡率接近当地人口 40%或 50%的这种水平。当然，他并非第一个注意到了这一点的人，但他属于最早公开对那种"权威"观点提出了疑问的人之一。不是当时的亲历者撒了谎或者搞错了，就是黑死病并非近代所称的"鼠疫"。什鲁斯伯里不相信中世纪那些亲历者所说的高死亡率，认为死于腺鼠疫的人不可能超过英格兰人口的 5%，不可能是他们通常记载的 1/3 或者更高。1985年及那时以来，生物学家格雷厄姆·特维格（Graham Twigg）也认为黑死病根本就不是腺鼠疫，因为黑死病的历史传播与蔓延动力学——这种疾病的传播速度与广度——与老鼠、跳蚤的生物习性和行为完全不一致。[①] 最近，其他一些生物学家、社会科学家和历史学家还把这种疑问扩大到了"黑死病＝腺鼠疫"这种范式上。

批评者的论据集中在 7 个重大问题上。第一，史料中记载的黑死病症状符合许多可能出现的流行性疾病的情况，而与近代的鼠疫不符。第二，黑死病的传染性远远超过了腺鼠疫。第三，就算是经由水路传播，历史上的瘟疫与近代暴发的鼠疫相比，蔓延速度也太过迅猛。第四，中世纪的记载不符合老鼠、跳蚤的已知生态学特征,特别是因为中世纪的瘟疫发生在极其寒冷或极其干燥的地区,或者出现在极其寒冷的季节,而印鼠客蚤在这些条件下都不可能生存。第五,一些学者质疑中世纪欧洲的黑鼠密度是否适合传播鼠疫,他们得出结论说,支持黑鼠在传播黑死病中发挥了作用的都是假设,而不是科学研究。第六,近代的鼠疫每次都是在局部地区持续数年之久,可历史记载中的大多数瘟疫都只持续了1年,然后就消失了。第七,这种疾病的致死率——死于某种疾病的人在当地人口中所占的百分比——莫名其妙地随着时间推移出现了明显下降,然后这种疾病又莫名其妙地从欧洲彻底消失。因此,一些持批评意见的人不承认黑死病就是腺鼠疫,认为它属于其他的疾病,从炭疽热到一种迄今尚未确定、类似于埃博拉的病毒性出血热,各种观点都有。

捍卫此种范式的人则做出了有力的回应,驳斥了大多数批评意见,只不过,他们的驳斥并不能彻底令人信服罢了。第一条他们可以不予理会,因为证据无法证明黑死病是其他任何一种具体的疾病。至于极高的感染率,有些坚称黑死病就是腺鼠疫的人指出,人蚤(human flea,学名为"pulex irritans")也能感染和传播鼠疫杆菌,还有一些人则声称,肺鼠疫很可能就是一些病例传播得非常迅速的原因。这一点也驳斥了第三条和第四条批评意见,因为肺鼠疫并不需要跳蚤去传播。然而,批评者却回应说,必须有跳蚤和腺鼠疫,肺鼠疫才能持久传播下去。第五条批评意见则很难用什么办法来加以证明,因为我们缺乏证明当时有老鼠的考古证据。支持鼠疫杆菌的人还指出,许多哺乳动物都可以是印鼠客蚤的宿主,所以老鼠的种群数量不是那么必要。最后的两条批评意见似乎取决于鼠疫杆菌的性质和影响。我们若是想当然地认为,数个世纪以来鼠疫杆菌的毒性即它杀死宿主的本领一直没有改变,那么问题依然存在。然而,科学家们已经发现了鼠疫杆菌的数种菌株或者变种,并且指出说,早期的鼠疫杆菌可能比如今仍然活跃的菌株更具致命性。实际上,物竞天择和进化理论表明,随着时间推移,一个物种会逐渐丧失其毒性,因为杀死宿主不利于物种的生存。从长远的角度来看,茁壮成长的菌株给它们赖以生存的生物体带来的不利影响最小——对鼠疫而言,这种生物体就是跳蚤、老鼠或者人类。假如感染了鼠疫的跳蚤不再杀死老鼠这种宿主,它们就没有必要再去寻找和感染人类宿主,瘟疫则会毫无悬念地消失。因此,这种争论仍在继续。

2000 年前后,为了寻找鼠疫杆菌存在的 DNA 证据,一些遗传学家开始对很可能属于鼠疫死者的牙髓展开了研究。尽管来自法国的早期报告肯定了这一点,批评者们却对遗传学家所用的实验室及其研究结果提出了疑问,因此这种研究很可能还会继续进行下去。然而,现代科学可能在这种疾病本质方面做出的任何一种发现,都不会改变中世纪和近代之初那一个个瘟疫时期里人类日常生活的诸多事实。对于曾经深受瘟疫之苦的人来说,无论他们属于死者还是幸存下来的人,这种疾病究竟是细菌性的还是病毒性的,是由老鼠传播还是在人们当中传播,或者是不是像他们当时以为的那样经由呼吸的空气传播,其实都不要紧。无论瘟疫的自然原因是什么,当时的人都认为,它最终来自上帝,是上帝对罪孽深重且不知悔改的人类降下的一种惩罚。

注释

① J. F. Shrewsbury, *History of Bubonic Plague in the British Isles* (New York：Cambridge University Press, 1970)；Graham Twigg, *The Black Death: A Biological Reappraisal* (New York：Schocken Books, 1985).

第一章
在医学院

"第二次大流行"期间，许多人都曾努力预防黑死病，或者减轻黑死病的影响：比如进行立法的市政领导人、颁布法令的君王们，以及利用祈祷的神职人员，都是如此。然而，在面对鼠疫之时，没有人能像那个时代的医生那样发挥直接的作用。欧洲有各种各样的医生，其中包括：配制草药和药物的药剂师，接续断骨、处理伤口和实施放血疗法的理发师兼外科医生，协助女性生产的助产士，凭借经验使用草药和各种非专业治疗方法的经验派医生，声称他们那些极其廉价的灵药或者丸剂具有神奇疗效的冒牌医生或者江湖郎中，以及处于等级顶端、接受过大学教育的内科医生。内科医生精于理论和实践，他们是希腊、罗马和阿拉伯医学传统的继承者，故称雄一时。中世纪和近代初期的欧洲人都曾把自己的性命托付给上述这些人，并且赋予他们极高的地位，甚至仅次于那些可以通过礼拜来让人获得永生的神职人员。

当时指导着内科医生们的健康与疾病理论，都深深地植根于经典的生理学与医学观念之中。这些理论经由欧洲11世纪末在西西里岛和意大利南部开始兴起的医学院正式传承了下来；在那里，阿拉伯和拜占庭两种文化为西欧人的思维注入了新的活力。黑死病暴发之时，医学基本上还停留在1500年前的水平上；只不过，其中增添了阿拉伯医学中的一些内容，比如占星术，还出现了一些新的仪器与技术。欧洲的文艺复兴既让古人显得更加熠熠生辉，也让他们在西方人的心中变得更加根深蒂固。它还赋予了人类经验以特权,最终导致人类推翻了亚里士多德的生理学,摒弃了古希腊医学巨人盖伦和希波克拉底的医学实践。然而,这种转变经历了漫长的时间才出现。18 世纪初期,盖伦的医学思想仍然占据着统治地位,而以新兴的生物学、人体解剖学和化学等科学为基础且与盖伦医学相竞争的理论,仅仅是在侵蚀着边缘领域。医学中的真正革命——比如发现了鼠疫的真正本质——要到 19 世纪才会出现。在此期间,医学院里的年轻人不但研究那些古老的范式,教导人们鼠疫的性质,而且努力地预防和控制这种疾病。本章概述了医学教育所依据的健康和疾病基本理论、这种教育本身的发展过程,以及医生们从 1348 年至19 世纪初形成的一些瘟疫理论。第二章则更加全面地探讨了医疗从业者的范围、内科医生在社会中的地位,以及医生们出于对瘟疫原因与性质的(错误)理解来应对"第二次大流行"的方式。

中世纪的健康与疾病理论

希腊—罗马时期的根基

古希腊世界有 3 位重要人物为近代人所认为的科学的医学方法奠定了基础,他们就是科斯岛的希波克拉底(Hippocrates of Cos)、亚里士多德和帕加马的盖伦(Galen of Pergamum)。历史上的希波克拉底(约前 460—前 380 年)如今已深嵌于传统之中,每位医生都要向他宣誓才能行医,有差不多 70 部作品被归于此人名下,其中既有确为他所著的,也有假托的,这些作品被统称为"希波克拉底文集"(Hippocratic Corpus)。该文集都是他那个时代的人关注自然进程或自然哲学的产物,他摒弃了各种宗教和魔法对健康与疾病所做的解释,把自己的关键思想建立在他对自然进行敏锐观察之后得出的理性结论之上。良好的健康源自生活在一种健康的环境当中、形成正确的饮食和锻炼习惯，以及避免业已证明有害于健康的那些东西。该文集按照不同类型的健康问题进行划分——比如骨折、时疫、热病等——每个部分则围绕着一些具体的病例研究进行组织：这些案例记载了患者及其所患疾病的每一个自然方面，从当地的环境状况到疾病始发，以及病情发展到结束，极其详尽。希波克拉底派的医生密切关注着病人的体温、皮肤颜色、尿液和粪便质量、呼吸、眼睛的样子、行为，以及预示着病情恶化或者身体康复的其他指标等变化情况。他们还密切观察并记录下了各种疗法的效果——比如沐浴、通便剂①、食物、休息或者锻炼——至于它们的效果，则不论好坏，全都记载下来。只有以这些观察结果为基础，才能对疾病及其疗法进行归纳。希波克拉底派医学得出的结论是：疾病是很自然和可以理解的，其过程也可以预知；因此，正确的治疗同样是自然的，并且建立在医生的经验，或者因为经验或声誉而值得信赖的权威这一基础之上。

然而，在据说由希波克拉底所写的《人的本性》（Nature of Man）一书中，他详细阐述了古希腊早期自然哲学家恩培多克勒（Empedocles）的一种理论，恩培多克勒认为，物质世界的一切都由 4 种基本元素，即气、水、火和土中的一种或者几种结合起来组成的。由此，希波克拉底声称，这些元素对应人体中 4 种不同的、通常被人们视为液体的"体液"；反过来，4 种体液又对应 4 种主要的器官，以及由"干""湿"与"寒""热"结合起来形成的 4 组"体质"。所以，保持良好的健康就变成了一个维持体液之间的适当平衡，从而让身体的"热"与"湿"保持平衡的问题。

中世纪的学者都公认亚里士多德（前 384—前 322 年）是一位"有识者之师"。与希波克拉底的许多著作一样，归于亚里士多德名下的 150 部作品中，有许多实际上并非他所作，而是由其弟子或者助手执笔撰写

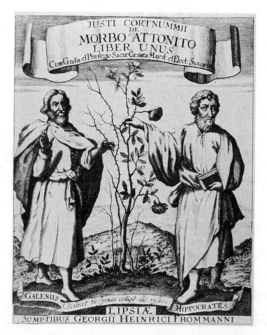

图1　17世纪的一幅盖伦与希波克拉底画像　注意，希波克拉底一侧的玫瑰丛开着花，盖伦一侧的却全是刺。选自 Justus Cortnumm, *De morbo attonito* 一书的扉页，Saxony, 1677。出自国家医学图书馆（National Library of Medicine）。

4种体液及其对应关系

体　液	血　液	黏　液	黄胆汁	黑胆汁
元素	气	水	火	土
器官	肝	脑/肺	胆囊	脾脏
季节	春	冬	夏	秋
体质	温/湿	寒/湿	温/干	寒/干
性格（主导性情感基调）	多血质	黏液质	胆汁质	忧郁质
星座	木星	月亮/金星	太阳/火星	土星

的。与希波克拉底一样,亚里士多德也深受古希腊自然哲学的影响,并且接受了治病从医的教育。他对动物解剖学和生理学的着迷,拓展到了人类这种动物身上;只不过,他对人体的运作机理这个方面要感兴趣得多,而不是很关注身体机能失调时该怎么办。他的大多数人体解剖学著作都已失传,现代科学则驳斥了留存下来的大部分作品。亚里士多德进一步应用和发展了体液理论,把它当成不容置疑的事实传承给了西方世界,而其影响也一直持续到了 19 世纪。他还开发出了一种高度理性和系统性的方法——并不一定要以观察结果或经验为基础——来回答几乎一切问题。西方的欧洲人在中世纪再度认识到这种逻辑方法之后,也把它应用到了从神学到法学、再到医学的几乎一切事物上。后来,此法逐渐发展成了中世纪的经院哲学(scholasticism);之所以得名如此,是因为它与早期的大学有关。这种思考、辩论和教学的方式倾向于理性的辩论和以前的权威,而不是个人经验和常识。涉及自然问题时,以前的权威中最伟大的一位无疑就是亚里士多德,此人留存下来的作品,常常都极具说服力和影响力——但常常也是错误的。

帕加马的盖伦(约 130—201 年)是一位训练有素的医生;他在罗马帝国工作,却用希腊语写作,算得上是集希波克拉底医学与亚里士多德自然哲学的知识于一身。盖伦也撰写了大量的医学作品,并且大多是在结合了他接受的理论和治疗病人的经验这一基础之上撰写而成。在应对疾病的过程中,他开发了一个医学要素矩阵,并将诸要素分成了 3 类,即自然要素(naturals)、反自然要素(contra-naturals)和非自然要素(non-naturals)。自然要素构成了人体在任何一个特定时刻的状态,其中包括体液、元素和体质,它们会导致健康(或疾病)的平衡(或失衡)。生病之时,人体当中要么是一种或多种自然要素太多,要么就是一种或多种自然要素太少,当然,其中所有要素都通过它们之间的对应关系有所关联。

反自然要素则是失衡、病人表现出症状，以及生病本身的原因。比方说，假如症状是体温高和出汗，那么此疾就是一种热病，而致病原因就是"既热且湿的"血液过多。非自然要素有 6 种，它们属于一个人的外部因素，但此人能够掌控，即空气、运动/休息、食物和水、睡/醒、排出废物或体液（或者排不出），以及盖伦派医生所称的、大体上相当于情绪的"灵魂情感"（affections of the soul）。疾病——体液失衡——可能是这些非自然要素导致的，因此也可以被它们治愈，或者，我们起码也可以用它们来进行治疗。污浊的空气、错误的食物、睡眠不足、血液太多或者受到惊吓，都有可能影响到体液平衡并且导致疾病。迁到一个空气新鲜的地方、采用正确的饮食、保持良好的睡眠、实施静脉切开术（即受控放血）或者听听令人舒畅的音乐，就可以治愈疾病。这个矩阵属于盖伦医学的核心，在近 2 000 年的时间里都发挥着阿拉伯、拜占庭及西欧医学理论与实践之典范的作用。就在公元 1300 年前不久，加泰罗尼亚医生阿尔诺德·维拉诺瓦（Arnauvde Vilanova）总结了希波克拉底和盖伦两人在他所处的那个时代仍然极具影响力的原因：

> 他们才是真正开创了一种理性医学的人，两人不但掌握了这种医学的技术，还向世人传播了找到真正应用此种技术、将疗法付诸实践的方式。

尽管解剖学和生理学两个领域的知识都有了进步，并且出现了数种与之竞争的医学理论，但希波克拉底和盖伦医学在"第二次大流行"期间仍然占据着主导地位。[②]

阿拉伯医学及其贡献

尽管声称中世纪的阿拉伯/伊斯兰文明拯救了希腊的科学传统，从而使之没有被世人遗忘的说法并不正确,但一些重要的阿拉伯思想家和波斯思想家吸收了这种传统,并且在许多对他们本身和信奉基督教的西方世界都很重要的方面进行了发展,这一点却是真的。9世纪和10世纪的阿拉伯医生——比如侯奈因·伊本·伊斯哈格(Hunayn ibn Ishaq, 809—873年)——已在翻译和评论希腊人的著作,并且根据希腊人的著作撰写新的医学作品了,而在当时,信奉基督教的欧洲西部却根本没有多少学者,甚至还没有人能够看懂希腊文。伊斯兰医学知识的集大成者,就是被西方人称为阿维森纳〔原名阿布·阿里·侯赛因·伊本·阿卜杜拉·伊本·西那(Abu Ali al-Husayn ibn Abdallah Ibn Sina, 980—1037年)〕的这位波斯学者兼医生。他的那部巨著《医典》(*Kanon of Medicine*,"典"即百科全书之意)囊括了伊斯兰医学知识的方方面面,并且在它们的基础上阐明了医疗实践的基本要素。这部作品被翻译成拉丁文之后,就成了12世纪至16世纪基督教西方最重要的一部医学教材。

伊斯兰医学对西方中世纪最有影响力的贡献之一(虽然这一点值得怀疑),就是把占星术与医学牢固地联系了起来,这种关联起初见于罗马裔埃及天文学家托勒密(Ptolemy, 85—165年)的著作中。医学占星术认为,每一种天体——尤其是太阳、月亮和行星——都会对人体产生不同的影响。这种观点依据的就是这些天体与基本元素、体液和人体体质之间的对应关系。正如人们认为在某些天文条件下出生对一个人会产生影响一样,一年或一个月当中与天体的特定布局有关的某些时间,也会有利或者不利于实施某些手术、服用特定的药物,或者进行特殊的饮食。接受了医学占星术的穆斯林医生、基督教医生和公众,并不认为其实践威胁到了他们的宗教文化,而是视之为自然影响要素的延伸,或者更准确地说,是把它视为另一种非自然要素。他们认为,天空的影响肉眼看不见,因而很"神秘",但这种影响同样真切或有形。事实上,人们认为有可能感染每一个人的流行性疾病——其中也包括黑死病——就是某些星象格局导致的结果,而 1348 年及以后的数个世纪里,许多医生也正是这样阐释的。

中世纪的医学教育

医学院校

中世纪欧洲西部的医学教育始于意大利南部萨勒诺(Salerno)的医学院,那里是拉丁文化、拜占庭文化与阿拉伯文化的交汇之地。信奉基督教的欧洲学生与教师,都因为这里有穆斯林医学学者,以及后者将希腊和伊斯兰经典著作翻译成了拉丁文而受益匪浅。非洲人康斯坦丁(Constantine the African, 1020—1087 年)原本是一位穆斯林,后来皈依了基督教,变成了一位修道士;此人一边开始翻译、一边教学,传授他在巴格达和非洲当学生和医生时学到的知识。其他一些人则在西西里岛、君士坦丁堡、叙利亚和西班牙的托莱多等地从事翻译工作,他们共同创造出了一个医学经典文献库,将成为中世纪和近代初期医学教育的支柱。萨勒诺和欧洲南部其他地区早期成立的医学院,打破了神职人员在医学教育中那种近乎垄断的地位;可在修道士的生活中,医学教育却一直只占据着不起眼的一小部分。医生将不再仅仅由修道士和神职人员来充当,而不久之后,修道士和神职人员就被排除在正规的医学教育之外了。

1180 年,威廉七世伯爵(Count William Ⅶ)在法国的蒙彼利埃(Montpellier)创立了一所医学院,并且一视同仁地招收犹太人、穆斯林和基督徒。在这个早期阶段,许多医学院——比如法国沙特尔

（Chartres）和兰斯（Rheims）、意大利帕多瓦（Padua）的那些医学院——都在艺术课程中教授医学，把它当成自然哲学的一个分支，有时也当成神学的一个分支。1260 年前后，在意大利曾以其法学院闻名的博洛尼亚（Bologna），塔迪奥·阿尔德罗蒂（Taddeo Alderotti）医生在文学院里成立了医学系。巴黎大学在 1253 年设立了医学系，阿维尼翁大学则在 1303 年设立了医学系。后来，北欧地区也出现了大学和医学专科学校。神圣罗马帝国的皇帝在 1365 年创建了维也纳大学（University of Vienna），但该大学直到 1399 年才出现医学院。剑桥大学则在 1423 年试探性地增设了医学院。

医学课程

当时的医学课程虽然因校而异，但几乎完全都依赖从古典时期和伊斯兰世界传承得来的医学知识。通常来说，学生会在家乡上一所拉丁语学校或者文法学校，来为深造做好准备——那时不允许女性上大学或者医学院。学生将在拉丁语学校或文法学校里学习读、写、说和理解拉丁语口语，这些都是至关重要的技能，因为当时所有高等教育都是用拉丁语进行的。到了 14 岁左右，学生就会离家去上大学，到文学院里学习"七艺"（seven liberal arts）③，经过四五年的学习之后获得学士学位，甚至有可能获得硕士学位。然后，学生要在医学院里再学习四五年，课程比较固定，主要由希波克拉底、盖伦和阿维森纳的著作组成，其中夹杂着另外一些已经被译成拉丁文的伊斯兰著作。教授们会照本宣科，并在他们觉得合适的时候进行评论，学生们则会把教授们所说的话记下来。当时的人认为，学生学到的知识都是医学方面的定论，而这种定论也是用一种极具系统性的方式教给他们的。可学生们并没有学到新的医学知识，没有学到应对像鼠疫这样的新医学现象的方法。

1405 年博洛尼亚大学的官方解剖守则

由于实施解剖涉及且从属于学者们的行业及优势,而在寻找可供解剖的尸体过程中经常出现争执与流言,因此,他们颁布命令,规定任何医生、学者或其他人都不得擅自获取任何尸体供自己解剖,除非预先获得了当时在任校长的许可。此外,当医生和学者要求获得上述许可时,校长有义务颁发此种许可,并且要求前者奉守品德与秩序。而且,解剖男性尸体时,在场者不得超过20人,解剖女性尸体时,在场者不得超过30人。除非是已经学完两年整、正处于第三学年的医科学生,否则任何人都不得参加解剖,即便学生在一段禁期(原文如此)内上过课,也是如此。凡观摩过一次男性尸体解剖的学生,同一年里不得再参加第二次。参加过两次的学生,不得在博洛尼亚大学再参加解剖,除非解剖的是女性尸体,而此种解剖,学生也只能观摩一次,不得超过……

选自 Lynn Thorndike, *University Records and Life in the Middle Ages*(New York: Norton, 1972), p. 283。

在实践经验这个方面,学生们学到的知识也少得可怜,除非他们上的是当时为数不多、学生可以跟着一位教授到医院里去巡诊的大学之一。由于当时只有外科医生使用外科手术工具和其他工具,但外科医生通常都是以学徒身份接受培训而不是在大学里学习,因此医科学生并不需要接受如何使用那些工具的教育。学生们一般都是通过示意图来学习解剖学,只不过当时欧洲的医学院里也慢慢出现了人体解剖课。最早的人体解剖课似乎出现在 13 世纪中叶的博洛尼亚大学。人体解剖课在这里出现的推动因素,有可能是解剖学在法医病理学上的应用。法医病理学是解剖尸体以确定死因的一门学科,它起源于这所大学的法学院。大约一个世纪之后,蒙彼利埃大学开始有了解剖课,不久以后安茹公爵(Duke of Anjou)便命令其手下的司法官员,每年向该大学提供一具罪犯的尸体。公开解剖这种做法始于黑死病暴发前夕,人们反对这种做法的主要理由之一,就是一位观摩者的亲人最终也有可能变成解剖台上的一具尸体。许多医学院都开始要求从附近城镇获得尸体,以避免这种令人难堪的局面。解剖本身由一位医生/教授来指挥实施,此人会照着课本诵念,而一名外科医生则负责切开尸体,取出并展示器官。课本完全符合经院哲学的形式,常常是盖伦描述猿类器官的解剖学著作,因为古罗马人一般只允许解剖猿类的尸体。

占星术原本是学生在文科课程中所学的天文学的一个分支,但从13世纪起,它就变成西方基督教医学教育的一大特色了。据说,每个身体部位都由十二星座中的一个星座支配着,而了解这些关系将有助于医生诊断疾病,或者确定最佳的治疗方法、治疗时间。从诸多方面来说,占星医学都是体液/行星理论的一种延伸,且它存续了漫长的时间。有位学者曾说,不懂占星术的医生"就是一位盲人,无法娴熟地为病人施以诊疗"。1405 年,博洛尼亚大学要求医科学生在 4 年的求学时间里都学习占星术,并把他们称为"医科与占星科"学生。④北方的大学,比如埃尔福特(Erfurt)、维也纳、克拉科夫(Kraków)以及莱比锡(Leipzig)等大学,也是如此。巴黎变成了占星医学的一个重要中心,直到 1537 年才摒弃占星术。值得注意的是,后来反对占星医学的却是神职人员和哲学家,而不是医生们自己。

意大利佩鲁贾大学(University of Perugia)医学院的毕业生获得学位之后,就会参加由老师们组织的一场公开口试,接着当众发表一次演讲,以展示其拉丁语口才。导师为他进行简单介绍之后,这位新晋医生就会收到一本书、一枚戒指和一顶贝雷帽,作为这种新身份的标志,他还会获得来自教职员工的基督教和平之吻。接下来,他会为老师和同事们举办一场宴会,并且用小袋的硬币作为礼金,分送给各人。尽管一些行业公会或者其他的医生行业组织要求新晋医生必须执业一段时间才能成为会员,但在大多数情况下,此时已有 25 岁左右的年轻医生都是社会上最受欢迎的专业人士之一。

中世纪的瘟疫理论

可以想见,中世纪医学院里系统地阐述和教授的那些疾病与治疗理论,对中世纪的医生们理解和对抗黑死病的方式产生了影响。亚里士多德曾经教导西方人,对任何现象都要根据原因的层次来进行思考。比方说,制作一把椅子时,我们需要一个制作椅子的理由,需要材料,需要制订一个计划或者方案,需要组装椅子时的努力或者劳动。缺少其中的任意一项,都造不出椅子来。中世纪和近代早期的医生认为黑死病也有多层病因,而在整个"第二次大流行"期间,这种观念保持着显著的一致性。

神因说

尽管中世纪的盖伦派医学在本质上是理性的,但当时几乎没有几位医生傲慢自大到了足以否认上帝在个人和整个社会的健康与疾病中能够扮演且确实扮演了一种角色的程度。《圣经》中充满了上帝降下疾病或其他灾难到人们身上的例子,从用大洪水(Flood)差点儿毁灭人类,到让无辜的约伯身上长满疮疖,数不胜数。上帝曾用"瘟疫"软化了埃及法老的铁石心肠,曾用时疫削弱了以色列之敌的实力,还曾用疾病和其他惩罚措施惩戒任性妄为的希伯来人。凡是像黑死病这样大规模的疾病暴发,一定都是源自上帝的震怒。表现出这样的烈怒,也必定与基督教

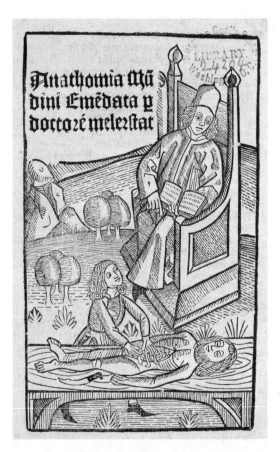

图 2　解剖学教授正在照着课本讲课，他的助手则在向后拉拽尸体上的肋骨；注意台子上的那把刀。选自 14 世纪初，Mondino dei Luzzi, *Anatomia corporis humani*, Martin Landsberg 印刷版，Leipzig，约 1493。出自国家医学图书馆。

徒的罪孽有关。1349 年夏，英格兰约克郡的威廉·祖切大主教（Archbishop William Zouche）在写给其主教教区的一封信里，就提到了这种联系：

> ……有些人竟然不知道如今世界各地，尤其是英格兰，到处都笼罩在严重的死亡、瘟疫和染疫的空气之下。这种情况的确是人们的罪孽导致的：他们沉溺于繁荣的喜悦之中，没有把记住至尊赐予者(Supreme Giver)的恩赐当成一回事。

尽管可以料想到，这样的话会出自一位宗教领袖之口，但听到瑞典国王的下述说法，可能还是会让人感到有点儿惊讶："上帝因为人类犯有种种罪孽而降下了这种令人突然死亡的重罚。我们的大多数国民都因此而死去了。"然而，就连德国人亨利·拉姆(Henry Lamm)这样的医生，也曾在15世纪初写道："与其复述你听到的所有观点，还不如说瘟疫来自上帝更好。"当时的诗人、哲学家、商人和公证人全都附和着皮亚琴察的加布里埃尔·德·穆西斯(Gabriele de' Mussis of Piacenza)的观点，认为瘟疫是一种惩罚，针对的是

> 整个人类，他们深陷于万恶的泥沼里，痴迷于不法行为，致力于无数恶行，因有无限的作恶能力而淹没在堕落的海洋中，丧失了一切善良，不畏惧上帝的审判，追逐着每一种邪恶。⑤

在面对明显无辜的婴儿与孩童遭受的痛苦与死亡时，基督徒则可以从无辜受苦的约伯身上获得一丝慰藉，或者从所有人都因原罪而应受惩罚、认为对"父亲罪孽"实施的惩罚可以降临到孩子身上等教义中获得一丝慰藉。

行星与恒星

暴发了三波疫情之后，罗彻斯特主教(Bishop of Rochester)托马

斯·布林顿（Thomas Brinton）曾在 1373 年写信给教众说：

> 由于如今的贪欲和邪恶的意图比诺亚（Noah）那个时代更加严
> 重——当今之人所行的千百种恶行，当时还不存在——因此，我们
> 不应把上帝的惩戒归咎于行星，而应归咎于我们自身的罪孽。

据当时的许多医生和其他一些受过教育的人说，上帝把行星当成了一种
向人类降下瘟疫的工具。布林顿的观点却是，我们不应责怪工具，而应
寻找更深层的原因，即我们自身的缺点。可就算如此，天体仍是神灵的
一种工具。黑死病暴发的一个世纪之前，德国自然哲学家科隆的大阿尔
伯特（Albert the Great of Cologne）就已指出了这一点。大阿尔伯特以穆
斯林阿尔布马扎（Albumasar）的理论为基础（后者借鉴了亚里士多德的
思想），在《元素的成因与属性》（"Causes and Properties of Elements"）一
文中指出，火星与木星的合相会引发"空气中的一场大瘟疫，而合相出现
于一种温暖潮湿的星座之时尤其如此"。在此人看来，这一过程就算神
秘，也是非常自然的：潮湿的木星会吸收来自地球的蒸汽，温暖/干燥的
火星则会"点燃上升的蒸汽，从而导致空气当中的闪电、火花、有毒蒸汽
和火焰都会倍增"。[⑥] 我们在这里看到了一种完美的经院哲学式解释，合
乎逻辑且以亚里士多德的权威为基础——也是一种错误的解释。

随着 1348 年 10 月鼠疫开始肆虐，法国国王腓力六世（King Philip
VI）要求巴黎大学医学院对瘟疫及其起源进行解释。该医学院在巴黎市
议会（Paris Consilium）上重复了大阿尔伯特的观点，称这场瘟疫是"1345
年 3 月 20 日下午 1 点整土星、木星和火星 3 颗行星的合相导致的"。由
于星体合相起源说素有盛名，所以这种分析经久流传，并在如今存世的
一些诗歌作品和许多医学专著里都有所体现。人们也曾怀疑彗星是瘟
疫的源头。在其《气象学》（*Meteorologia*）一书中，亚里士多德声称，彗星

的运行会导致炎热干燥的环境;中世纪的一些医生,比如阿维尼翁的雷蒙德·德·维维埃(Raymond de Viviers)也认为"瘟疫期间可见彗星,它们燃烧着飞过空中,污染了空气。接下来,我们体内的体液会受到污染,从而诱发瘟疫"。1482 年,汉斯·弗尔茨(Hans Folz)曾在其描绘瘟疫的诗作中写道:"带着燃烧之尾的彗星,在德国被称为干燥之星,因为它们会把飞过之地的一切水分通通吸走。这一点可从大瘟疫中看出来,它也是空气污浊的一个原因。"⑦

空气受染

神灵与天体的力量有时被称为"远因"(remote causes);阐明了它们之后,阿维森纳的《医典》中指出了瘟疫暴发的直接原因:

> 蒸汽与雾霭上升至空中,经温热刺激而腐坏变质。经过了这种腐坏的空气到达心脏之后,会腐蚀其精神面貌,并在包围心脏之后令其腐坏。接下来,一种异常的暖热会扩散至全身,由此导致出现瘟热之症。这种瘟热会传播给任何一个易感之人。

盖伦与希波克拉底曾经提醒人们,应当提防瘴气或污浊空气带来的不良影响。长久以来,人们一直认为恶臭与这种污浊空气有关,但恶臭其实有诸多源头,其中包括沼泽、战斗之后堆积的尸体、腐烂的动植物、人畜粪便和滞流空气。中世纪的城镇早已立法禁止散发恶臭的东西,认为那种恶臭会置人于死地。英格兰莫城修道院(Meaux Abbey)里的托马斯·伯顿(Thomas Burton)记载了 1349 年 3 月 27 日发生的一场大地震:"地震之后,我国这一地区很快暴发了瘟疫。"⑧ 还有一些人则认为,地震与瘟疫之间具有因果关联;有些医生认为,地震破坏了地球的表面,释放出了地下幽闭着的有毒气体,从而污染了空气,这种理论一直存续到了 19 世纪。

大规模的死亡随着瘟疫而来,从一个地方蔓延到另一个地方,席卷了整个乡村地区。既然有那么多人生病,有那么多人死亡,因此,罪魁祸首一定就是所有人都要呼吸的空气。然而,并不是所有的人都病倒了,那些生病的人也并非全都死了。于是,医生们得出结论说,有些人比别人更容易被那种有毒和污浊的空气感染。由于瘟疫与"热""湿"两个方面有关,所以他们认为,体质天生"既热且湿"的人最容易受到感染,比如年轻女性与儿童。体胖者与那些主要吃"湿热"饮食的人也很危险。不过,那些明显具有"寒干"体质的死者,比如身体健康的成年男性和年长的女性,又是怎么回事呢?在解释这些人的死亡原因时,有人说这是上帝的旨意,其他人声称他们并非死于瘟疫,还有人说他们真实的身体状况其实比大家所知的更加危险,只不过开始时看似健康罢了。当然,某些行为也有可能导致一个人更易感染瘟疫;比如说,锻炼、性生活和洗热水澡都会促进呼吸,打开皮肤上的毛孔,从而更加迅速地吸入受到了污染的空气。

对身体的影响

在中世纪的医生看来,瘟疫的影响就在于,人体经由肺部和皮肤毛孔吸入受到了污染的空气,后者反过来又在体内产生了一种毒素。阿维森纳和西方的许多医生一致认为,一旦这种毒素在心脏周围积聚起来,感染者就跟死人没什么两样了。但在感染心脏之前,毒素会在体内循环,也正是在这个阶段,治疗才有可能获得成功。医生们都认识到,人体拥有天生的排毒机制,如果毒素量少或者排毒机制状态良好,就可以把心脏部位的毒素排走。他们认为,毒素会移动到 3 个与主要器官有关且天生适合清除毒素的部位,并在那里聚积起来,即耳后(大脑)、腋窝(心脏)和腹股沟(肝脏),只不过,这种情况取决于毒素的分量。事实上,它们正是经常出现典型性肿块或者淋巴结炎的 3 个部位，医生们正确地将它们与病菌的排出关联起来了，这一点并非巧合。由此，医生们认为出现淋巴结肿块是件好事，如果它们适时"成熟"并且裂开，那么病人离恢复健康似乎就不远了。假如淋巴结肿块变硬，或者根本不出现淋巴结，那么医生就会预断病人的情况相当糟糕了。

传染

> 然而，这种会导致突然死亡的**流行性疾病**最致命的时刻，就是病人眼睛中散发出的气元素（air spirit）击中附近某个正在仔细观察的健康者眼睛之时，而病人临死时出现这种情况尤其致命；然后，这个部位（即眼睛）的毒性会从一个部位传到另一个部位，从而杀死一个健康的人。⑨

近代医生会把蒙彼利埃这位"匿名"医生描述的这种现象与肺鼠疫联系起来；可我们发现，此人的解释方式匪夷所思。然而，还有许多人却认同这种"致命注视"的观点，比如教皇御医盖伊・德・肖利亚克（Guy de Chauliac）和佛罗伦萨编年史家马提奥・维拉尼（Matteo Villani），后者曾写道："这种瘟疫，似乎是通过目光和接触感染的。"阿维森纳虽然承认某些疾病会从一个人传染给另一个人，但他认为，这一过程实际上属于污浊空气的传播。即便如此，从解释和治疗瘟疫的角度来看，这种现象也让问题变得极其复杂了：瘟疫不只是一个"污浊空气"的问题，而是人们将这种"污浊空气"传播到了其环境源头之外的问题。

医生金泰尔・达・福利尼奥（Gentile da Foligno）曾在 1348 年称，"这种邪恶疾病的传播主要是与其他已经染病者进行了具有传染性的交谈导致的"，而马里亚诺・迪・塞尔・雅各布（Mariano di Ser Jacopo）也曾指出，"人们在健康的空气中仅仅因为传染而死于瘟疫的情况经常发生".⑩不过,假如维拉尼和其他许多医生说瘟疫可以通过接触传播的观点是正确的,那么,污浊的空气又扮演了什么样的角色呢? 或许,这个问题涉及毒素直接从感染者的毛孔传播到健康者身上的毛孔中。但是,源自布匹、家具甚至硬币等物品的传染,又是怎么回事呢? 从一开始,人们就相信他们看到了人与动物因为接触了"受感染的"物品死去,而不止是因为接触了空气和其他人而死去。近代以前的医生一直没有解决这些问题,但他们的理论与观察结果带来的意义却很明确,那就是避免接触污浊的空气和任何一个染上了瘟疫的人。

近代早期的医学教育

医科学校

在 16 世纪和 17 世纪,医科学校以及它们培养的医生数量都大大增加了。1500 年前后时,牛津和剑桥两所大学每一个 10 年里培养的新医生,加起来都只有五六名。亨利八世在 16 世纪 40 年代进行了改革,其中的部分举措就是关闭了王国内的多家医院,然后在每所大学里都设立了国土钦定的医学教授职位。在法国,从 1390 年至 1500 年间,巴黎大学平均每年能培养出 2.2 名新内科医生,但到了 17 世纪 60 年代,平均每年从法国 9 所医科学校毕业的内科医生达到了 68.4 位。1500 年,法国只有两所医学院(分别是巴黎大学医学院和蒙彼利埃大学医学院),而到了 1700 年,该国的医学院已经有 19 所了。但学者们认为,随着时间的推移,所有这些医科学校的学术严格性及其入学和毕业标准都下降了,只有巴黎大学医学院不是这样。

课程

中世纪和近代初期的医科学校里，都没有开设过关于"瘟疫"的课程。在一个以科学进步和发现而著称的时代里，医科学校的情况仍然像当时大学生活中的方方面面一样是一潭死水，令人失望。号称人文主义者的古典学者将盖伦、亚里士多德和希波克拉底的希腊文原著制作成了精美的印刷版，可这些著作仍然是当时至关重要的医学教材，并未进入收藏家和学者们的图书馆里，并未被束之高阁。然而，这种研习确实剔除了中世纪的许多说法和其他的经院派垃圾，不管它们源于基督教还是阿拉伯人。此时的学生普遍研习希腊语，而印刷机不但让经典著作，也让为数不多的新著作变得更加廉价和更加容易购得了。这些趋势最先影响到了意大利，然后缓慢地对欧洲其他各地都产生了影响。

在文艺复兴运动一些相关动力的推动下，医科学校纷纷增设了药剂学和药用植物学课程，而用于解剖教学的解剖室也变得更加普遍了。西半球的"发现"迫使植物学家们摒弃了古希腊植物学家狄奥斯科里德（Dioscorides）的理论，以及此人于公元 1 世纪论述和用插图说明的那仅仅 600 种植物，到了 1623 年，欧洲人面对的植物就有6 000 种了。公开的解剖变得更加流行，正如伦勃朗（Rembrandt）的名画《杜尔医生的解剖课》（*Anatomy Lesson of Dr. Tulp*，1632 年）所示。16 世纪 50 年代，蒙彼利埃医学院里的一名德国学生菲利克斯·普拉特（Felix Platter）曾在自己的日记里描述过几场解剖课的情况。其中一场是：

在那座老旧的解剖室里，对一个死于胃脓肿的男孩尸体进行解剖……吉沙尔（Guichard）医生主持这次解剖，由一位理发师进行操作。除了学生,观摩者中还有许多贵族和中产阶级人士,甚至有年轻的姑娘,尽管解剖对象是一位男性。甚至还有一些修道士在场。⑪

无疑,这些解剖手术需要新鲜的尸体,而当时的人也并非始终都是通过最合法的途径获得这种尸体的。

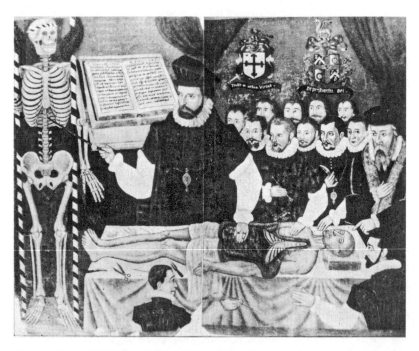

图3　1581年,理发师兼外科医生约翰·班尼斯特(John Banister)在伦敦的理发师—外科医生礼堂(Barber-Surgeons' Hall)举行解剖讲座。请注意,解剖尸体的人也是他,而不是由助手来进行。出自国家医学图书馆。

16世纪50年代的一位医科学生和死亡

与当时其他的大多数人一样,德国医科学生菲利克斯·普拉特对死亡与尸体并不陌生。在日记中,他回忆了自己在法国的几次遭遇:有一次骑马在大雾中行走时,他撞到了一具用绳子吊在树上的尸体,而在同一次骑行中,他后来又经过了一座刑场,看到"有几块人肉挂在橄榄树上"。后来,他还目睹过残暴的处决现场。在那个内战频发和宗教冲突不断的时代,这种处决是很常见的事情。在一个例子中,他描述了当地面包师的儿子被斩首的场景,过后,那位年轻人的四肢也被砍了下来("这是该国的惯例")。此人的四肢和头颅很快就被挂到了那片可怕的橄榄林里。普拉特对瘟疫也不陌生:当时年纪尚轻的他正要前往蒙彼利埃医学院求学时,巴塞尔(Basle)暴发了瘟疫,他家的一名仆人染病,但最终康复了。抵达蒙彼利埃之后,他有意隐瞒了自己来自一个瘟疫流行之地的事实,以免那位药剂师房东不把房间租给他住。

普拉特还描述了他和朋友们为了进行秘密解剖而在夜间从当地的圣丹尼斯(St. Denis)公墓偷取尸体的情形。"我们请人暗中监视,告诉我们葬礼的情况,并在晚上领着我们前往墓地。"他写道。有天深夜,他与一位奥古斯丁修会的修道士、一位医学学士结伴,3人"一言不发,手持宝剑,朝圣丹尼斯公墓而去。我们在那里徒手挖出了一具尸体,当时墓穴中的土仍很松软,因为死者当天才下葬"。他们用斗篷裹住那具女尸,用棍子抬到了那位学士家中,然后,3人就在那里对尸体进行了秘密解剖。5天之后,他们又冒了一次险,掘出了一名男童和生前他们都认识的一位学生的新鲜尸体。为了防止出现更多的这种残忍行径,管理那座公墓的修道士们便开始手持十字弓，守卫公墓的大门。

选自 Seán Jennett 翻译，*Beloved Son Felix: The Journal of Felix Platter*, *a Medical Student at Montpellier in the Sixteenth Century* (London：F. Muller, 1961)。

尽管遭到了内科医生公会的反对，但外科学还是在 16 世纪进入了许多医科学校的课程之中。1543 年，就在安德雷亚斯·维萨里(Andreas Vesalius)担任帕多瓦大学(University of Padua)的外科学教授期间，他出版了那部具有里程碑意义且阐述得极其精确的人体解剖学插图巨著《论人体结构》(*On the Structure of the Human Body*)。医学教育领域最重要的进步之一是引入了系统的临床教学，也就是学生在患者的病榻旁边接受教学。16 世纪 40 年代，帕多瓦大学的詹巴蒂斯塔·达·蒙特(Giambattista da Monte)率先在圣弗朗切斯科(San Francesco)医院开始采用这种教学方法，而他的弟子们又把这种方法带到了尼德兰和更多的地区。随着一些人开始根据他们的实际观察对经典权威提出疑问，作为权威来源的经验在医学教授中获得了立足之地。17 世纪初最著名的内科医生之一就是丹尼尔·森纳特(Daniel Sennert)。此人曾在维滕贝格(Wittenberg)的大学里任教，他撰写的著作多达 125 个版本。森纳特认为"经验是万事之师"，而作为医生的最终权威，它不仅需要超越古典时期的作家，甚至需要超越人类的理性。[12]具有讽刺意味的是，希波克拉底与盖伦两人可能都会认可这种观点。然而，森纳特的观点在当时却一直属于少数派。1544 年，维萨里到访博洛尼亚，就静脉系统举行了一场解剖和讲座，在观摩者当中引起了轩然大波。不过，观摩者们并未直接针对维萨里的所行所言，而是对盖伦与亚里士多德两人的相对优点展开了激烈的争论。维萨里厌倦不已,便气冲冲地走了。

替代医学:帕拉塞尔苏斯

16世纪给学院派盖伦医学带来的最有意思的挑战,来自德国医生德奥弗拉斯特·博姆巴斯茨·冯·霍恩海姆(Theophrastus Bombastus von Hohenheim)的弟子,此人就是世人所称的"帕拉塞尔苏斯"(Paracelsus)。尽管接受了盖伦派医学的教育,帕拉塞尔苏斯却拒绝将这种医学视为理解和治疗疾病的一种有效范式,而其追随者也时常抨击拥护盖伦派医学的人,认为这种医学是陈旧的、非基督教的和无效的。帕拉塞尔苏斯没有把疾病视为体液失衡的问题,而是视为体内某些特定器官的失调,并且据此来进行治疗。他曾试图用一些旨在应对3种化学"要素"的化学药品来治疗疾病,即硫、汞与盐。他声称,这3种要素调节着人们的健康状况。帕拉塞尔苏斯将无机的药物与有机的疾病联系起来,成了开发医用化学(iatrochemistry)或者"医疗化学"过程中的一个关键人物。他的思想与炼金术有着千丝万缕的联系,因为炼金术也认为,无机物质中存在某些神秘的"生命力量"(我们可以想一想磁铁)。当然,他的三要素理论并不比同时代人的4种体液观念更加准确。但是,帕拉塞尔苏斯把他的生物化学思想与基督教、新柏拉图派(Neo-Platonic)的神秘主义联系了起来,与宗教改革运动联系了起来,他声称自己的医学改革是世界宗教改革中不可或缺的一个组成部分,这进一步偏离了医学正统。尽管他有众多的拥趸者,并且对生物化学的历史产生了影响,但他和他的追随者经常被人们斥为"巫师"或者"魔法师",而他们的观点对世人理解或有效地与瘟疫作斗争也几乎没有带来什么效果。

一位信奉帕拉塞尔苏斯医学的英国人对医学正统的抨击

律师理查德·博斯托克（Richard Bostocke），1585 年

啊，最仁慈的上帝，因为盖伦的异教医学确实是以亚里士多德的异教哲学为基础的，因此那种医学与那种哲学无异，既是伪医学，也有损于您的荣耀与辉煌。啊，上帝，因为那种异教医学并不承认人类为上帝所创，故而并不明白人为什么是一个微观世界或者小天地：这就是他们既不能正确地认识自身的疾病，也不能提供适当的药物；既不能恰当地制备药物，也不能相应地敷施药物的原因。这种异教的哲学与医学把上帝的作用归于热、寒之类的原因，并且错误地称之为自然……故而在寻求可能治疗此种缺陷的疗法之时，他们的医学必然会犯错误，因为他们既不向上帝求助，不向上帝祈祷，也不感恩于上帝……而且，由于他们并不理解疾病实际上是在上帝的诅咒之下，呆板的灵魂、以不纯的种子制成的酊剂与纯洁（的种子）结合起来所致，啊，公正的上帝，所以他们不会到纯洁的种子（即盐、汞、硫）中去寻找药物。

选自此人的 *The Difference between the Ancient Physick … and the Latter Physick*, in *Health, Disease, and Society in Europe, 1500 – 1800: A Source Book*, ed. Peter Elmer and Ole P. Grell（New York：Manchester University Press, 2004），pp. 111 – 112。

近代初期的瘟疫理论

神因说与天体致病说

由于让疾病降临到我们身上的是上帝，因此待到时机成熟，等我们的涤罪期限⑬已到之后，上帝也能把疾病从我们身边带走，甚至不需要医生来治疗。如果上帝没有这样做，那也只是因为他不想在没有人类相助的情况下将疾病带走。就算要行奇迹，上帝也只会用人类的方式并且经由人类来展示这种奇迹。

由于生活在宗教改革运动时期，所以连离经叛道的帕拉塞尔苏斯也深切地觉得，必须把人类的处境归因于他们的造物主(Creator)。这种思维方式曾贯穿整个 16 世纪和 17 世纪，但医生们往往发现，这种解释越来越没有用处。然而，在改革过后的英格兰，许多医生同时也是神职人员；比如，《穷人的珍宝》(*The Poor Man's Jewel*，1578 年)一书的作者托马斯·布拉斯布里奇(Thomas Brasbridge)就是如此。虽然此人反对占星术，称它是"异教徒的邪神崇拜"，但他却一再将瘟疫归咎于人类的罪孽，并且强调说，忏悔才是唯一可靠的治疗方法。数十年之后，乌特勒支(Utrecht)的医学教授伊斯布兰德斯·范·迪默布鲁克(Isbrandus van Diemerbroeck)又把瘟疫描述成上帝特别创造的一种毒液，说它会像"发酵物中的酵素"一样自行传播。在 1721 年再版的《瘟疫研究》(*Loimologia*)一书中，内科医生纳撒尼尔·霍奇斯(Nathaniel Hodges)则提到了 1665 年伦敦那场"大瘟疫"：

《圣书》(the Sacred Pages,即《圣经》)清楚而切实地证明,全能的上帝(Almighty)凭借其权威,可以随心所欲地拔剑、拉弓或者射出死亡之箭……而在我们面前的这场瘟疫中,一种统治力量的脚步声也清晰可闻。⑭

差不多就在同一时期,法国鲁昂(Rouen)的医生也在撰文,论述上帝的烈怒就是暴发瘟疫的原因。不过,上帝此时感到愤怒的又是什么呢?大多数评论家都列举了人类的常见缺点,可宗教改革运动却增添了一个新的内容:在日内瓦(Geneva),天主教徒将上帝的愤怒归咎于加尔文教派(Calvinist)这种异端,而加尔文教派则将上帝的愤怒归咎于天主教徒的亵渎神明之举。人们总是可以指责说,是宗教敌人带来了瘟疫,或者延长了瘟疫的流行时间。

神学家马丁·路德(Martin Luther)论疾病与医学

维滕贝格,1532 年

与大多数基督教理论家(无论是天主教还是新教理论家)不同,马丁·路德在瘟疫和其他疾病背后看到了魔鬼的力量,而不是神的力量,从而以一种特殊的方式认可了医生的价值:

我相信,在所有的重疾之中,魔鬼都是罪魁祸首和起因。首先,魔鬼是死亡的始作俑者。其次,(圣)彼得在《使徒行传》(10∶38)中说,那些被魔鬼压迫的人都被基督治愈了。此外,基督不但治好了受压迫者,还治愈了瘫痪患者、盲人,等等。因此,概而言之,我认为所有危险的疾病都是魔鬼对我们的打击。然而,为此魔鬼却利用了自然的工具。所以,小偷会死于刀剑之下,撒旦会污染其体质与体液。上帝也会利用一些手段来让世人保持健康,比如睡眠、食物和饮料,因为除了通过器物,上帝什么也不会做。所以,魔鬼也会通过一些适当的手段来行伤害之事。篱笆只要稍有倾斜,魔鬼就会将它打翻在地。因此,医生是吾主上帝手下的身体医治者,诚如我们神学家是其手下的精神医生一样,我们的职责,就是修复被魔鬼破坏的东西。

选自 Luther, *Table Talk*,见于 *Luther's Works*, vol. 54, ed. and trans. Theodore G. Tappert (Philadelphia: Fortress Press, 1967), p. 53。

不过,人们仍然有可能把恒星与行星归咎于上帝所用的工具,就像无数的西班牙医生一样,其中包括加斯帕·卡尔德拉·德·埃雷迪亚(Gaspar Caldera de Heredia)和阿隆索·德·布尔戈斯(Alonso de Burgos)这两位塞维利亚医生,以及 1652 年韦斯卡(Huesca)耶稣学院(Jesuit College)的院长。1629 年,法国医生兼王室顾问安托万·达文(Antoine Davin)声称,前一年暴发的瘟疫是由"邪恶的星座、天体合相与 1 月 20 日发生的一次月食"导致的。[15] 在同一场瘟疫期间,法国医生安托万·米绍德(Antoine Mizaud)出版了他的《治疗瘟疫之确定且已充分验证的疗法》(*Certain and Well-proven Remedies against the Plague*)一书,其封面插图就是 3 位医生正在搜索繁星闪烁的夜空,手里则拿着占星术专著。两年之后,一位米兰(Milanese)医生又写道,由于"土星掌管双耳",故脖颈后部自然会出现淋巴结肿块。1679年,奥地利宫廷的首席医生保罗·德·索贝特(Paul de Sorbait)将瘟疫归咎于火星与土星的一次合相,法国的医生们则晚至1785年仍然认为月亮是导致瘟疫的一个因素。情况有可能是,在医生当中,占星术理论往往更多地与罗马天主教的经院哲学有关,故在新教徒中没有引起那么大的关注。

传染再探

尽管当时的许多科学家和医生一直持有空气污染理论,还有一些人却拒绝接受这种理论,转而支持一些更具体和更能说明问题,尤其是对传染加以解释的作用机制——只不过,它们同样是错误的。意大利医生吉罗拉莫·弗拉卡斯托罗(Girolamo Fracastoro)的《论传染病》(*De contagion*)一书便开启了这一过程。此书于1546年在威尼斯出版,到1600年时已有10个版本了。书中阐述了他的理论,即瘟疫不仅仅是腐溃,而且是因为飘浮在空气中的一种"小种子"或者"引火物"进入了人体,这才导致了"腐溃"和疾病。最初的种子是在恒星之中形成的,然后落到了地球上,但受到了感染的人体内也会产生更多的种子,并把它们传播给别人。提出了"波义耳定律"(Boyle's Law)的罗伯特·波义耳(Robert Boyle)认为,空气中微小且浓度不同的"有毒微粒"形成了一种有毒的尘埃,从而导致了瘟疫及其各种影响。有时被称为"细菌学之父"(Father of Bacteriology)的德国耶稣会会士阿萨内修斯·基什内尔(Athanasius Kirchner),用一台32倍的显微镜,在鼠疫患者的血液中发现了他所称的"蠕虫"。在其《瘟疫研究》(*Investigation of Plague*,1658年)一书中,基什内尔指出,正是这些"蠕虫"导致了疾病。他的观察结果已经近乎正确了。

然而,当时的许多理论仍然与体液学说联系在一起,并且开始日益强调近代初期发展中的城市里贫困人口的生活环境与行为。1577年,维罗纳(Verona)的吉罗拉莫·唐泽里尼医生(Dr. Girolamo Donzellini)曾写道,瘟疫的起因就是营养不良、过度拥挤、污染、疏忽大意和食物中毒。最后一点属于"内部腐损"的问题,是吃了他们在市场垃圾桶里找到的残羹剩饭导致的,比如药草、水果、根茎、不新鲜的鱼、肉和内脏、用劣质面粉制成且烹制得很差的面包。伦敦内科医生学会(London College of Physicians)那份所谓的病因清单,可能是在 1348 年编纂的,其中包括:屠宰场、不当墓葬、外屋与埋有尸体的地下室排水、发霉的谷物、不新鲜的面包、不健康的牛,以及受到了污染的鱼。然而,他们确实还添加了更多的"现代"因素,包括城市建筑的增加和过度拥挤的生活环境。1636 年伦敦出版的一份小册子上,列举了 70 多种致病"原因",其中包括在太热的房间里喝啤酒,以及食用像樱桃、羊腰子、黄瓜、奶油、鹅莓蛋奶沙司或者鳗鱼之类的食物。

　　尽管人们尝试过数次,要让健康与疾病的范式摆脱古老的体液学说,但在"第二次大流行"期间,从上帝到鳗鱼这种病因层级却依然大行其道。尽管经历了文艺复兴、宗教改革和科学革命,医学教育却仍然深陷于一些过时的理论与实践之中;这些理论与实践大大阻碍了医学的进步。只要医生仍是这样一种体系的产物,并且无法打破常规,那么在面对瘟疫时,他们就仍然会束手无策。而且,更广义的文化虽然取得了诸多进步,却无助于解决这些问题:至少,希波克拉底已经超越了健康与疾病的神因论与天体致病论模式;可就是这些模式,让中世纪和近代初期的医生畅游的那一片片水域变得混浊不堪了。

注释

　　① 指有助于清除体内像汗液、尿液、粪便或胃中之物等废物的药物。

　　② Luis Garcia-Ballester, "The 'New Galen'", in *Text and Tradition*, ed. Klaus-Dietrich Fischer (Leiden: Brill, 1998), p. 63.

③ 包括文法、逻辑、修辞、算术、几何、音乐与天文学。

④ Carole Rawcliffe, *Medicine and Society in Later Medieval England* (Stroud,Gloucs. , England: Sutton, 1997), p. 83; R. Lemay, "The Teaching of Astronomy at the Medieval University of Paris", *Manuscripta* 20 (1976), pp. 198 - 199.

⑤ Zouche in William J. Dohar, *The Black Death and Pastoral Leadership* (Philadelphia: University of Pennsylvania Press, 1995), p. 4; Magnus in William G. Naphy and Andrew Spicer, *The Black Death and the History of Plagues, 1345 -1730*(Stroud, Gloucs. , England: Sutton, 2001), p. 32; Lamm in Sèraphine Guerchberg,"The Controversy over the Alleged Sowers of the Black Death in the Contemporary Treatises on Plague", in *Change in Medieval Society*, ed. Sylvia Thrupp (New York: Appleton-Century-Crofts, 1965), p. 213; Gabriele in John Aberth, *From the Brink of the Apocalypse* (New York: Routledge, 2000), p. 114.

⑥ 关于布林顿,参见 John Friedman, "Henryson's *Testament of Cresseid* and the *Judicio Solis in Conviviis Saturni* of Simon de Couvin", *Modern Philology* 82 (1985), p. 14; Albert in Jon Arrizabalaga, "Facing the Black Death: Perceptions and Reactions of University Medical Practitioners", in *Practical Medicine from Salerno to the Black Death*, ed. Luis Garcia-Ballester et al. (New York and Cambridge: Cambridge University Press, 1994), p. 253。

⑦ 关于医学院,参见 Aberth, *From the Brink*, p. 115; De Viviers and Folz in John Friedman, "He hath a thousand slayn this pestilence", in *Social Unrest in the Late Middle Ages*, ed. Francis X. Newman (Binghamton, NY: Medieval and Renaissance Texts and Studies, 1986), pp. 83 - 84。

⑧ Arrizabalaga, "Facing", p. 251; Byron Lee Grigsby, *Pestilence in Medieval and Early Modern English Literature* (New York: Routledge, 2004), p. 106.

⑨ Arrizabalaga, "Facing", p. 263.

⑩ John Henderson, "The Black Death in Florence", in *Death in Towns*, ed. Steven Bassett (New York： Leicester University Press, 1992), pp. 140 - 141.

⑪ *Beloved Son Felix: The Journal of Felix Platter*, *a Medical Student in Montpellier in the Sixteenth Century*, trans. Seán Jennett (London： F. Muller, 1961), pp. 43, 47, 89.

⑫ Wolfgang Eckart, "'Auctoritas' vs. 'Veritas' or： Classical Authority and its Role for the Perception of Truth in the Work of Daniel Sennert (1572 - 1637)", *Clio medica* 18 (1983), pp. 132 - 133.

⑬ 即能够带来救赎的苦难。

⑭ Jolande Jacobi, ed., *Paracelsus*, *Selected Writings* (Princeton： Princeton University Press, 1988), p. 81；关于迪默布鲁克,参见 William Boghurst, *Loimographia* (New York： AMS Press, 1976), p. 14；Nathaniel Hodges, *Loimologia* (New York： AMS Press, 1994)。

⑮ Raymonde Elise Doise, *La Peste en Bretagne* (La Poiré-sur Vie： Sol'air, 1998), pp. 32 - 33.

第二章
在诊所

我们已经看到,古典时期的先例和中世纪及近代初期医学教育的性质如何塑造了一般的医学理论,特别是塑造了关于瘟疫的理论。这种教育还严重地影响到了医生的行医方式,鼠疫肆虐的时期尤其如此。在"第二次大流行"的近 4 个世纪里,非常明显的一点是,医学理论与实践几乎没有出现什么变化:人们继续把责任归于上帝、星辰与污浊的空气;医生们继续与恶臭气味的源头、不平衡的体液作斗争,继续给病人放血,以便让体液保持平衡。尽管出现了像文艺复兴和科学革命之类具有划时代意义的现象,可 18 世纪最常见的医疗建议仍然是逃跑。虽然欧洲各所大学培养出来的医生数量大增,可 1720 年的他们有效地预防或者治疗鼠疫的本领并不比 1348 年的医生强。但是,当时与鼠疫作斗争的,并非只有内科医生。他们与外科医生、药剂师结盟,还面对着来自经验派医生、帕拉塞尔苏斯派医生、江湖郎中和"女巫"(wise woman)们的竞争;后面这些人所用的非主流药物,既对正统医学构成了挑战,也为正统药物提供了补充。

形形色色的医者

外科医生

中世纪大学里的医学教育,差不多完全就是学习书本知识和理论,这既反映了内科医生的知识分子本质,也强化了这种性质。内科医生干的最繁重的体力劳动,可能就是举起一个装有尿液的玻璃瓶子查看一番,或者给患者把把脉。巴黎第一次暴发鼠疫之后,内科医生们竟然一致发誓不"动手做手术",而其他行业公会也纷纷效仿。可以说,当时的繁重工作都由那些被称为"外科医生"或者"理发师兼外科医生"的男性负责——其中偶尔也有女性。这些专业人员全都是在外科行业的师徒制度内部接受教育和培训的。外科医生在工作中学习,他们的知识主要是以经验为基础,而不是源自理论和阅读。有些欧洲社会还对兼替男性剃须的外科医生与那些专门从事医疗工作的外科医生进行了区分。外科医生的职责包括牙科、正骨、伤口包扎、截肢、全身各个部位的外科手术以及静脉切开术,即旨在减少体内体液的放血术。而在从事理发师业务时,他们的任务则包括剃须、造型与剪发、清洗人们的上身、洁牙、修剪指甲、清除虱卵与虱子。对基本上只从事内科医学实践的内科医生来说,外科医生是至关重要的帮手。

尽管外科医生经常上门替患者诊疗——尤其是为富有的病人上门服务,可他们也发现,开设一家铺子让顾客前来接受服务是很有好处的。他们用一碗血做招牌,来吸引顾客——早期是用真正的碗装着真正的血液,但后来有些地方采用了我们更熟悉的、有白色绑带的理发店招牌杆,上面缠有红蓝两色的螺旋形条纹,分别代表着动脉与静脉。与现代的样式设施一样,这些铺子是社区的中心,里面有音乐、食物和饮料,人们可以在那里交谈和赌博;如此等等,既招徕了顾客,也分散了接受放血术的患者的注意力。在17世纪的阿姆斯特丹,这种铺子都开在外科医生的家里。在这里,我们可以看到外科医生的各种工具,还有一条供病人所坐的凳子。头骨既有可能是装饰品,又是一种教学设备,墙上则贴着外科医生公会颁发的执照。铺子里会散乱地放着各种各样的罐子和小药瓶,但没有任何麻醉药,因为当时还无人懂得麻醉或者使用过麻醉剂。

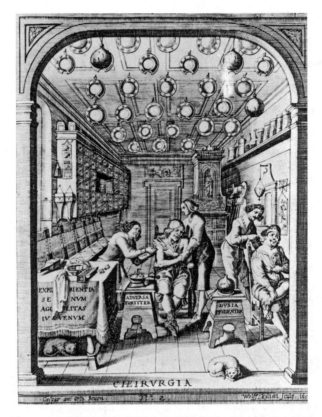

图 4　一家理发店兼外科医生诊所的内景。图中的病人正在接受放血术。天花板上挂着盛放血液的锅子和装有水蛭的罐子。选自 Malachias Geiger, *Microcosmus hypochondriacus*, Monaco, 1652。出自国家医学图书馆。

外科医生依靠烈酒和一名身强力壮的学徒才能让患者保持安静。

　　由于没有接受过大学教育,收入与社会地位通常都较低,故在医生公会中,外科医生常常低人一等。佛罗伦萨和威尼斯的内科医生和外科医生在其行业公会中的地位原本不相上下,直到 15 世纪,内科医生的社会地位才开始变得较高了。在有些城市里,一些杰出的外科医生退出了医生公会,组建了自己的行会。比如说,13 世纪的巴黎和 1635 年的阿姆斯特丹就是如此。黑死病首次暴发之后不久,巴黎的外科医生就建立起一种得到正式认可且由公会指导的阶梯式教育制度,从学士到执业医生,再到师父级外科医生。这种教育明显不同于大学教育;但尽管如此,学生和师父仍须懂得拉丁语,因为懂拉丁语是让他们提升社会地位的台阶。巴黎的理发师传统上一直与外科医生有所区别,社会地位也较低,但他们在 1506 年被提升到了与外科医生平起平坐的地位,而在 1656年,他们又与外科医生合并进了同一个行业公会之中。伦敦的外科医生也在黑死病暴发不久之后成立了"外科医生协会"(Fellowship of Surgeons),到 1368 年时,该协会的成员最多为 17 人。16 世纪中叶,伦敦有近 200 位独立的外科医生,他们在 1540 年与理发师联合起来,并入了一个行会,到 1641 年时,伦敦的外科医生就有近 300 人了。由于需要为女性患者进行治疗,因此中世纪的女外科医生原本也不少,只是到 16世纪及以后,她们的数量有所减少。出现这种趋势的部分原因,无疑就在于外科医生日渐变得更加职业化和男性化,并且当时恰逢欧洲部分地区开始出现了猎巫狂潮(witch-craze),在那种狂潮中,女性所用的治疗方法经常被人们误作邪恶的力量。那不勒斯和威尼斯在 14 世纪就允许女性外科医生行医了,而约克郡、都柏林、林肯郡,甚至是伦敦,在 15 世纪也都允许女性行医。

外科医生没有接受过大学教育,并不意味着他们对当时的医学理论一无所知,实际情况恰好相反。1424 年,伦敦一名男子起诉了一位外科医生,说后者给他的拇指做的外科手术很糟糕。另外 3 位外科医生则为这名同事作证说,那次手术是在 1 月 31 日进行的,所以当时正值"月亮在一个非常邪恶的星群之下,被一个该死的星座即水瓶座吞噬的时候!"[①]外科医生们坚称,事实上那名男子能够活下来就够幸运的了。于是,患者打输了这场官司。实际上,那位外科医生应该是考虑到了星座,

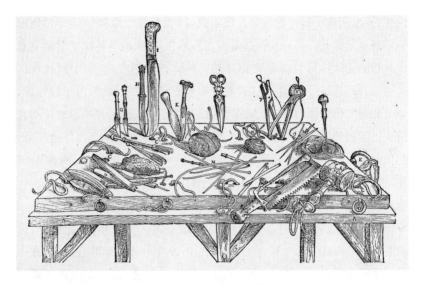

图 5 一张摆着各种外科手术工具的手术台。选自 Vesalius, *Fabrica corpore* 的 1606 年版本。出自国家医学图书馆。

因为成功地实施放血术显然与一天中的时辰、一年中的时节有关联,这些方面还决定了医生应当在患者的哪个部位实施放血术。为了帮助他们记住这些知识,当时的外科医生还在硬纸板上绘制出了所谓的"静脉人"(vein man)和"星座人"(zodiac man)两种身体图,以便放在腰间随身携带。外科医生们公认人体有多达 39 个特定部位可以放血,而且每个部位都与一种特定疾病相关联。他们用一种叫作柳叶刀的特制工具切开静脉,或者把水蛭放到一个适当的部位,让它们吸出规定数量的血液。水蛭被他们视为一种二流工具,还被用于吸出开放性伤口、溃疡、痔疮以及疮疖中的东西。对妇女、儿童和老人常常采用拔罐术,而不是静脉切开术。外科医生会把一个玻璃杯倒扣在切开的皮肤处,然后加热杯子,使之产生吸力,将血液吸取出来。他们认为,在没有切开的皮肤上实施拔罐术,可以把毒素经由毛孔拔吸出来。随着时间的推移,一些内科医生不再那么青睐放血疗法了。比方说，在 17 世纪，扬·巴普蒂斯塔·范·赫尔蒙特(Jan Baptiste van Helmont)就认为，人体当中绝对不可能有过多的血液，因为血液是一种"珍贵之物"，差不多就是一个人的"生命力量"。即便如此，直到放血术已被世人视作"无知医生避难所"的 1771 年，英国声名赫赫的内科医生帕特里克·罗素(Patrick Russell)还在叙

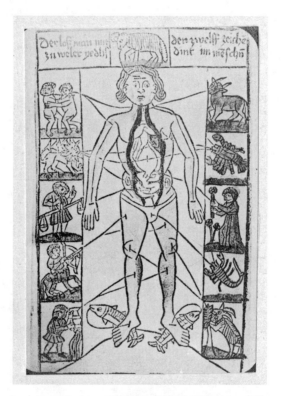

图 6　"星座人"：一种医疗用图，其中表明了每个星座（两边的符号所示）与特定身体部位之间的关系。选自 *Calendar of Regiomontanus*，German，约 1475。出自国家医学图书馆。

利亚阿勒颇的一场瘟疫中运用了这种疗法。

在时疫流行期间，外科医生发挥着重要的作用，特别是在为健康的人和患者实施放血疗法这个方面。他们曾加入医生队伍，受城镇雇用，为穷人服务，并且到一些综合性医院和称为"传染病院"的瘟疫医院里工作。他们充分懂得"更高层次"的医疗实践，可以取代那些去世或者逃走的内科医生留下的空白，而他们的大量死亡则表明，当时的外科医生承担着巨大的风险。

药剂师

在现代出现大规模生产的药物和时髦闪亮的药房以前，一直是药剂师通过制备自己的药物让各个社区保持健康——至少大家都是这么认为的。他们用杵臼把根茎、花朵、药草捣碎，把矿物质研成粉末或者制成丸剂，将这些粉剂、水果萃取物和其他液体混合起来，制成糖浆和药水，将药膏与油脂调和起来制成软膏与膏药，用于涂敷伤口与疥疮。然而，15世纪的英国学生却在一本教科书中读到：

> 药剂师的手艺是世间所有手艺中最多诡诈之术的，因为这些药剂师在称量香料之时不乏欺骗手段，要么是秤不平，要么是秤杆不相等，要么就是在称量的时候仍把手指放在秤针的凹陷处。他们根本不关心自己的灵魂是否富足，所以他们可以变得富有起来。[②]

这门手艺也是世间秘密最多的手艺之一，因为只有药剂师清楚，市民们花高价购买的麝香味、甜味调制品或者像沙子一样的丸剂究竟是用什么制成的。中世纪的药剂师曾被称为小偷、骗子、巫师和治疗师，他们受到的批评与赞扬和任何一位执业医生一样多。

"药剂师"这个称呼源自希腊语中的"库房"一词，这种职业是在9世纪的伊斯兰城市里率先发展起来的。自然哲学家阿布·雷汗·比鲁尼（Abu Rayhan al-Biruni）曾在公元 1000 年前后写道，药剂师的工作就在于"搜罗质量最上乘、最纯粹的药物——包括单方与复方药剂——并且按照名医的最佳处方进行制备"。[③]到了黑死病暴发的那个时代，欧洲的药剂师都是从当地的田野里和欧洲贸易网络中一些偏僻的边远地区搜集原料和化合物，并且把他们制备的药品供应给散布于城中各处的店铺去售卖。店铺的墙边排列着一座座坚固的货架，上面摆有数十个五颜六色的重陶罐，里面装着来自印度洋地区的香料、地中海地区的干果、埃及的糖、当地蜂房的蜂蜜，以及干蟾蜍、干蛇和干蝎子。若是摆在橱窗里，这些罐子本身就是在给店铺做广告，但在 17 世纪的阿姆斯特丹，一条鳄鱼标本却是药剂师的标志。

店主们都组织起来加入了他们自己的行业公会，或者与香料商、杂货商甚至是画家（因为画家要用磨碎的矿物粉末做颜料）同属于一个行会。在法国的图卢兹（Toulouse），他们与医科学生一起学习，后来还加入了后者的行业公会，可在大多数地方，药剂师都是由执业的师父来进行简单的培训。在 17 世纪的蒙彼利埃，药剂师必须完成至少 10 年的学徒培训，成为熟手，然后通过一场公开举行的口头测试。由于药物既能治病也能致死，还有可能存在欺诈之举，因此药剂师往往会受到行业公会与市政官吏的严密监视和监管。在文艺复兴时期的法国，药剂师必须保存详细的公开记录，并且在药铺里放上医学教科书，其中包括一部关于解毒药的书和一部列有普遍公认能够替代单一成分（单方）和复方合剂药物的书。

用于预防和治疗鼠疫最常见的处方药之一，就是底野迦（theriac）或者糖蜜（treacle）；这是一种历史悠久的希腊合剂，有许多的变化形式，其中含有约 64 种成分，需要 40 天的时间才能制成。最关键的一种成分就是烤毒蛇肉。托斯卡纳大公（Grand Duke of Tuscany）的宫廷开发出了

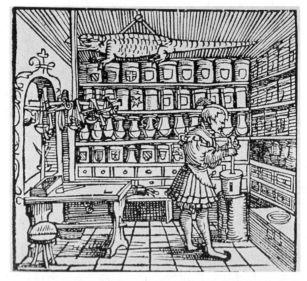

图7 16世纪荷兰或德国北部一家药铺的内景。注意天花板上挂着的鳄鱼标本。选自 H. Braunschweig, *Thesaurus pauperum* 的一幅木刻版画，Frankfurt，1537。出自国家医学图书馆。

一种与之类似但更简单的药物，称为"抗毒油"，其中的活性成分是煮蝎子。最受世人信任的一种底野迦产自威尼斯。每一年，威尼斯所有的药剂师都会来到一座巨大的广场上，聚集到公共谈判桌前，为新一年的供应准备药物原料。实际上，这是为12年之后的供应做准备，因为底野迦必须陈化12年之久。包括帕拉塞尔苏斯在内的许多人都认为，一种毒素的最佳解药就是另一种可以将此种毒素驱除的受控毒素。1639年，东印度公司（East India Company）的外科医生约翰·伍德尔（John Woodall）曾撰文推荐底野迦，因为它的作用是"发汗……从而打通阻痹，并且通过蒸发排出毒液，复振体质，由此而治愈瘟疫"。盖伦派信徒认为，底野迦"性温而燥"，因此能够有效地清除湿性的黏液质和忧郁质体液。底野迦还被用于治疗其他各类肿胀、发烧、心脏病、浮肿、癫痫和麻痹，以及催眠、恢复丧失的语言能力、消解其他毒素、愈合伤口和促行月经。当时的人都是把底野迦溶解于葡萄酒、啤酒或者玫瑰水中，少量饮用。阿拉伯人率先发现，许多药物的难闻味道可以用一种叫作"朱丽浦"（julep）的煮糖水来掩盖，用调味糖浆的形式服用。"每一种糖浆，都是用朱丽浦和相应的水果果汁、花朵萃取物或其他草药与药物混合制成的。"④ 14 世纪的一部伊斯兰文献中如此写道。这部文献中接着列举了70 种不同的糖浆风味，从桃子味到蚕茧味都有，不一而足。

盖伦派药物的通用类型

类　　型	药　　效
温热药	增热
凉性药	性凉
湿性药	增湿
干性药	干燥
软化药	软化
通便药	通便
轻泻药	辅助排便
润滑药	润泽
麻醉药	产生麻木

来源：Carole Rawcliffe, *Medicine and Society in Later Medieval England*（Stroud, Gloucs., England：Sutton, 1977），p. 59.

在这个时期，任何一种药物的主要功效都纯粹遵循着盖伦的医学思想，即帮助已经失衡的体液重新获得平衡。只有身体才能产生血液、胆汁或者黏液，因此药物也只能清除掉这些东西。只要身体仍在排尿、出汗、排便、行经、呕吐、咳痰、渗液，或者在以其他方式进行排泄——并且

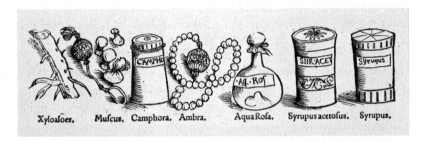

图 8　16 世纪的药剂师售卖的各种商品,其中有些装在传统的容器里:左起依次是沉香木、麝香、樟脑、琥珀球或绒球琥珀、玫瑰水、醋浆和糖浆。选自 *Tacuini sanitatis* **,这是 11 世纪伊本·巴特兰(Ibn Butlan)那部医学专著的拉丁语版,Argenteuil,约 1531。出自国家医学图书馆。**

次数越多越好——就有治愈的希望。1314 年前后,加德斯登的约翰(John of Gaddesden)曾用拉丁文撰写了《英国的玫瑰》(*The English Rose*)一书,而差不多两个世纪之后(1491 年),这部作品也成了英国作者撰写的第一部印行的医学文献。约翰写道:

> 在瘟疫期间,凡 7 岁以上的人每天都应当空腹呕吐,每周两次,必要之时次数可增加,应当裹得严严实实地躺在暖和的床上,饮用加了姜汁的温热啤酒,以便大量发汗……一旦感到肌肉发痒或者刺痛,就须用高脚杯或拔罐角杯放血,把血液从心脏中吸取出来。

协助排毒是药剂师医术的核心:轻泻药、通便药、利尿剂和肛用栓剂几乎都是药剂师的常销药物。而且,这也有可能是一个令人厌恶的行业。威廉·布林(William Bullein)曾在其关于瘟疫时期的虚构对话中,让笔下那位贪婪的药剂师撒谎,以阻止一位访客进入他那位有钱的患者家:"他已经通了一次便,到处都臭气熏天,连我都没法在房间里待下去。

我忘记带香水,以防您前来了。"⑤

　　中世纪和近代初期的社会都认为药剂师发挥着至关重要的作用,无论他们的许多药物看上去有多么荒谬。在瘟疫时期,人们都迫切需要药剂师的预防性药物、治疗性药物、诊断以及医嘱。药剂师在瘟疫中幸存下来的比例往往也大大高于其他的行医之人,甚至高于广大公众,这让他们显得更加能力非凡了。1665 年伦敦"大瘟疫"期间,225 名经历过那场可怕的瘟疫而幸存下来的药剂师当中,至少死了 50 人。这一点,我们是从他们留下的遗嘱当中得知的。

女性医师

　　与行业公会的联系——有内科医生公会、外科医生公会和药剂师行会——让行医者获得了一种"专业的"身份;但除了他们,当时还有很多非专业人士在行医。我们首先必须提到的就是欧洲的一些女性,她们在母亲的膝头学会了医术,能治疗各种各样的疾病。由于城市里的行业公会对这种行为管理得相当严格,因此女性医生为自己家庭以外的人进行治疗的现象在乡村地区最为常见。处于社会阶层一端的就是富家女性,她们通常都是掌管着几个村庄的女地主。她们照料着村民和其他人的需求,把它当成基督教徒的善举或者贵族义务的一种形式。⑥ 在文艺复兴时期,贵族女性的识字率提高了,而她们接触医学文献的机会也是如此,尤其是因为用当地语言撰写或者由拉丁文翻译过来的医学文献比例越来越高。格蕾丝·米尔德梅夫人(Lady Grace Mildmay)是伊丽莎白女王手下的财政大臣的儿媳,她个人就收藏了 250 部论述疾病与疗法的书籍,而《乌托邦》(Utopia)一书的作者托马斯·莫尔(Thomas More)也曾希望自己的女儿在研习《圣经》的同时学习"医术"。在宗教改革运动期间和之后,新教牧师们的妻子取代修女与修道士成了本地的,尤其是为农村和城市里的穷人进行治疗的医生。

处于社会阶层另一端的,则是分散在欧洲乡村地区的各种女性"民间医生"了。她们的医术往往是以混合了常识、个人经验、对自然过程的深刻理解以及代代相传或者当场编造出来的迷信天书般的语言为特点。虽然教会和医务官员都嘲笑这些没有文化、据说还很无知的女性是骗子,说她们迎合了那些同样无知的穷人最邪恶的一些习气,但绝大多数欧洲人从出生到去世,包括染上瘟疫之后,都很信任并且依赖着她们。她们是本地社会的产物,与当地百姓有着共同的习俗、信仰和语言,而城市里的大多数专业人员却不具备这一点。1608年,卢多维科·普奇医生(Dr. Ludovico Pucci)被派去视察托斯卡纳农村地区的卫生保健状况,他曾如此报告说:"农民都是自行治疗,几乎从来不去看医生,原因要么是他们太穷,付不起治疗费用,要么就是他们对医学不太信任;这种情况在乡民中十分常见。"[7]即便是在鼠疫肆虐期间,医生们也发牢骚说,乡民不想与他们打任何交道,而是更喜欢去找他们的"治疗师"、"根茎妇"、"狡妇"、魔术师、预言家、女先知、占卜者和其他一些专攻秘术的女人。英格兰和其他国家都曾试图打击这些女性及其行医之举:英国议会在1542年、1563年和1604年都制定了相关的法律。并非巧合的是,这几年里都暴发了瘟疫。尽管没有单独列出治疗师,但上述法案都指明了所有进行治疗的人:

> 利用巫术、魔法、符咒或者妖术,声称或宣称在哪个地方可以找到金银财宝,或者在某处地下或其他的隐秘之地埋着金银财宝,声称或宣称在哪里可以找到遗失或被盗的物品与东西,利用或行使妖术、魔法、符咒或巫术,旨在怂恿他人行非法情爱之事。[8]

对这些人的惩罚就是死刑。在当局看来,民间医生与女巫之间的界限很模糊。当然,一位天生拥有治愈本领的女性,也有可能轻而易举地伤害别人,甚至有可能用邪恶的手段带来瘟疫。当时的医生与自然哲学家无疑都相信这一点,并且撰文论述了这些人带来的威胁。只不过,至少有一项现代研究表明,我们并没有明确的证据能证明,当时有哪位"女巫"因为传播瘟疫而被处决了。

当时最常见和获得了认可的女性健康专家就是助产士。英语中的"助产士"一词源自德语,指负责照料女性分娩的女性。在瘟疫时期,既有健康女性生产,也有染上了鼠疫的女性生产,她们都需要助产士前去照料。坊间证据、医学文献与传染病院的记载都已证实,鼠疫对孕妇和新生婴儿造成的影响尤其严重。对出生后存活下来的婴儿会进行彻底的清洗,以便保护他们免遭污浊空气的侵害;而且,他们的母亲若是感染了鼠疫,那么彻底清洗还会消解血液和胎盘中的毒素。17世纪巴塞罗那的制革匠米克尔·帕雷茨(Miquel Parets)记述了自己孩子的经历:婴儿"被脱光衣服,放到醋里清洗,用薰衣草和其他具有舒缓作用的草药擦拭身体,并且被抱着从炉中的火焰上面递过来"⑨,然后才用一块新布将孩子裹住。在16世纪和17世纪的法国东北部和尼德兰地区,社区曾经雇用"瘟疫助产士"(plague midwives)专门为感染了瘟疫的孕妇服务,以免助产士把鼠疫从病人那里传播给健康者。荷兰的莱顿市起初在1524年雇用了一名"市政助产士"(civic midwife),负责在平时和瘟疫时期为人们服务,不论贫富。1538年,市议会对较富裕的顾客担心传染的抱怨做出了回应,雇用了数位瘟疫助产士。市政官员们收到了源源不断的申请,且申请者全都同意:瘟疫暴发期间留在城中,专门照料感染了瘟疫的人;尽力照料好每一位母亲和儿童,且一视同仁,不管后者的社会地位与健康状况;分享各自的经验,让采取的一切措施都能做到更加有效;勤勉努力,履行助产士平时的一切职责。

经验派医生、江湖郎中与江湖骗子

瘟疫过后,佛罗伦萨内科医生公会曾在制定的章程里抱怨说,连那些"以前是铁匠或者从事其他机械行业的人也已开始行医了"。⑩反复暴发且席卷了整个欧洲的一波波疫情,无可辩驳地证明了两件事情:正统医学无力阻断鼠疫;不管有没有行医执照,当医生都有钱可赚。不过,早在 1348 年的很久以前,大学和行业公会就曾努力禁止江湖郎中、经验派医生、江湖骗子和其他所有自封为医生的男男女女不受监管地行医。虽然在理论和实践方面这些人常常跟内科医生、外科医生差别不大,但他们并不具有后者其他的一些关键特征:教育、拉丁文读写能力、稳定性与责任感、社会地位,还有声誉。而且,他们所用的方法常常也大相径庭。比如说,一个叫罗杰·克拉克(Roger Clerk)的人曾经把一道护身符挂在伦敦市长(Lord Mayor of London)夫人乔安娜·阿特·哈齐(Johanna atte Hache)的脖子上。在被审判并被判定为一个目不识丁的江湖郎中之后,他曾被押着骑马在城中游街示众,脖子上则挂着空白羊皮纸和磨刀石,以示他撒了谎⑪,同时还挂着一个空的尿检瓶——就是内科医生用来检查尿液的瓶子——作为他僭越犯上的标志。

在瘟疫时期,市政当局对无证行医者常常持有两种态度,因为他们既想限制非法行医活动,但通常又需要尽力找到人来减轻百姓的痛苦。13 世纪初,已经负责为该市的内科医生颁发行医执照的巴黎大学,还获得了起诉无照行医者的权利。他们成功地说服了教会,称无照行医者威胁到了民众的福祉,而该大学的医学院则说服了巴黎大主教,获准了用逐出教会来威胁那些无照行医的人。从 14 世纪初的审判中我们得知,当时典型的违规行为包括提供草药、按摩和药浴。有位名叫杰奎琳·菲利斯(Jacqueline Félicie)的经验派女医生曾在 1322 年提出,任何男子都不得触摸女患者的身体,称许多女性宁愿死去,也不会允许自己的身体被一位男性医生触摸和捅戳。她用自己治疗女性患者的效果作证,但全是男性的法庭最终却无动于衷,对她处以了罚金。在巴黎,教皇和王权曾一起负责规范医疗行为。1336 年国王颁布的一道法令中,就曾禁止农民、修道士、老年妇女、医科学生和草药师行医。一个人并非一定要是一位受过教育的医生才能行医,只是必须获得他们的许可才能行医。1500 年,巴黎的市长要求巴黎大学医学院协助抗击鼠疫,医学院同意了,但有条件:市长必须帮助他们对抗江湖医术。在 1625 年瘟疫肆虐的时候,安特卫普(Antwerp)的地方行政官员刚刚开始造册登记和了解这些人的动向,记录他们的姓名、住址和行医时间。那些因为疫情或者在疫情消退之后离开城镇的人,都不许再回来。

市政当局最关注的一点就是药品的售卖,其中包括治疗和预防鼠疫的药品,以及万能灵药。就像对待药剂师一样,他们也希望确保无人售卖毫无用处或者会有危险的药物。"江湖郎中"和"江湖骗子"这两个称呼,源自售卖丸剂、灵药、散剂、护身符、配方、锭剂和其他药物的人都喜欢"喋喋不休"、喜欢保证他们的药物很有效的现象。随着正统医学明显没能战胜疫情,许多人常常便不再抱有希望,开始对江湖骗子赖以生存的、形形色色且自吹自擂的推销信以为真了。

销售药品的人会在音乐声中登上临时用的长凳,然后滔滔不绝地证明所售药品的效果,并且当场展示一些效果神奇的药物。为了努力遏制这种夸张的街头闹剧,1672 年罗马当局曾禁止这些售卖者"未经允许……吞服任何一种毒药、让他们自己被蛇或其他有毒动物咬啮,以及切割或烧灸自己的肌肉"。[12]佛罗伦萨人则认为巴蒂斯塔·奥利瓦(Battista Oliva)之流的人很好笑,此人是一位皈依了天主教的突厥人,他售卖各种药膏,并且"与一头熊搏斗过"。在荷兰、法国和英国,像约翰·普里姆罗斯(John Primrose)的《流行的谬误》(*Popular Errors*,1638 年用拉丁文撰写,供医生阅读,1651 年被翻译成英语,供"贵妇们"阅读)

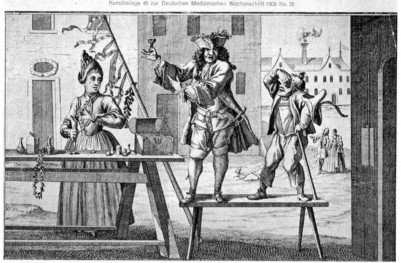

图 9 "普罗巴顿先生"(Monsieur Probatum) * 是一名牙医,也是一名江湖骗子,他正站在那条恰如其分地称为"行骗凳"(mountebank)的长凳上兜售自己的商品,而一位生病的"患者"正走过来想要他治疗。这是 17 世纪的一幅雕版版画。出自国家医学图书馆。

和托马斯·布朗(Thomas Browne)的《普遍的谬误》(*Pseudodoxia Epidemica*,1646 年用英文撰写)之类的书籍,都是为了降低人们对江湖骗术的信任,引导他们回来信任专业人士。例如,布朗抨击了许多昂贵的专利药物中所使用的"独角兽之角",证明了许多人使用的实际上是来自无数普通动物的角。不过,他究竟是说世间根本没有"独角兽之角"这样的东西呢,还是仅仅说其中的大部分都是假的呢? 早在 16 世纪,像意

---

　　* "普罗巴顿"(Probatum)本义指"得到正式认可的",此处是暗示江湖骗子喜欢自吹自擂。

大利的艺术喜剧(commedia dell'arte)之类的通俗戏剧中,就用衣着鲜艳且常常来自"外国"的江湖郎中来担任那种欺骗轻信者的老套喜剧人物。

社会中的内科医生

医生的可得性

我们可以用多种方式来衡量人们在任何一个特定的时间与地点能否找到医生的情况。最原始的统计数据,就是每千人或者每万人中的医生数量。下面的表就提供了一些这样的原始数据。

城市里每万人中的医生人数

城　　市	年　　份	每万人中的医生人数
米兰(Milan)	1325 年前后	1.8
佛罗伦萨	1339 年	0.6
巴黎	14 世纪 40 年代	4.0
米兰	1517 年	7.6
曼托瓦(Mantua)	1539 年	5.8
克雷莫纳(Cremona)	1548 年	3.4
里昂	16 世纪 50 年代	1.4
布雷西亚(Brescia)	1552 年	4.2
巴塞尔	1555 年	17.0
威尼斯	1564 年	9.5
伦敦	1590 年	2.5
巴塞罗那	1599 年	6.9

续　表

城　　市	年　　份	每万人中的医生人数
佛罗伦萨	1630 年	4.3
爱丁堡	1700 年	11.3

来源：Lawrence Brockliss and Colin Jones, *The Medical World of Early Modern France* (New York：Oxford University Press, 1997), pp. 200 - 205；Vivian Nutton, "Continuity or Rediscovery? The City Physician in Classical Antiquity and Medieval Italy"，见于 *The Town and State Physician in Europe from the Middle Ages to the Enlightenment*, ed. A. W. Russell (Wolfenbüttel：Herzog August Bibliothek, 1981), p. 33；Carlo Cipolla, *Fighting the Plague in Seventeenth-Century Italy*, Madison：University of Wisconsin Press, 1981), p. 79；Jean-Noël Biraben, "L'hygeine, la maladie, la mort"，见于 *Histoire de la population Français*, ed. Jacques Dupâquier (Paris：Presses Universitaires de France, 1988), p. 433。

据学者们估算,在法国托斯卡纳的乡村地区和英格兰,17世纪上半叶每10 000人中差不多有一位医生,到1675年时,英国的这一比例上升到了每6 000人中就有一位医生。在伊丽莎白女王时期的英格兰,约9 000个教区中只有415个有常驻医生,而1643年的坎伯兰郡(Cumberland County)则仅有一名常驻医生。在整个法国,16世纪30年代总共有400位医生,而一个世纪之后,医生人数则增长了3倍;只不过,到了17世纪末,尽管人口不断增长,全国的医生却减少了数百人。1571年,里昂这座差不多有50 000人口的城市里则有14位内科医生、28位外科医生和42位药剂师。大体而言,越往东方去,各地的医生也越少：17世纪的俄国在任何一个时期里都只有大约100位医生,而且他们全都是外国培养出来的。

可得性也是所在地点与所属阶级导致的结果。大多数人之所以去当医生,部分原因在于这是一种有利可图的职业;有钱支付治疗费用的人,一年当中通常至少有部分时间都住在城镇里。许多城市医生都在富裕的商人、银行家和贵族当中发展了固定的客户群体,还有一些医生则专门为国王、公爵、主教或教皇等显贵家族服务。在瘟疫时期,医生们经常随着那些有钱的主顾一起逃走,有时还会导致一座城镇得不到优质的医疗服务。在 1399 年和 1400 年的瘟疫给法国南部和中部地区造成重击之后,由于当地的医生全都跑了,所以市政当局不得不从 130 英里外的纳韦尔(Nevers)雇来一名医生。在普瓦捷(Poitiers)和奥兰治(Orange),官员们曾对瘟疫期间逃离的医生和其他护理人员处以罚款,或者将他们驱逐出境。14 世纪的教皇御医盖伊·德·肖利亚克曾写道:"我为了避免名誉扫地,不敢离去。不过,由于始终觉得害怕,所以我想尽了一切办法来保护自己。"然而,就算是那些留下的医生,可能也会尽量避开染疫的患者及其造成的风险。与盖伊同时代的查林·德·维纳韦奥(Chalin de Vinavio)曾指出:"由于接近病人确实存在一定的危险,因此除非获得了高额报酬的承诺,否则很少有医生会去面对这样一种巨大的危险。"⑬

医生的地位与组织

西西里岛巴勒莫(Palermo)的菲利波·英格拉西亚医生(Dr. Filippo Ingrassia)十分清楚自己的社会地位。在其描述 1576 年那场鼠疫情况的书中,此人曾夸口说,他"从未被下层百姓延请过";也就是说,瘟疫会在其中率先传播的穷人没有请他去看过病。他绝对不是"替这类百姓治病的劣等医生",不会为那些"看起来病恹恹且全身充斥着最粗鄙和最肮脏体液的穷人"看病。⑭与商人、贵族、神职人员以及其他职业群体中的情况一样,医生的社会和经济状况也多种多样,这在很大程度上取决于医生的主顾群体与收入。其中的一端,就是像英格拉西亚那样的人:他们为有钱有权者服务,也许是专门照料一位主顾,也许是受到聘用,为几个重要的家族或其他群体服务,无论客户是否用到了他们,这种医生都会获得酬金。与之差不多同一层次的，则是在医学院里任职的医生，他们会兼职为一些财力雄厚和重要的主顾服务。地位稍低一点的，是那些为各种客户诊疗的医生，他们的主顾中既有富人，也有不那么富裕却仍然负担得起专业医疗服务费用的人。这些独立的专业医生，构成了医生行业公会的核心；他们在家里开设诊所，或者在药剂师、外科医生的铺子里行医。不太富裕的患者会前往这些诊所，而家境殷实的主顾则会延请他们上门诊疗。地位更低的，通常就是一些年轻且经验不足的医生了，他们会担任市政医生，被市政当局雇用去为穷人进行免费治疗，并且尽可能地从其他主顾那里获得一些报酬。在瘟疫期间，市政当局专门雇用的"瘟疫医生"则会协助或者取代市政医生。这种瘟疫医生负责治疗一座城镇里所有感染了瘟疫的人，其中各种身份的医生都有，从整个行业底层的医生到水平和声誉最高的名医，不一而足。有的时候，他们会与其他医生在传染病院里一起工作，在大量死者和临死之人中小心翼翼地行事。就算这些医生确实属于英格拉西亚笔下的"劣等医生"，他们也是瘟疫时期的圣人与英雄，因为他们克服了恐惧与厌恶，做到了自己曾经发下的"希波克拉底誓言"。

欧洲城市中最早的专业医生组织是行业公会，它们由那些通常拥有大学文凭、被现有的行业公会成员认可并且获得了行医执照的医生组成。内科医生公会的运作方式与所有类型的行业公会一样，由其成员一起开会，制定执业与薪酬政策、审理法律诉讼并在必要的时候惩戒行业公会成员、组织慈善活动，并确保只有行业公会成员在执业行医。行业公会由各种委员会和选举产生的 2—6 名执事实施管理。在佛罗伦萨，1314 年的行业公会章程规定，候选会员须经 6 名执事与 4 位修士用拉丁语进行考查，后者大概是要保证候选会员具有良好的品行和判断力吧。在黑死病暴发之后的第二年，是由 6 名医生（其中 2 名须为行业公会的执事）进行考查，而到 1353 年时，对候选会员进行考查的就只有 4 名医生了,其中还包括 1 名外科医生。佛罗伦萨虽然没有开办大学,但该城与其他许多城市都借鉴了大学的这一程序,因为大学里是由教职员进行考查。在一些城市里,不管有没有开办医科学校,这些考查委员会都逐渐演变成了医学"学会",它们在市政领域里的权力与权威也开始取代行业公会或者医学院的权力与权威。国王和大公之类的领土统治者上台掌权之后,就开始依赖于这些机构来规范医疗事务了。然而,这些学会不同于卫生委员会,后者负责的是制定关于卫生与防疫问题的公共政策并实施指导;这些委员会都由一些重要的公民组成,他们几乎代表着除医生以外的所有人。医学会则是监督着医疗行业本身,尤其是医学教育和医生注册。1560 年,托斯卡纳大公科西莫一世(Grand Duke Cosimo Ⅰ)将手下那个由 12 人组成的卫生委员会的职位改成了终身委任制。在米兰,并非任何一位医生都可以进入卫生委员会,而是只有贵族阶层的医生才能到委员会里任职;由于得到了皇帝的特殊恩宠,1667 年帕维亚(Pavia)医学会的所有成员都被赐予了"帕拉丁伯爵"*这一贵族头衔。

托马斯·林纳克(Thomas Linacre)曾在博洛尼亚和佛罗伦萨两地学习,他把设立一个医学会的思想带到了伦敦,并在 1518 年成立了"伦敦内科医生学会"[London College of Physicians,即后来的"皇家内科医生学会"(Royal College of Physicians)]。15 世纪 20 年代,伦敦的医生曾被短暂地组织起来过,但由于其中的大多数医生都是替私人主顾服务,且有许多医生都是神职人员或者外国人(主要是法国人和意大利人),因此那场运动仅仅过了两年就无果而终了。林纳克成立的伦敦内科医生学会是英国管理医疗实践上的第一次成功。与欧洲各地其他的医学会一样,伦敦内科医生学会也践行着严格的盖伦医学理念,反对经验派医

---

* 帕拉丁伯爵(count palatine),原指古罗马帝国管理皇帝领土或司法事务的官员,后指在自己的领地上行使皇族权力的贵族,亦译"王权伯爵"。

学和帕拉塞尔苏斯派医学。法国在 1500—1700 年间也设立过类似的委员会,目的是把全国的医学教育和要求统一起来。待加尔文教派对掌控着一些城市乃至医科学校的胡格诺派(Huguenot)进行宗教渗透之后,这种举措就变得尤其重要了。在天主教徒当中,更普遍的一个问题就在于维持内科医生与神职人员之间的和平与协作,因为二者都属于"治愈者",在瘟疫时期都不可或缺。无论现代学者可能做出什么样的评价,中世纪和近代初期的内科医生似乎都能治愈百姓,并且告诉公众说他们确实做到了这一点,而死于鼠疫的人数也确实随着时间推移下降了。这一切都让内科医生们一直保持着他们的地位、虚饰,甚至是傲慢。

医学防护(预防)

一般原则

在瘟疫时期,内科医生承担着 3 项首要的任务:防止病人感染瘟疫;如果病人似乎已经染疫,则要正确地诊断出来;以某种方法对染疫病人进行治疗,以便将其治愈。由于盖伦派医学理论在医疗行业和普通民众中都占有主导地位,因此在这 3 种情况下,医患双方都认为他们面对的是一种影响到了体液系统的毒素。这种毒素是人体通过鼻子、嘴巴吸入或者通过敞开的皮肤毛孔渗入了"污浊的空气"或"瘴气"导致的。一个人体内产生这种毒素之后,毒素就有可能经由皮肤、呼吸甚至是眼睛排出体外。毒素有可能传播到布料之类的物品上,或者通过接触、呼吸甚至是目光直接传染给另一个人。从 1348 年时的金泰尔大夫(Dr. Gentile)和诗人乔万尼·薄伽丘(Giovanni Boccaccio),到 1720 年时的伯特兰大夫(Dr. Bertrand)和小说家丹尼尔·笛福,这种模式始终占据着主导地位,并在大学培养出来的内科医生们试图预防、诊断和治愈鼠疫时引导着他们。

环境调整

希波克拉底派和盖伦派医学都强调了"优质空气"对健康生活的重要性。14 世纪的人在应用这种学说时,像金泰尔·达·福利尼奥这样的内科医生强调过两种策略:避免呼吸劣质空气,假如人们呼吸的空气受到了污染,那就应当加以纠正。在平时,人们应当避免接触死水,包括沼泽与湿地,应当避免散发出恶臭气味的东西,包括腐烂的动植物。住宅应当通风良好,有北风吹入,或者,至少不能有南风吹进来,因为当时的人认为南风往往是劣质空气的一种源头。然而在瘟疫时期,即便是最优质的空气,也有可能受到污染。金泰尔建议说,人们应当从染疫地区避往一个空气质量更好的地方,从低地避往高地,从空气潮湿的地方避往空气干燥的地方,从瘟疫肆虐的城市避往开阔的乡村。不过,与他同时代的西班牙医生哈克梅·达格拉蒙特(Jacme d'Agramont)却提出,人们应从高地避往低地,因为污染的源头是星辰,所以一个人离星辰越远越好——做得到的话,还应当避到地下去。如果非得留在原地,那么应当始终紧闭门窗,只在每天早上短时间打开一下北边的窗户。

哈克梅还认为,改变污浊的空气属于一种补充性的策略,可以用芳香物质进行熏蒸(fumigating,这个词源于"抽烟"一词,即 fumare)来做到这一点,它们的气味会抵消污染。金泰尔和大多数医生都建议,富裕人家可以焚点一些气味宜人的东西,比如桦木、松木、刺柏木、马乔兰、薄荷、香薄荷、沉香木,以及龙涎香或者麝香。西班牙内科医生科尔多瓦的阿方索(Alfonso de Cordoba)提出过一个极其复杂的煤球熏蒸配方,可以扔进火盆或者炉火中焚烧:

红玫瑰、甘松香、沉香、海睾丸、树脂、檀香、车前草根、岩蔷薇、乳香、藏红花、药西瓜皮等的粉末以及液体安息香各 1.5 打兰 *，每种哈纳亚（harnanae?）各 3 打兰，不然就用胡椒、藏红花和冬珊瑚各 3 打兰，足量大豆蔻、荜澄茄⑮和樟脑，外加 6 粒大麦，将这些东西一起研磨成末，用质量最佳的玫瑰水调和成形（煤球状）。⑯

实际上，这些烟雾可能并没有净化"污浊的空气"，但它们会起到兴奋剂的作用，让病人觉得有所好转。还有一些人认为，可以用臭味来对抗臭味，这属于后来帕拉塞尔苏斯派医生提倡的"以毒攻毒"策略的一种变化形式。这种明显属于少数派的观点主张使用气味难闻的东西，包括一桶桶人粪，或者焚烧像硫黄、皮革、火药、人类头发等会散发出臭味的物品。人们还认为，火本身也能有效地净化空气，无论是室内的空气还是室外的空气。1348 年，教皇御医盖伊·德·肖利亚克曾经为此而让克雷芒六世（Clement Ⅵ）坐在阿维尼翁教皇宫大殿里生着的两堆大火之间。火的自然干燥作用会抵消令人不快的湿气。肖利亚克认为，正是湿气导致了腐坏。

香水和古龙水最初在西方出现的时候，就是被人们当成个人空气净化剂。蜜蜡丸（amber apple）或者香丸（拉丁语里叫"pomum ambrae"）也是在"第二次大流行"期间出现的，是为了改善一个人呼吸的空气。《外科医生的搭档》（*The Surgeon's Mate*，1639 年）的作者曾建议说，可以用"一个优质的塞维利亚橙子粘上丁香"，当成一种简单的香丸。亨利八世的财政大臣，也就是红衣主教沃尔西（Wolsey）曾经使用过一种有所变化的香丸，是把一整个橙子去瓤，然后填上用醋泡过的海绵制成。这样做

---

* 打兰（dram），一种质量和容积单位，源自古希腊罗马时期，后主要用于药剂师称重。现多用于指"少量，微量"。

的目的就是形成一个可使用的手持芳香球,随时都可以拿出来嗅一嗅,好"净化"自己呼吸的空气。比橙子更典型的香丸,则是用龙涎香、樟脑、沉香、麝香以及其他一些带有玫瑰水味道的芳香物质制成的人造香球,至于不那么富裕的人,则可以选择较为廉价的芳香物质。1607 年,诺森伯兰伯爵(Earl of Northumberland)曾花 10 先令*的高价买了一颗香丸——可在那时,为自己的健康花点儿钱又算得了什么呢?

烟草从西半球传到欧洲之后,也在 16 世纪迅速被人们当成了一种个人所用的熏蒸消毒剂。一些描绘鼠疫场景的绘画与插图,主要描绘的就是小人物在搬运尸体或者在传染病院的大门口看死者名单时抽着烟斗的情形。17 世纪 30 年代,荷兰医生伊斯布兰德斯·范·迪默布鲁克也鼓吹过烟草的用途。1635—1636 年瘟疫期间,他经常在早餐过后抽上两三斗烟,午餐后则抽 3 烟斗,并且"在有鼠疫死者尸体的场合下一直抽"。1665 年伦敦那场"大瘟疫"期间,还有传言说烟草商从来没有染上过瘟疫。当年 6 月初,海军行政管理员,同时也是日记作家的塞缪尔·佩皮斯(Samuel Pepys)平生第一次碰到了打有红叉标志的房屋,这说明那是有鼠疫患者的人家:"这让我对自己和嗅觉产生了很不好的感觉,所以不得不买了一些卷烟来闻嗅和咀嚼——这样才消除了我的恐惧心理。"⑰在附近的伊顿(Eton)这座著名的男校里,所有学生都必须吸烟,不然就有遭到鞭笞的危险。

可能已经被病人或者空气本身"感染"的东西,也必须进行净化。醋和其他一些"干性"收敛剂,比如温热的葡萄酒、玫瑰水或者鼠尾草,都被用来清洗衣物和床上用品、浸泡像硬币之类的物品,以及冲洗鼠疫患者居住过的房间的墙壁。西方人第一次开始经常清洗衣物了,只不过他们

---

* 先令(shilling),英国旧时的辅币单位,1 先令合 12 便士,20 先令合 1 英镑,后在 1971 年货币改革时被废止。

认为清洗身体并不健康,因为那样做会打开毛孔,导致受到了污染的空气或者毒素侵入体内。

尽管其中的许多措施在如今看来很愚蠢,可事实上,当时它们在降低鼠疫感染率方面可能发挥了作用。焚烧硫黄可以杀死或者驱走老鼠,跳蚤和鼠疫杆菌不适于在非常干燥的空气中生存,清洗衣物则会在一定程度上减少跳蚤的数量。

饮食、情感与行为

体液理论在很大程度上也认为,人们须靠适当的饮食来保持健康和避免感染鼠疫。一个人所吃的食物在性质上或温或凉,或湿或干。这种理论根据年龄、性别、身体状况和整体性情,认为人们本身也有"温燥""寒湿"等之分。由于人们认为鼠疫性属"温、湿",因此最佳的预防措施就是不吃温性/湿性的食物,并且尽量让体液朝着寒、干的方向保持好平衡。还应避免吃不好消化的食物,以及一些会长时间留在体内且必然会"腐损"身体的食物。油腻或煮熟的肉类、乳制品和鱼肉通常都属于这一类,而多汁的水果和蔬菜、油炸食品与糕点也是如此。医生们一直对某些特定食物及其性质持有不同的意见。比如说,李子甜腻多汁(缺点),可它们也有通便作用(优点);辛辣的香料会扩张毛孔(缺点),但能排汗(优点)。每位医生都各有偏颇,只有显而易见的成功才能让他们受到世人的欢迎。尽管如此,这种理论一直都原封未动,且全都倡导节制饮食这种传统的美德。

情绪或者脾气上的节制也是保持健康的关键。从 1348 年的金泰尔·达·福利尼奥开始,医生就提醒人们,不要由着那些让身体发热的情绪来,比如焦虑、恐惧或者愤怒。悲伤和我们所称的抑郁会让身体变得过寒,导致有助于抗击毒素的精神失去活力。薄伽丘在其《十日谈》中让笔下的年轻人逃离佛罗伦萨的时候,他们就是遵循着最好的医生的建议：他们不但是在逃离劣质的空气,也是在把那些导致恐惧、担忧和极度悲伤且会削弱一个人体质的景象、声音与气味抛到身后。当他们放松下来,听着美妙的音乐、讲着高尚的故事和吃着精美的食物时,遵循的也正是一路流传给我们的那些方法。差不多就在同一时期,德国茨维考(Zwickau)的乔布斯·林塞留斯医生(Dr. Jobus Lincelius)将身体与情感因素联系了起来:

> 应当避免一切劳累和情绪,比如奔跑、跳跃、嫉妒、愤怒、仇恨、悲伤、恐惧或者害怕、放荡,等等;那些凭借上帝的恩典能够做到这一点的人,可以用讲述传说与故事来打发时间,用聆听美妙的音乐来愉悦自己的心灵,因为音乐本是上帝赐予人类,用于赞美上帝并给人类带来快乐的。[18]

3个世纪之后,这种建议依然广为流行。

大多数医生还认为,定期放血和通便是一种很好的办法,可以保持体液平衡,从而降低一个人感染瘟疫的可能性。他们还建议世人不要洗热水澡,不要进行性生活和剧烈的运动。这些活动都会扩张毛孔、让身体发热、呼吸加快,而其中的每一种情况都会让瘟疫乘虚而入。

预防性的“药物”

在描述鼠疫的史料中,我们有时会看到一些古怪的预防方法。比如说,在16世纪的日内瓦,一座鼠疫医院里有位清洁工为了做好应对当天风险的准备,竟然用一杯自己的尿液吞服了一颗“烧焦的坚果”。罗伯特·波义耳在他那部著名的科学著作《怀疑派化学家》(The Sceptical Chymist)中证实,饮用马粪和腐烂的冬绿树提取物很有效。其他一些人的方法既同样简单,而且更加可口。17世纪末,伦敦的一份布告曾称,

"有位名医斯蒂芬·克里索利图斯大夫(Doctor Stephanus Chrisolitus)最近来到了本地;此人游历了数个暴发瘟疫的国家,凭借经验发现",应对瘟疫的方法就是早上吃葡萄干,下午则吃烤的或煮的葡萄干,特别是要吃产自马拉加(Malaga)的葡萄干。[19] 到了 18 世纪,人们开始普遍认为,"腐坏"实际上有可能是由一些小型动物造成的,故一位医生提出,咀嚼大蒜可以阻止这些"虫子"进入嘴巴和鼻子。还有一些医生则把咖啡吹捧成一种预防药物,伦敦的商店里当时刚刚开始出售这种东西。1721 年法国瘟疫期间,伦敦出版的一本小册子就在标题中对咖啡进行了宣传:《咖啡在有关瘟疫和传染病方面的功效与用途》(*The Virtue and Use of Coffee with Regard to the Plague and Contagious Distempers*)。

有些受到帕拉塞尔苏斯派医学或者炼金术影响的医生,则推荐了一些金属物质,据说它们可以吸收空气中的毒素:"(拿)一块天使(angel)[20]金,(最好是)能够找到伊丽莎白时期的硬币,因为它属于一种非常稳定的黄金;外出或者有病人来看病的时候,应将其始终含在嘴里。"约翰·艾林(John Allin)在 1665 年伦敦"大瘟疫"期间所写的一封信中如此建议道。他还告诉友人,应当把黄金含在脸颊与齿龈之间,并且用舌头时不时地翻动翻动。[21] 可能是因为黄金可以吸收毒素,就像当时的许多预防性和治疗性药剂中都含有的金粉一样。到了 16 世纪,药剂师和内科医生(还有江湖郎中与经验派医生)都开始推销声称具有预防作用的丸剂、饮剂和散剂了。其中,有些药物其实比安慰剂强不了多少,但还有一些药物却具有强大的效果,它们通常都是泻药,让消费者对它们的价值深信不疑。底野迦(或者糖蜜)无疑就是其中的一种。在英格兰,1624 年的《垄断法》(Statute of Monopolies)用专利权对这些"非处方"药制造者的权利进行保护,它们的专利期长达 14 年,并且可以续期。"安德森氏苏格兰丸剂"(Anderson's Scots Pills)就是一种泻剂,问世于 17 世纪 30 年代,但差不多 3 个世纪之后仍在销售。药剂师销售他们自己配制的合剂,其他人则是在小客栈和小酒馆里进行兜售。在医生不但要收取高额诊金,而且相对难以找到医生来看病的形势下,自我用药对人们确实很有吸引力。

护身符

被一位现代学者定义为"无形力量之有形象征"的护身符[22],在"第二次大流行"期间曾广受欢迎。西方所有的古代文明都使用过护身符,连基督教也把它们整合进了这种宗教丰富的精神工具之中,比如圣礼用品(念珠、十字架和圣水)以及佩戴在身上的圣物,它们既可以辟邪,又能引来神恩。到 14 世纪时,护身符中有了装在小盒中随身佩戴的特制版《圣经》,以及某些据说具有特殊抗毒作用的宝石。订婚钻戒起初也与消除爱人体内毒素这种护身符作用有关。虽然这些东西有时也与妖术或巫术有所关联,可文艺复兴时期的新柏拉图主义(Neo-Platonism)以及随之而来的科学革命,却让人们开始相信这些无生命之物具有种种隐秘的力量。人们往往把宝石与天体的影响关联起来,认为它们可以吸收星辰的力量,宗教物品依赖于神灵的帮助,有机之物则常被认为可以对另一种有机物质产生"共情"作用,其中就包括了毒素。

这些机制原本都很神秘,或者说很隐秘,可很少有人质疑它们的效果。在罗伯特·波义耳这位科学家看来,护身符确实能够消解体内的毒素,只有"傻瓜"才会质疑它们的作用。可对有些人而言,护身符或是有效,或是无效。1665 年,塞缪尔·佩皮斯购得了一只兔脚,用来治疗胀气(即"胃肠气胀"),随后,他的身体马上有所好转,故他在日记里如此写道:"实话实说,我只能把这一点归因于那只新鲜的兔脚。"然而,后来他服用了另一种药物,并且在描述自己良好的健康状况时如此说道:"现在我也搞不清楚,究竟是兔脚治好了我的胃肠气胀呢……还是我每天早晨服用的一丸松脂(Turpentine)了。"医生们也颂扬过某些护身符的效果。

盖伦派医生比较推崇属于有机物的蟾蜍："我的脖子上同样挂着一只大干蟾蜍……缝在一块亚麻布里……置于肚腹附近。"乔治·汤普森大夫(Dr. George Thompson)曾在 1666 年他那篇论述瘟疫的短文里如此写道。此人声称，干蟾蜍吸收了他体内的毒素，然后肿胀起来；他还写道，要不是亲眼所见，他是万万不会相信的。治疗鼠疫患者的时候，护身符尤其有用。在 1659 年出版的《论热病》(On Fevers)一书中，托马斯·威利斯(Thomas Willis)曾从机械学的角度解释了蟾蜍以及护身符中所用的其他毒药(比如水银和砒霜)的功效：护身物质会释放出"原子"颗粒，然后"将瘟疫颗粒引出患者身体，融入护身物质之中"。㉓

经验派医生、女巫和帕拉塞尔苏斯派医生也贩卖护身符。鲁道夫二世(Rudolf Ⅱ)的御医，也就是帕拉塞尔苏斯派医生奥斯瓦尔德·克罗尔(Oswald Croll)所制的廉价护身符中，含有属于无机物的汞、硫酸、盐和铜绿；他把它们煮成糊状，干燥之后再切成"硬币"状。据他在《化学大教堂》(Basilica chymica)一书中称，这些"硬币"上还盖有炼金术中的"星辰封印"，然后用红色的丝绸包裹。空气中若是有瘟疫，丝绸就会变成蓝色……至少他是这么说的。至于农民，他建议将一些水银置于榛子壳里。克罗尔和其他一些人搜寻过帕拉塞尔苏斯那著名的"泽内克斯顿"(zenexton)配方：那是一种瘟疫防护物，帕拉塞尔苏斯没有具体说明其中有哪些原料，但他在瘟疫专著《瘟疫论》(De peste)中吹嘘过它的功效。1570 年，这部作品由拉丁文翻译成了法文。他的追随者们尝试过砒霜、三硫化砷(雌黄)、汞、银、珍珠，甚至有蟾蜍和蜘蛛等各种组合。克罗尔有一种更疯狂的配方，要求用 18 只干蟾蜍、年轻姑娘的第一次经血、砒霜、雌黄、白鲜根、珍珠、珊瑚和东方翡翠磨制成粉。到了月相适当的时候，人们就会把上述东西调成糊状，制成小块。这种块状物上，还要用一只刻有蝎子和蛇的小金属盒子盖上印，然后装进盒子里，佩戴在毒素聚积的心脏附近。他还为真正有钱的人制作了一些纯金盒子，上面镶有 1

颗蓝宝石、1 颗红锆石以及 4 颗由蟾蜍或蜘蛛制成的宝石。克罗尔还在盒子里装了一根带孔的小金管,上面涂有用蟾蜍与醋调成的糊剂,里面则塞着用经血泡过的亚麻布。扬·巴普蒂斯塔·范·赫尔蒙特的"泽内克斯顿",则是把寄生在蟾蜍眼中的蠕虫和蟾蜍倒挂起来之后的呕吐物当成活性成分,这两种东西都是在 7 月的月亏期间获得的。摩拉维亚(Moravia)君主的私人医生约翰内斯·伊姆布勒(Johannes Irmbler)曾经试图再现范·赫尔蒙特的配方,可由于无法获得倒悬的蟾蜍呕吐物,所以这位向来足智多谋的医生便用蟾蜍的粪便代替,让它们达到了最佳效果。范·赫尔蒙特解释说,蟾蜍对人类的天生恐惧感会铭刻到疾病的"活性力量"之上,从而消除疾病。

在 16 世纪和 17 世纪,这些古怪之举竟然成了瘟疫研究的前沿。然而,当时也有人持怀疑态度。身为"细菌学之父"的耶稣会会士阿萨内修斯·基什内尔认为,宗教护身符虽然有效,却很邪恶,因为它们的力量源自"魔鬼与雕刻师的邪恶合作,以及佩戴者的错位信仰"。基什内尔认为空气传播的"蠕虫"是出现鼠疫的原因,他之所以接受蟾蜍疗法有 3 个理由:(1) 它们的皮肤凹凸不平,就像鼠疫感染者的皮肤一样;(2) 它们捕食的虫子,就像鼠疫患者肚子里的虫子一样;(3) 蟾蜍对人类的敌意会导致它们分泌出毒液,而这种毒液本身又会吸收周围空气中的毒素,从而具有讽刺意味地保护了它们不喜欢的人类。范·赫尔蒙特虽然受到了帕拉塞尔苏斯的影响,却根据他在布鲁塞尔观察到的数百名脖子上挂着金属护身符的鼠疫死者这种经历,对金属毒素的效果进行了抨击。还有些人指出,任何护身符都没有效果;身为英国皇家内科医生学会成员的弗朗西斯·赫林(Francis Herring)就在 1603 年出版的《关于护身符或防疫饼之我见》(*Opinion Concerning Amulets or Plague Cakes*)一书中提出了这种批评。此书激怒了他的精英同事们,他们便在第二年发表的《对效果的适度辩护》(*A Modest Defense of the Impact*)一书中进行了回击。这些人还无礼地回避他,就像他在1604年抱怨的那样:"他们把我拒于门外,还说我的坏话。我受到了无礼而苛刻的对待,受到了排挤,被排除在会议之外。"㉔即便如此,在那个时代最伟大的人当中,争论仍在继续,最终捍卫护身符的人几乎总是获得胜利。晚至1692年,法兰克福的雅各布·沃尔夫医生(Dr. Jacob Wolf)还会出版一部篇幅长达400个标准页的作品,列举那些用护身符可以治疗的疾病。而且,这部作品是用拉丁语撰写的,可供欧洲大陆上的同行们所用。

诊 断 瘟 疫

瘟疫的征兆

由于瘟疫是天体污染了所有动物呼吸的空气导致的,因此医生们和自然哲学家们都是根据3类主要的证据来证明一个地区有了瘟疫:天体的运行、大气的运动和动物的行为。虽然有些人也注意到了地震或者战争过后大量堆积的尸体,可大多数人还是遵循着这些陈词滥调中的某一种。1348年,巴黎大学医学院列出了季节变化、"飞行的"星辰、空气颜色的改变、闪电与空中的其他亮光、风和雷、死亡的动物以及青蛙与爬行动物的增加,把它们当成瘟疫即将暴发的征兆。1350年,内科医生、诗人西蒙·德·科维诺(Simon de Covino)则列举了浓雾、云朵、闪电与陨星。现代历史学家多米尼克·帕拉扎托(Dominick Palazatto)研究了一些医生与其他人撰写于1348—1850年间的数十部瘟疫专著,发现了下述瘟疫征兆:空中的彗星、闪电和"火龙"(是不是流星呢?),暴风雨中出现蛇或者青蛙,洪水、饥荒、地震和蝗灾,畸形怪异的蛇、虫子、蟾蜍和獾,动物死亡和人类的自然流产,真菌和作物歉收,动物行为的改变,鱼

类相继死亡,树木枯萎,以及广义的季节反常。马尔西利奥·费奇诺
(Marsilio Ficino)是佛罗伦萨洛伦佐·德·美第奇(Lorenzo de Medici)
宫廷里一位内科医生,也是新柏拉图派哲学家之子,他也描绘了瘟疫的
一些征兆,一个世纪之后,内科医生托马斯·科根(Thomas Coghan)在
其《健康天堂》(*Haven of Health*,1584 年)一书中把费奇诺列举的征兆
翻译了出来:

> 在气温异于其常温,变得高温、潮湿的地区,当空中看起来浑浊
> 多尘,风大且炎热,田野中烟雾缭绕、散发异味,鱼类的气味与滋味
> 都不好,腐土之中滋生众多蠕虫,蟾蜍粪便与腐烂的药草随处可见,
> 水果与地上的走兽都很难吃,葡萄酒变得浑浊,许多禽、兽逃离此
> 地,古怪的疟疾暴发、肆虐、持续流行、无法控制,天花猖獗,儿童与
> 老年人体内多虫之时。[25]

在敏锐的人听来,这段文字有可能像是出自莎士比亚的笔下,描绘了一
个被上帝抛弃的地方,那里或许是一名女巫的巢穴,或许是一个因为人
类在那里作恶多端而受到了诅咒的地方。然而,这正是伊丽莎白时代的
医学:诗意的修辞与古老的错误观念融为了一体。

英格拉西亚医生对 1535 年与 1555 年威尼斯两次瘟疫的描述

1535 年,我还是帕多瓦大学的一名学生时,威尼斯暴发了一
场瘟疫,医生们都不知道那是什么疾病。……1555 年,威尼斯再
度暴发了瘟疫,医生们的意见还是大不一样,有些人坚称它就是
鼠疫,还有一些人则加以否认。这种现象竟然发生在一座像威尼
斯这样有众多优秀医生的大城市里。

选自 Carlo Cipolla, *Fighting the Plague in Seventeenth-Century Italy*（Madison：University of Wisconsin Press，1981），p. 91。

行业工具

街区里暴发瘟疫之后，医生们必须特别小心，正确地诊断出病人所患的疾病。一般来说，内科医生靠的是 5 种感官中的 4 种——医生通常不会去尝任何东西——因为当时的医生没有像白细胞数或者血压之类的定量数据。然而，中世纪晚期和近代初期的医生曾经依靠许多的指标，其中包括：脉搏；尿液、血液与粪便的质量，体温，目查皮肤与外部器官，体味，包括呼吸的气味和皮肤的气味，不受控制的身体行为，比如出血、腹泻、呕吐、呼吸困难和失眠，以及一些可见的特征，比如神态、精力水平、不安和头脑的敏锐程度。医生们都接受过将一切事物分类的经院方法培训，因此开发出了许多复杂的量表，来衡量尿液、血液等体液的质量，以及像脉搏与神态之类的其他指标。例如，医生会目测血液的颜色、黏稠度和血中的异物，会检查气味是否适宜，有时还会检查味道，会通过触摸来检查平滑度、油腻度、粗糙性及暖和度。他们会检查粪便的颜色、质地、气味、硬度或稀度，以及粪便中是否存在血液或者寄生虫。

尿液是装在一个叫作"尿壶"（jordan）或者"验尿瓶"（uroscopy flask）的球状玻璃瓶中，负责检查的内科医生会对着灯光举起瓶子摇晃。这种做法后来还变成了医生行业的象征，经常出现在印刷品和手稿中。医生会判断样品的透明度、颜色和质地，然后将其静置并析出沉淀物。我们如今仍然保存有中世纪末期的图表，它们将尿液的颜色（多达 20 种）与身体状况关联起来了，1379 年，英国的多明我会（Dominican）医生亨利·

丹尼尔(Henry Daniel)还出版了一本书,列出了所有的组合。在同时期一份相似的史料中,我们看到:

> 热是(尿液)色红之因,燥是质薄之因,湿是质稠之因。所以,假如患者的尿液色红而稠,那就说明其血液有热、湿之征。倘若尿液色红而质薄,则表明胆汁过旺,因为胆汁性热而燥。假如尿液显得色白而稠,则表示黏液过旺,因为黏液性寒而湿。……㉖

医生还会用 4 根手指搭在患者腕部的桡动脉上测量脉搏。据说,内科医生能够分辨多达 40 种不同的脉搏,并且将它们定性地表达出来,从"蚁状脉"到"缓滞脉",不一而足。由于当时世人对心跳还知之甚少,因此他们把这种有节奏的律动直接与天堂绕着地球旋转产生的"天界之乐"关联起来了——起码理论上如此,直到哥白尼的思想盛行开来。这种解释提醒我们,当时受过良好教育的内科医生其实也有自己的占星术工具,可以用来诊断与季节或征兆相关的疾病。

标志与症状

16 世纪末,意大利内科医生彼得罗·帕里西(Pietro Parisi)提到了当时 7 位研究瘟疫的医学作家,并且指出,其中每一位都列出了 15—52 种鼠疫症状。鼠疫始发时,最明显的症状就是淋巴结肿大,即腹股沟、腋窝和耳后的淋巴结肿胀。尽管如此,法国和意大利的医生很快就发现,肺鼠疫病例中没有出现淋巴结肿大的症状。公元 1400 年前后,意大利内科医生雅各布·迪·科卢奇诺(Jacopo di Coluccino)曾在日记里提到,有位女性"死于最严重、最具传染性且带吐血之症的鼠疫"。㉗医生们指出,这种类型的鼠疫会让人迅速丧命,速度与致命性都超过了腺鼠疫。1410 年前后,维也纳医学院的科尔新堡的约翰内斯·艾格尔(Johannes

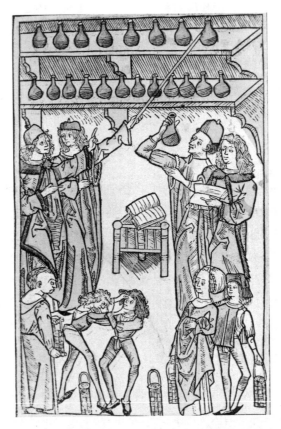

图 10　一位内科医生正在自己的诊所里检查一"壶"尿液，一名学生或者助手则在查阅一部文献。还有两个人指着其他的烧瓶，它们可能装有用于对比患者尿液的有色样本，或者是装着左侧之人的尿液样本。一对夫妇带着用瓶子装着且放在篮子里保护着的样本来到了诊所，左下角的女人也是如此；还有两个男孩或小伙子在候诊之时竟然扭打起来。选自 Jacob Meydenbach, *Hortus sanitatis*, Mainz, 1491。出自国家医学图书馆。

Aygel of Korneuburg)列举了鼠疫的下述症状：失眠、呕吐、食欲不振、烦躁不安、气短、虚弱和腹泻。不过，假如既没有吐血，也没有淋巴结肿大，这些症状又怎么能说明患者感染的是鼠疫呢？艾格尔医生没有提到发烧，可发烧往往与鼠疫有关。14世纪中叶以降的医学文献中，还列出了由肿胀、水疱、疥疮、斑疹、脓疱、丘疹、痂疤等结合起来形成的复合症状，以及其他一些表明出现了淋巴结炎、很可能指出了感染部位和相关坏疽（即细胞坏死）的症状。这些不同的疮斑在英语中常常被称为"标志"，它们加上其他的大量症状，导致现代学者怀疑那些医学文献中描述的所有病例都只是腺鼠疫——甚至根本就不属于鼠疫。

治 疗 方 法

一般原则

一旦医生确定患者得了鼠疫，盖伦医学的种种假说就开始登场，并且决定一种完全可以预知的治疗过程。患者必须好好休息，通过减少体内的湿、热来恢复体力。毒素最终会损及心脏，因此必须加以消解，不是内服药物就是外敷药膏，还要采取像放血和打开淋巴结肿块之类的疗法。基本上，预防原则就决定了医生的治疗方法。

外部治疗

由于阻止受到感染的血液到达心脏是医生首先要考虑的问题，因此17世纪托斯卡纳的医生曾试着使用压血带（tourniquet），不过对于如何使用压血带、用在哪个身体部位，我们还不是十分清楚。1348年，金泰尔·达·福利尼奥和巴黎大学医学院都推荐了放血疗法，以便尽可能地解决这个问题。放血疗法也称为静脉切开术或者刺脉放血术。他们都建议放血到患者失去意识为止。金泰尔遵循古典时期的原则,指导外科医生说:"假如淋巴结肿块位于颈部或者头部,则应依次切开两手拇指上的头静脉。假如肿块位于腋下或者右臂,则应切开肺静脉;这条静脉,可在右手的中指与无名指上找到……"。差不多就在同一时期,意大利贝卢诺(Belluno)的内科医生狄奥尼修斯·科尔(Dionysius Colle)在其《论瘟疫》(*De pestilentia*)一作中指出:

> 我不会给年轻人实施静脉切开术,因为他们全都血量充沛,而施用此术(之后)死去者的血液全都呈现出有如烧伤的黑色,流淌时显得浓稠且稍带绿色,多水分且稍带黄色,呈蜡状。……[28]

不过,他的观点属于少数派;静脉切开术、罐吸法以及使用水蛭一直都是当时的重要工具。

许多医生都曾试着直接处理肿块,想把其中的脓液排出,使之不再导致进一步的感染和死亡。有些医生建议使用各种膏贴来排出毒素。15世纪40年代英国一部医书(*Leechbook*)或者说医疗手册中列有一种疗法,是用蜂蜜、鸭脂、松节油、烟灰、糖浆、蛋黄与"蝎子油"配制成药。还有一种疗法见于《德高望重的皮埃蒙特的阿勒瑞斯大师之秘方》(*The Secrets of the Revered Master Aleris of Piedmont*,1568年)一书,它告诉我们要"取月桂盐磨成细粉,过筛,与一个蛋黄混合,敷于疮上……它会把鼠疫或者疮疖中的所有毒素吸走"。[29] 17世纪时荷兰的一份配方则称,可把肥皂擦在被处决的人或死于暴力者的头骨上,然后将这种肥皂与2盎司*的人

---

* 盎司(ounce),英制重量与容积单位。作重量单位时,1常衡盎司约合28克、16打兰,1药衡盎司约合31克;作容量单位时,1盎司约合28.4毫升。

血、猪油、亚麻籽油和一些香料混合起来。当时还有一些不那么科学的方法，包括敷用一种简单的洋葱膏，或者将一只活鸡屁股上的毛拔掉，再将鸡的肛门按在淋巴结肿块上。鸡会吸走毒素，窒息而死；然后继续用此法吸毒，直到有一只鸡活着才作罢。这种做法可能就是当时流行的一种愚蠢之举，可西班牙北部莱里达（Lérida）医学院的达格拉蒙特的哈克梅医生（1348 年）和英国皇家内科医生学会在"第二次大流行"即将结束时发布的《关于鼠疫治疗与预防感染的必要指导》（"Certain Necessary Directions as Well for the Cure of the Plague and for the Prevention of Infection"）中，竟然都推荐了这种疗法。

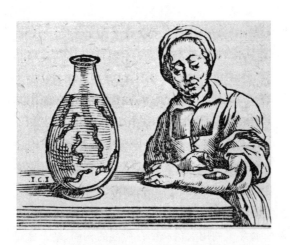

图 11　一位女性正把罐子里的水蛭放到胳膊上吸血。选自 Guillaume van den Bossche, *Historia medica*, **Brussels, 1639。出自国家医学图书馆。**

许多医生还建议用小刀割破淋巴结肿块，排出其中的脓液，再用烙铁烧灼以封闭伤口。哈克梅医生就是其中一位。金泰尔也提出了相同的建议，还增加了用拔罐吸出"毒液"的办法。3 个世纪之后，威廉·布林又建议切开淋巴结肿块,排尽其中的脓液,然后用在下述混合物中浸泡过的棉绒敷扎伤口:温柏籽与"鞣制后的"橡树皮各 3 打兰,没药、乳香与芦荟各 2.5 打兰,明矾 2 打兰,风轮菜 1.5 打兰,马兜铃的圆根[30],以及"少许"的硫酸。意大利有一种疗法则是让外科医生切开肿块引流,然后用一只剖开了肚腹的鸽子、公鸡或者狗敷于伤口之上,且最好是三者同用。有时被世人称为"实验科学之父"的弗朗西斯·培根(Francis Bacon)听说了这种疗法之后,曾经宣称它令人觉得恶心——不是说它无效,而是说它令人生厌。[31]

内服药物

当时的医生推荐过许多针对鼠疫毒素的解毒剂,其中的大部分都旨在排出毒素(比如泻药、通便药、催吐剂),或者旨在吸收和发散毒素(比如金粉)。在 1583 年出版的《植物史》(*Historie of Plants*)一书中,英国植物学家约翰·杰拉德(John Gerard)列出了 188 种植物,但其中只有两种对鼠疫具有治疗作用,即缬草和芸香。他还称,医生和药剂师经常以马鞭草入药,但"这些人都受了蒙骗……因为据说魔鬼曾经称它是一种隐秘而神圣的药物"。[32]独角兽的角或称"天角"(alicorn)也被许多人吹捧成了灵丹妙药,但它很可能是用独角鲸[33]的角磨制成粉——或者是某种具有欺骗性的替代品。在其 1672 年出版的《瘟疫研究》一书中,纳撒尼尔·霍奇斯揭穿了使用天角和结石粉剂的骗局(结石就是动植物体内形成的小晶体,比如人类的肾结石或者胆结石),却认可了使用"鹿角精"(即碳酸氢铵,它是如今用于制作曲奇饼的一种发酵剂)的做法。耶稣会会士阿萨内修斯·基什内尔也对当时的许多"疗法"持怀疑态度,所以退而采用了他认为属于希波克拉底本人治疗瘟疫时的那个秘方,即用蜂蜜增甜的毒蛇散剂。

实际上,有数百种针对鼠疫的解毒剂配方流传了下来。它们的范围从用芦荟、没药或者藏红花制成的单方丸剂或锭剂,到用动物的角、蹄、肉、脑、肺、肝、尿、粪和像芸香、缬草、菊苣及锯齿蓟之类的植物混合制成的复方合剂,不一而足。自然,内科医生们既推荐底野迦,也推荐了"米特拉达特姆"(mithradatum),后者是一种据说可以追溯到公元前 1 世纪的标准配方。许多合剂中还使用了被称为"亚美尼亚粉"(bol armeniac)和"赤土"(terra sigillata)的黏土粉,它们具有真正的吸收作用。许多治疗师推荐了用珍珠、宝石,尤其是用黄金制成的饮剂。当时的人都认为,黄金具有太阳的力量,是一种天然的净化剂。问题就在于,如何才能让黄金悬浮于液体当中。有一个解决办法,就是饮用泡过黄金的液体,比如大麦水或者玫瑰水。蒸馏水和酒精[后者曾被称为"生命之水"(aqua vitae)]则是早期的炼金术士(也包括修道士)开发出来的两种溶剂,因为他们认为宝石和黄金的粉末可以溶于这两种溶剂当中。

在差不多长达 4 个世纪的时间里,数百万面临着鼠疫侵袭的人都曾相信欧洲那些医学专业人员掌握的知识、专长、理论和疗法,并且深为信赖。不过,这种信任放错了地方,而他们的信赖也遭到了背叛。无论这些医生多么认真、多么心存好意,他们都被一种教育和行业制度束缚着;这种制度不但扼杀了创造力,而且继续在疾病、疾病预防与治疗方面纵容着各种具有欺骗性的与无效的模式。有些历史学家较为笼统地指责说,是天主教会或者说基督教阻碍了医学进步,可即便是到了 1600 年,我们也很难看到这种制度或者宗教究竟在哪里设置了有效的障碍。当时,帕拉塞尔苏斯派出现了一种重大转变,开始摆脱盖伦医学的束缚,可这种转变的即时影响极小。欧洲非常幸运,因为"第二次大流行"此时恰好结束了——至于结束的原因,如今仍然存有争议。英勇的献身精神与世间最好的善意都敌不过一种蹩脚的理论。

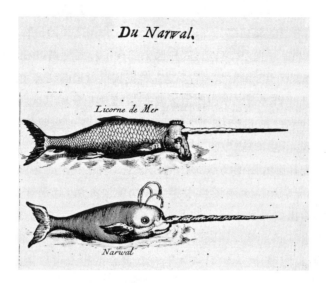

图 12　一幅绘有两条独角鲸的雕版版画，它们号称"海中的独角兽"。选自 Pierre Pomet, *Histoire generale des drogues*, Paris, 1694。出自国家医学图书馆。

注释

① Carole Rawcliffe, *Medicine and Society in Later Medieval England* (Stroud, Gloucs. , England: Sutton, 1997), p. 89.

② Rawcliffe, *Medicine*, p. 148.

③ Sami Hamarneh, "Medical Education and Practice in Medieval Islam", in *The History of Medical Education*, ed. C. D. O'Malley (Berkeley: University of California Press, 1970), p. 60.

④ Woodall in B. K. Holland, "Treatments for Bubonic Plague", *Journal of the Royal Society of Medicine* 93 (2000), p. 322; Martin Levey, "Fourteenth-century Muslim Medicine and the Hisba", *Medical History* 7

(1963)，p. 181.

⑤ Maria Kelly，*The Great Dying*（Stroud，Gloucs.，England：Tempus，2003），pp. 115 - 116；William Bullein，*A Dialogue against the Fever Pestilence*（Millwood，NY：Kraus Reprint，1987），p. 20.

⑥ 即当时贵族所负的义务，或者人们对贵族的期望。

⑦ Carlo Cipolla，*Miasmas and Disease*，trans. Elizabeth Potter（New Haven：Yale University Press，1992），p. 34.

⑧ Owen Davies，*Cunning-Folk*（London：Hambledon and London，2003），p. 4.

⑨ Miquel Parets，*A Journal of the Plague Year: The Diary of the Barcelona Tanner Miquel Parets*，*1651*，trans. James S. Amelang（New York：Oxford University Press，1995），p. 61.

⑩ Katherine Park，"Healing the Poor：Hospitals and Medical Assistance in Renaissance Florence"，in *Medicine and Charity before the Welfare State*，ed. Jonathan Barry and Colin Jones（New York：Routledge，1991），p. 36.

⑪ 磨刀石用于磨利铅笔刀，铅笔刀则用于刮掉或擦掉羊皮纸上的字迹。

⑫ David Gentilcore，"All That Pertains to Medicine"，*Medical History* 38（1994），p. 133.

⑬ Yves Ferroul，"The Doctor and Death in the Middle Ages and Renaissance"，in *Death and Dying in the Middle Ages*，ed. Edelgard DuBruck and Barbara I. Gusick（New York：Peter Lang，1999），p. 46.

⑭ Carlo Cipolla，*Public Health and the Medical Profession in the Renaissance*（New York：Cambridge University Press，1976），p. 77.

⑮ 甘松香：产自印度的一种芳香植物，与缬草有亲缘关系；海螵丸：牡蛎（存疑）；岩蔷薇：一种热带植物的汁液；药西瓜：用作泻药的一种黄瓜；安息香：从同名植物中提取的油；冬珊瑚：一种与龙葵有亲缘关系的植物；荜澄茄：一种胡椒。

⑯ Dominick Palazzatto, "The Black Death and Medicine: A Report and Analysis of the Tractates Written between 1348 and 1350" (Ph. D. dissertation, University of Kansas, 1974), p. 180.

⑰ Simon Schama, *The Embarrassment of Riches* (New York: Vintage, 1997), p. 197; Robert Latham and Williams Matthews, eds. , *The Diary of Samuel Pepys*, vol. VI (Berkeley: University of California Press, 2000), p. 120.

⑱ Johannes Nohl, *The Black Death*, trans. C. H. Clarke (New York: Ballantine Books, 1960), p. 91.

⑲ Watson Nicholson, *Historical Sources of De Foe's Journal of the Plague Years* (Boston: The Stratford Co. , 1919), p. 55.

⑳ 英国的一种金币。

㉑ Cooper, W. D. "Notices of the Last Great Plague", *Archaeologia* 37 (1857), p. 15.

㉒ Henri Mollaret and Jacqueline Brossollet, "La peste, source meconnue d'inspiration artistique", *Koninklijk Museum voor schone Kunsten*, *Jaarboek* (1965), p. 32.

㉓ Latham and Matthews, *Diary*, VI, pp. 17 - 18, 67; Nicholson, *Historical Sources*, p. 59; Martha Baldwin, "Toads and Plague: Amulet Therapy in Seventeenth-century Medicine", *Bulletin of the History of Medicine* 67 (1993), p. 241.

㉔ Baldwin, "Toads", p. 242.

㉕ Palazzotto, "Black Death", pp. 84 ff; F. P. Wilson, *Plague in Shakespeare's London* (New York: Oxford University Press, 1999), p. 5.

㉖ Rawcliffe, *Medicine*, p. 48.

㉗ Cipolla, *Public Health*, p. 24.

㉘ Palazzotto, "Black Death", pp. 218, 221.

㉙ Charles F. Mullett, *The Bubonic Plague and England* (Lexington: University of Kentucky Press, 1956), p. 76.

㉚ 明矾：硫酸铝；风轮菜：欧洲一种常见的薄荷味草本植物；马兜铃：一种马兜铃属(Birthwort)的木质藤本植物。

㉛ Palazzotto, "Black Death," p. 224; Bullein, *Dialogue*, p. 47.

㉜ Marcus Woodward, ed., *Gerard's Herbal* (Twickenham: Senate, 1998), p. 162.

㉝ 独角鲸：一种小型的北方鲸，有一根又长又直的螺旋状尖牙。

第三章
在家里应对鼠疫

瘟疫经常会毁掉整个家庭。它会把家庭成员全都带走,扭曲家庭结构,让家庭的功能失效。与死亡有关的仪式,都是从人们希望在一个相对混乱的时期保持秩序的愿望演化发展而来的。习俗决定了功能与任务,礼仪界定了恰当的情绪反应与表现,而从临终之时到追思弥撒(Mass)或者丧宴的社会参与度,则让承受着痛苦的家庭重新融入了更大的社会集体。可在鼠疫时期,这种具有安慰作用的规律中的每一种组成要素都土崩瓦解了:起初虽然很缓慢,可接下来这种仪式消失得越来越快,最终就只剩下尸体搬运者的野蛮工作了。

家庭:结构与功能

大家庭

"家庭"一词如今会让人联想到诸多种类的家庭结构,从有爷爷或奶奶在世的三代之家到没有孩子的同性恋伴侣和有数个孩子的单亲家庭,不一而足。目前,西方社会正在逐渐摆脱那种由父母和两三个孩子共同生活在一座房子里的所谓"核心家庭"。在"第二次大流行"那个时代,家庭也在发展变化着,只不过是朝着"核心家庭"的模式发展着。当时的绝大多数家庭很可能具有大家庭的某些要素：有父亲前一段婚姻留下的、年纪较大的孩子，有父母年长的父（母），有叔伯或者姑姨，有弟弟妹妹或者堂表兄妹。家中可能还有仆人、学徒、养子养女、奴隶、失去双亲的甥侄或者教子教女。拥有充足空间和财力来供养额外成员的富裕家庭，规模往往比贫困家庭更大，可即便是农民家庭，当时也不得不收留那些因为年龄或条件不适而无法工作、成了孤儿寡母的家人，以及旅行者、难民和逃亡者。因此，鼠疫威胁到或者侵袭了"家庭"之后，它威胁或者侵袭的人数实际上要比我们想象的多得多。

祖先

　　一位女性结婚之后就会离开娘家，加入夫家并成为其中的一员。女性会随夫姓，为夫家生下孩子，而孩子们也会继承丈夫的姓氏。不管这个姓氏臭名昭著、值得称道还是鲜为人知，可能关键都在于其丈夫的所作所为，但也有可能是丈夫祖先的名声造成的。姓氏通常反映了第一位有名的家族成员的名字、职业或出生地，或者反映了此人与一些职业之间的传统联系，比如磨坊主、铁匠、马车夫与织布工。在那些既无财产也无盛名的下层阶级当中，家族传说会与村庄或社区的传统融合起来，从而形成了冬天一家子围坐在炉边讲述的家庭故事。需要保护财产与名声的上层家庭，则会把重大事件和家族故事用簿册记录下来。家族徽章或者盾形纹章表明了一个人的贵族出身或特定血统，因为每一代都会重组纹章中的组成要素，以便体现出联姻而成的新血统。到了 14 世纪，富有的非贵族也可以花钱购买纹章，好装出他们具有优秀血统的模样。这一点对娶了一位年轻女贵族的平民来说尤其有用。贵族们还制作族谱，用它们记述家族世代之间的关系，还在教堂里的家人坟墓上立有带着家族纹章的纪念碑，所以那些教堂有时会变得像是家族墓地上的礼拜堂。在家族的纪事录、家谱、家族纹章和家族墓地中，世世代代的家人汇集起来,共同创造出了一种超越于个人与时间本身的身份。一个人的财富、荣誉、自我价值感、社会接纳度,乃至是否适合联姻,都与祖先息息相关。

夫妻

欧洲家庭的核心就是丈夫与妻子。他们自己也是孩子,结婚时父母常常都还在世。他们的结合和一起开始的新生活,得到了天主教会以婚姻圣礼进行的祝福,以及大多数新教教派用正式仪式进行的祝福。他们结合的目的就在于多诞子嗣,而接下来,他们的下一代又会继续这个生命循环。结婚的时候,女性往往比她们的配偶年轻——有时甚至小几十岁——还会带来嫁妆,也就是她们在自己那一代人里获得的遗产份额。虽然我们不能说当时根本没有人因为爱情而结婚,但在所有阶层中,婚姻都属于家族与财产的一种结合,而并非只是两位爱人的结合,这一点却是真的。人们普遍期待的是,随着时光流逝,夫妻二人会慢慢变成爱人。爱自己的配偶是基督徒的一种美德,就像爱一个人的邻居一样——这种爱不一定发自内心,却为社会所期待。

社会强制给家庭赋予了一种秩序,其中有些影响我们如今依然感受得到。现代学者都认为,家庭中有两个活动与责任"领域",即丈夫的活动与义务,以及妻子的活动与义务。家中墙壁与庭园之内的世界属于成年女性和女孩们。她们的重点就是让家庭在生物学上获得成功:她们要照料婴儿和儿童、做饭、护理病人与临终者,并且为死者做好下葬准备。在怀孕和哺乳期间,女性的身体就决定了她们的职责。在上流家庭中,她们会支使家里的佣人或者奴隶工作,确保房屋结构和家具得到维护。女性是下一代的主要照料者和教育者,故她们也是整个家庭的精神核心,只不过,路德教派和其他新教徒曾经试图把这种角色转移到父亲身上。母亲会把基督教的基本要义教给孩子们,从《圣经》中的故事到祈祷和唱赞美诗,各种知识都要教,并且通常会确保孩子们参加适当的教堂礼拜。"第二次大流行"那个时代，德国曾有一句古话，就很好地概括了已婚女性的典型世界：孩子、厨房和教堂（kinder, küche, und kirche）。但是，典型并不等于绝对，当时许多女性拥有的相对自由或者责任都超过了此处概括的内容。年纪较大的寡妇拥有数种选择，并且常常自有财力，而资产阶层的妻子可能还会帮助丈夫打理生意，甚至自己经营着生意。

丈夫的"领域"通常都是他们婚前活动的一种延伸。尽管对家庭负有责任且是一家之主，但丈夫最重要的活动却发生在乡村、城市，甚至是全世界等更广阔的领域。中世纪晚期和近代初期的世界上，社会、政治、文化和经济领域都由男性主宰着。妻子照料着整个家庭的大多数需求，丈夫则为她提供了做到这一点的诸多手段。丈夫还在政治社会中代表着整个家庭。欧洲各地都曾将女性排除在几乎所有的政治活动与政治职务之外。她们不得进入神职人员行列，不得进入军队和大多数行业公会，不得担任公职，不能接受大学教育，在有些地方和有些时期，她们甚至不得拥有财产。在一个家庭里，丈夫或许会与妻子商量之后再做出所有的重大决定：住在哪里、雇用哪些仆人（甚至是雇用哪个奶妈）、儿子该怎么教育、女儿可以嫁给谁、家中的钱财该如何支出或投资（其中包括妻子的嫁妆）、如何对待丈夫的私生子女，而在宗教改革运动中，还有该加入哪个教派。

子女

假如家族里某一代人中无人诞有子女，那么这个家族就会消亡。无论人们怎么看待自己的子女，生育孩子都属于已婚男女的一种责任。人们常常认为，没有子女的婚姻是受到了上帝的诅咒；一个人丁兴旺的家庭则会自认为很有福分。如今的学者会意见不一，争论中世纪和近代早期的父母是否曾像现代父母理应做到的那样珍视自己的子女。有些学者认为，由于当时婴儿的死亡率很高，而且事实上许多家庭还把婴儿送到乡下去给奶妈喂养——上流阶层尤其如此——所以父母是在子女幼年时期就避免与他们亲近，而子女长大之后在感情上也始终与父母很疏远。其他一些学者则不认可这种观点，他们指出当时一些人的信件与日记中都表达出了父母对子女去世的极度悲痛，这就是父母与子女之间关系亲密的明确证据。在天主教徒与新教徒当中，我们都看到了一丝恬淡寡欲的色彩：他们认为孩子是上帝赐予的礼物，终需按照上帝的意愿归还。在伊丽莎白时代的英格兰，由于鼠疫周期性地对人口增长造成了重击，故生下来的孩子中只有差不多一半能够活到 5 岁，而其中又只有半数多一点儿的人能够活到适婚年纪。幼年与流行性疾病、意外事故、营养不良和水质恶劣，甚至还有杀婴犯罪，全都导致了儿童人口的折损。在中世纪的人口统计数据中，儿童所占的比例通常都不足，并且我们尤其难以获得关于儿童死于鼠疫的数据资料。然而，近代的腺鼠疫模型与中世纪晚期史料中的轶事证据却让我们相信，当时婴儿和儿童的死亡率很高。

虽然现代文明趋向于把童年时期视为一个自有其价值的人生阶段，可中世纪和近代初期的文化往往认为，童年时期只是成年之前的一个准备阶段。孩子们都被看成小大人，只不过进行体力和脑力劳动的本领不那么大罢了，刚开始出现派得上用场的迹象，他们就会被派到田间地头或者店铺里去做事。年仅 8 岁的男孩子，就会通过签订契约的方式被交给外面的商人或者工匠去进行培训。这些男孩子会成为师父家中的学徒，与师父家人住在一起，同时学习经商本领或者手艺，并且帮助师父赚钱。有些女孩子从母亲那里（偶尔也从父亲那里）学到了一些有用的手艺，还有一些则被送到富人家里去当佣人，或者干脆早早出嫁。恰如莎士比亚笔下的朱丽叶提醒我们的那样，文艺复兴时期的女孩子刚到青春期就结婚成家的现象并不罕见，不过，男性和女性的结婚年龄在此期间都有所提高，并且男方的年纪通常都比女方大。

家庭与鼠疫的威胁

家庭是在一个公共的社会环境下运作的,既可以从中获得大量的信息,也必须按照其规则来运转。亲戚、同行、朋友、医生、教会、传统的法律体系以及市政、村庄或庄园当局,都有可能对一个家庭了解鼠疫的情况和对鼠疫到来做出反应的方式产生影响。家庭传统、社会和经济资源以及个人的经历也在其中发挥了作用。一个富裕的家庭可以利用钱财和其他城市里的亲友网络逃走,把其他一切都抛在身后;另一个同样富裕的家庭可以选择留下来,保护自家的财产;第三个家庭则有可能让一家之主留在城中,而把家属转移到别处,以便保护他们。一个家庭逃走时,很有可能把佣人、学徒和随从留下来,任由他们自生自灭。有的时候,一些受到宠信的仆人会被留下来照看房子和其他财产;据说,在17世纪的鼠疫时期,伦敦城(City of London)一度变成了一座仆役之城。把家人送走之后,丈夫会始终生活在忧惧之中,担心再也看不到家人,而他的家人无疑也有着同样的担忧。然而事实证明,生意和其他责任还是比担忧更加令人无法抗拒。

清 洁 指 南

(在16世纪英国约克郡的)"传染时代"(Time of Infection)获得的一些经验之举:

1. 所有的木制容器或者器物,都必须与金属器皿一样,比如盘子、锡镴、白铁、铅、铜和铁制器物,用滚烫的热水清洗。

2. 亚麻布必须用热水清洗并且彻底晒干,但应过上很长一段时间才使用。

3. 羊毛衣物应用滚烫的热水漂洗并且晾干。毛布、粗毛布等至少应在流水中漂洗两天,然后放在地上或者架子上晒干。毛料要敞开在流水中进行清洗,然后放在地上或者木桩上晒干、晾干或用火烤干。

4. 用禽鸟的羽、绒所铺的床铺应该打开,用滚烫的开水清理羽、绒、布上的虮子,并且充分晾干之后再行铺放。

5. 此种房屋上下各处都须进行彻底清扫。壁板、柱子、床架、桌子等,都应按照前述方法用滚烫的热水进行清洗。

6. 所有的稻草、灰尘、破布或者其余垃圾(即不值得清洗的东西)都应烧掉,而更好的办法就是将它们深埋于地下,既不能让猪拱出来,也不能让其他人挖出来。

7. 应(在房间内)用绿色的金雀花、绿色的干草生火消毒,或者二者兼用。将生石灰放进醋里熟化。多烧柏油、沥青、树脂、乳香、松节油等。

选自 S. J. Chadwick, "Some Papers Relating to the Plague in Yorkshire", *Yorkshire Archaeological Journal* 15 (1900), pp. 459 – 460。

一个家庭决定留下来之后,一家之主须提供最好的预防措施,防止家人染上鼠疫。他们必须购买药物、护身符、香丸及治疗处方,还有消毒剂,比如用于清洗东西的醋和用于焚烧的熏蒸物。窗户和其他的外部出口有可能被封堵起来,以防受到了污染的空气进入。社交活动减少了。仆役和其他一些必须接触外界的人,常常被安排住在远离户主一家很远的房间里。事实上,仆役常常都是一个大家庭里率先染病的人。在伦敦和意大利这样的地方，一旦家中有人感染了鼠疫，当局就会把所有家人关在家里，因此户主有强烈的动机，向当局隐瞒自家有人染病的情况。染病的家人有可能得到照料，可仆役和其他人则有可能被安排到外屋或者乡下住宅里去，得到的照料也极少。

家　人　亡　故

死亡的普遍性

在西方的工业化国家中，死亡通常出现在远离人们日常生活的疗养院、济贫院和医院里。一般情况下，在"第二次大流行"的那个时代，老人、绝症患者以及事故或暴力的受害者都是在自己的家里、在朋友和家人当中去世的。当时的家庭都有过每个年龄阶段的家人亡故的经历：婴儿和母亲在分娩时死亡，幼童死于跟水、火以及动物相关的事故，成年人是酒精与贫困助长的家庭暴力的受害者，老年人通常会死在自己的床上、战争、饥荒和疾病席卷各个城镇与村庄，毫无差别地让人们丧生。在平时，家人会去看望临终的人、瞻仰死者的遗容、参加逝者的葬礼。教会布道与宗教艺术都大肆宣扬说，生命只是死亡的前厅或者序曲。有人患上热病、谵妄、肠胃疾病、四肢骨折、中毒、天花、性病、痴呆或者令人日渐衰弱的慢性疾病时，家人实际上都只能袖手旁观。医生和药剂师[①]几乎帮不上什么忙，连缓解疼痛都做不到。每个教区都有墓地，每个教民每个星期天都会经过。城市里的公墓常常也是年轻人的游乐场。死亡以及常常都很恐怖的死亡先兆，即便对富裕家庭来说也不陌生。英国一位大使的妻子范莎夫人（Lady Fanshawe）曾在回忆录中列出了一长串名字：

我的第三个(儿子)理查德、老四亨利、老五理查德全都死了。我的次子长眠在巴黎的新教教堂墓园(Protestant Church-yard)里，挨着布里斯托尔伯爵(Earl of Bristol)的父亲。我的长女安妮(Anne)葬在约克郡唐克斯利(Tankersley)的教区教堂里，她就是在那里去世的，伊丽莎白葬在马德里(Madrid)法国医院(French Hospital)的小教堂里，她刚出生10天就在那里死于发烧，接下来的一个女儿也叫伊丽莎白，葬在肯特郡的富特克雷(Foot's Cray)教区……还有一个女儿玛丽(Mary)，以及我的长子亨利，则葬在我父亲的墓地里。②

床边的医疗：内科医生与外科医生

当时的大多数医生，都对自己战胜死亡的力量没抱什么幻想。甚至有人主张，医生不应该浪费自己的时间和患者家庭的财力物力，去治疗某个注定要死的人。内科医生常常是让最后一丝希望破灭的人，他会宣布预后诊断为"不治"。但在城镇里，内科医生的出场却曾让人感到精神振奋。他会骑马抵达，后来还会坐着轿子或者乘坐马车而来。他会精心培养自己的风范，穿着华丽的衣服，说着复杂而令人困惑的话语，让人对他的专业能力深信不疑。他有可能大张旗鼓地将闲杂人等清理出病房，或者邀请旁观者来观摩医学的奥秘。病人很少是医生完全不认识的陌生人，因此双方保持默契是一件很简单的事情。患者若是久病不愈，医患双方就会变得相当熟悉；如果时间很短，那么医生的工作差不多就完成了。通常情况下，医生会讨论一下病人的症状和病情的发展，以及以前服用的药物是否有效。医生尤其关注的是病人发烧与排泄的情况，包括黏液、脓液、痰涎、血液、汗液、粪便和尿液等。病人的尿液被装在一个球状的玻璃瓶中，医生会检查其颜色、沉淀物、黏稠度、气味和其他一些性状。医生会给病人把脉，但并非量化地测量脉搏，相反，医生是定性地判断脉搏的强度与速度。医生会用同样的方法测量病人的体温。假如患者身体上有外部"征兆"，比如病变或者脓疱，医生就会检查其硬度、外观或者分泌物的变化情况。根据检查结果，内科医生有可能开出处方，由一位外科医生或者药剂师去执行。医生寻求其他人的意见或者与同事进行商讨的情况并不罕见，治疗比较有钱的患者时尤其如此。不过，一位法国作者还是提醒医生们，不要进行有可能引起争论的商讨；印刷先驱威廉·卡克斯顿（William Caxton）曾将此人的作品翻译成了英文：

> 众多名医与医生在有患者或病人在场的情况下汇聚一堂时，不应在那里相互争辩与争论。相反，他们应当一起善意而简单地进行整理，所用方式不应显得他们相互争论是为了替自己争取更多的荣耀，而不是为了确保病人的幸福与健康。③

在出现发烧的情况下，外科医生会给患者放血，以便减少患者体内的"热性"血液。外科医生还会实施其他一些手术，比如割开疮疖、涂敷膏药、施用或者更换敷料。药剂师则出售药物，从简单的草药到复杂的饮剂、散剂和丸剂，多种多样。假如确定患者的情况属于不治之症，那么诚实的医生就会向病人表示最后的告别和慰问；厚颜无耻的医生却会在明知治疗毫无意义的情况下，继续进行价格昂贵的治疗。

"善终"：天主教徒与新教徒

基于其"永生"的教义——无论在天堂还是在地狱里——天主教教导其信众说，死亡是今生与来世之间的一种过渡。由于今生的角色决定了我们在来世中的位置（除非相信宿命论），所以一个人直到生命结束之时的信仰与行为都会产生永恒的影响。临终时的受膏圣礼（即临终涂油礼)或者临终圣礼,会让临死之人获得最后一次机会,可以通过热切真诚的忏悔和领受圣餐来"纠正错误"。死者本身的临终祈祷、家人的祷告与神职人员的祝福,是基督徒辞世过程中一个重要的组成部分。

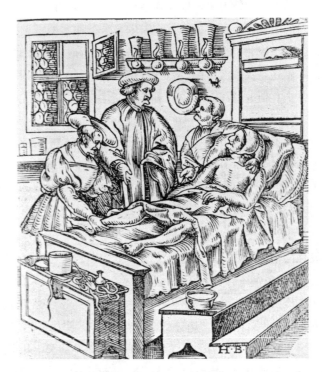

图 13　两位内科医生正在与一位卧床患者及其妻子交谈。1534 年的一幅木刻版画。出自国家医学图书馆。

为了引导天主教徒走过这一过程,神学家们和牧人们逐渐形成了一种称为"死亡艺术"(Ars moriendi)的道德文学流派。这种手册起初都是用拉丁文写就,供神职人员与修士们所用,但后来被翻译成了本地语言,日益有文化的普通大众也能理解了。它们旨在供精力充沛的健康人去阅读和理解,以便他们既为自己的死亡做好准备,也能协助他人平静安详地离世。《死亡之术》(*The Craft of Dying*)就是 15 世纪以来英国的一部典型之作,其中包括 5 个部分。第一部分提醒读者注意灵性死亡和堕入地狱的种种恐怖之处。第二部分警告读者提防临终之时的一些典型诱惑,比如焦躁不安、不信上帝或者精神绝望。第三部分由一些问题组成,内容涉及一个人的精神健康:对基督教教义的信仰;良知方面一些悬而未决的问题;假如恢复健康之身,一个人可以如何过一种不同的生活。第四部分深入思考了基督的力量,以及允许世人获得救赎的耶稣受难(Crucifixion)。第五部分则教导旁观的人,如何通过祈祷、阅读《圣经》和展示基督或者圣徒的画像来最有效地帮助临终者平静离世。这些手册的特点是其中都附有插图,描绘了临终时恶魔等待着带走未得善终者的灵魂时的场景。由于天主教教导说,即便是最坚定的信徒也没有获得救赎的绝对把握,因此临终之榻往往是一个紧张而令人害怕的地方。然而,信仰与希望给人带来了慰藉,而相信圣徒代祷和炼狱的力量也是如此。

1374 年一位佛罗伦萨流亡者在博洛尼亚获得善终

在 1374 年那场鼠疫期间,乔瓦尼(·莫雷利)〔Giovanni (Morelli)〕家里幸免于难的人和保罗(·莫雷利)〔Paolo (Morelli)〕一家子都逃到了博洛尼亚,两家人共住一栋房子,费用均摊……(乔瓦尼年纪尚轻的儿子)古瓦尔贝托(Gualberto)负责提供生活必需品、管理各种支出,还负责记录和保管交到他手里的款项账目。……最后,意识到自己染上了鼠疫,知道自己命不久矣时,他同样用心地想要拯救自己的灵魂,请求举行所有的圣礼(Holy Sacrament)，并且极其虔敬地领受了它们。他吟诵着优美圣洁的《诗篇》(Psalms)，虔诚地把自己的灵魂献给上帝。接下来，他用善良温柔的话语请求所有人的原宥，并且一视同仁地把他的灵魂献给每一个人。然后，当着大家的面，他控诉了自己用10或12里拉左右的公共资金办私事的做法，并且诚如我所言，在大家面前痛斥了自己之后，他将钱归还到了装现金的盒子里。然后，他便溘然辞世，但直到最后一刻都拥有一切官能。他与神父一起大声祈祷，让每一个人都听得见。接下来，由于感觉自己死时已到，他便敦促神父更快地祷告。凭借上帝的恩典，做完祷告之后，他和神父还一起说完了最后一句："感谢上帝，阿门。"就在那一刻，他闭上了双眼，把自己的灵魂交给了上帝。

选自 Giovanni Morelli, *Cronica*, 见于 Gene Brucker, *The Society of Renaissance Florence*（New York：Harper, 1971），pp. 46 - 47。

新教徒延续了"死亡艺术"这一传统，但根据他们自己的信仰对它进行了相应的改动。由于他们强调信仰而非仪式或者作品，因此除了《圣经》或者祈祷书，其中大多数（就算并非全部）具有宗教性质的外在标志都被消除了。英国早期的一些例子曾明确警告说，不得采用"天主教的"做法，不得使用像蜡烛、念珠、圣水之类的圣物，有些情况下甚至不得使用耶稣受难像。虔诚的天主教徒要服从神父和教会，并且虔诚地领受临终圣礼，新教徒却应尽量坚韧淡然地承受苦难，并且尽量为见证他们离世的人留下信仰坚定的智慧与忠言，做一个基督教徒安然离世的优秀榜样。因为只有上帝知道临死之人的命运，所以朋友和家人（除非他们是宿命论者）可能会祈祷死者坚守自己的信仰，而不是祈祷上帝可以拯救死者。他们还有可能祈祷自己能够善终，祈祷彼此能够获得慰藉。

临终之时的法律事务：公证人与遗嘱

中世纪和近代早期的公证人曾在欧洲的法律体系中扮演了一个至关重要的角色。对于面临死亡的人而言，公证人属于官方许可的职业律师，负责为他们起草临终遗嘱与遗言。遗嘱是死者与社会之间的一种契约性安排，其中具体规定了对死者的财产与受抚养人的处理办法。比如说，在文件中，户主会做出下述安排：把妻子的嫁妆返还给她，安排好子女的监护与教育事宜，把户主的现金与财产分配给家人、朋友和慈善机构，为女儿们准备好嫁妆，偿还债务，解除生意上的合作关系，让奴隶获得自由之身，酬谢仆人，仔细安排好自己的丧礼与安葬事宜，并且指定执行人，以确保他的所有遗嘱都得到切实执行。当时，社会也鼓励手握财产的寡妇、妻子和母亲立下遗嘱。教会十分重视这种做法，故宣称没有立下遗嘱就死去是一种罪孽，会让考虑不周的灵魂堕入比炼狱好不了多少的境地。拥有财产和受抚养人且思虑周详的人，会在时局动荡或者外出旅行之前立好遗嘱，因为在那种时候，他们可能突如其来、出人意料地遭遇死亡。不过，由于教会坚称死亡随时都有可能降临，所以虔诚的基督徒往往早已立下一份有效的遗嘱。但是，就算已经立下了遗嘱，临终者也完全有可能想对遗嘱的内容做出改变，比方说要酬谢最后照料他的人、要增加对教会或者穷人的捐赠——因为这样做可能有助于拯救他的灵魂（如果死者是一位天主教徒的话）——或者取消业已去世的遗嘱执行人和受益者。立遗嘱的人既可以通过修正件（即遗嘱附件）增添或者改变条款来改动自己的遗嘱，也可以废弃原有的遗嘱，重新立下一份新的遗嘱。

英格兰圣埃德蒙兹伯里(Bury St. Edmunds)富绅弗朗西斯·皮纳(Francis Pynner)于 1639 年所立的遗嘱节选

此外,鉴于我已故妻子的亲戚、圣埃德蒙兹伯里的面包师弗朗西斯·波特(Francis Potter)在不久前(瘟疫)肆虐期间,在我处境维艰而又无人可以相助的时候不遗余力地帮助过我;当时我和妻子瘸了腿,所有的家人都离我而去,让我们夫妇毫无慰藉(当时,我的仆人染病死了)。有鉴于此,我将圣埃德蒙兹伯里的两处住宅或公寓永久赠予前述之弗朗西斯·波特及其继承人。……

此外,鉴于老威廉·佩尔(William Pell the elder)之妻伊丽莎白·佩尔(Elizabeth Pell)及两人的儿子约翰·佩尔(John Pell)也如前文所述,在我承受前述灾难与肆虐之瘟疫时曾不遗余力地帮助过我,所以我诚将前述之威廉与约翰欠我的所有款项,无论是以债券、票据还是其他形式所欠之款项,都赠予前述之威廉·佩尔与约翰·佩尔。

此外,鉴于麦芽制造商约翰·纽盖特(John Newgate)在我悲痛与忧伤之时曾多次前来安慰并与我商量,故我诚将属于英格兰法定货币的 4 英镑款项赠予前述之约翰·纽盖特。

选自 Samuel Tymms eds., *Wills and Inventories from the Registers of the Commissary of Bury St. Edmunds* (New York: AMS Press, 1968), pp. 172 - 173。

公证人与内科医生一样,常常都是一个家庭与之打了多年交道的人。他们必须觉得自己可以信任此人提出的财务和法律建议,而公证人则必须小心谨慎,避免出现利益冲突。公证人经常与一位受过更好的教育且能更好地解决棘手法律问题的律师合作。由于遗嘱中既含有情感与精神因素，也含有经济和社会因素，所以协助立遗嘱者订立遗嘱的法律专业人士就对他们的客户负有一种独特的责任。

临终的精神关怀：神职人员与临终祈祷

文艺复兴时期佛罗伦萨的一位母亲亚历珊德拉·斯特罗齐(Alessandra Strozzi)留下了大量的信件，让我们得以了解到许多关于临终祈祷很重要的内容。在写给儿子菲利波(Filippo)的一封信里，她提到菲利波的兄弟马泰奥(Matteo)在外出处理家族生意时去世的情况，如此写道：

> 我可以肯定的是，他们为他延请了医生，让他服用了药物，为他的健康做了一切能够做到的事情，无一遗漏。然而，这一切全都无济于事，是上帝的旨意。得知他临终之时，上帝给了他忏悔、领受圣餐和临终涂油礼的机会，我也备感欣慰……上帝已经为他准备了一个安身之所。④

尽可能地获得公证人、外科医生和内科医生的服务之后，为临终的天主教徒提供最后和最重要的照料的是神父。根据具体情况，神父有可能只在临终祈祷时才露面，或者会陪伴临终者数个小时，为整个家庭提供精神安慰。此人通常都是死者家庭所在教区的神父，或者是死者家庭最喜欢的一位修士，在死者家人都承受着巨大的压力和悲伤之时，此人就是教会的代表。他会按照礼仪登场，佩戴着神职人员的标志，带着圣水和一个衬有黄金、装有圣餐(Eucharist)的小容器(即圣餐盒)。还有一位神职人员则带着蜡烛、手摇铃和祈祷经书，与他一同前来。神父会问候整个家庭，然后在病房四周洒上圣水，以防"死亡艺术"中所示的恶魔。

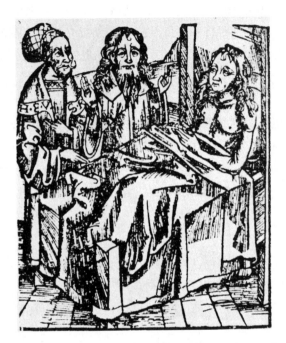

图 14 一位神父张开双臂在为病人祈祷,还有一位内科医生在照料病人。选自 Lorenz Fries, *Spiegl der Artzny*, Strasbourg, 1519。出自国家医学图书馆。

他会询问临终之人的遗愿,并且拿出耶稣受难的十字架,让临终者亲吻。神父会用每个复活节早晨都祝福过的特殊橄榄油为临终者施膏,轻轻地涂在其眼睑、鼻孔、耳朵、双手、嘴唇、双脚和后背几个部位。假如神志清醒,临终者就会做临终忏悔,接受神父的赦免。为患者准备好圣餐之后,神父就会举行圣餐礼。若是时机恰当,神父还会继续为即将离世的人吟诵那些著名的祷告词,祈求上帝怜悯一位罪人,祈求圣徒们为此人祈祷。丧钟会在一个人离世之时敲响,好让所有的人都知道此人的死讯。这种做法源自修道士的传统,甚至在信奉新教的国家里也延续了下来。

女性与死亡

就像母亲、助产妇和女仆把人们带到了世间一样,送人们离世时,死者身体方面的事务也是由家中的女性来负责。在患者生病期间,家中年纪较大的成年女性和女孩担任着护士的角色,照料着患者各种各样的生理需求。传统上,为死者做好葬礼准备属于女性职责的一部分。家中的女性会为死者脱下衣服、清洗死者的身体,并且在尸体僵硬之前,努力让死者摆出一个合适的姿势。她们会给男性死者刮脸,给所有死者修剪指甲,或许还会用一种带有香味的药膏涂抹尸体,以便抵消尸体腐坏时发出的臭味。假如习俗规定尸体要摆在家中供人瞻仰,那么女性就必须准备好公用的房间,男性则负责安排好丧葬事宜。

家庭与葬礼

在气候温暖的意大利中部,文艺复兴时期的佛罗伦萨人会在逝者去世后的一日之内,就聚集到死者家中。送葬队伍会从这里出发,按照预先定好的路线穿过城市,前往下葬的教堂。死者的直系亲属都身穿深黑色的袍服或者披风,其他送葬者则身穿棕黑色的服装。富裕家庭会花钱雇用穷人参加送葬队伍,甚至花钱替他们买送葬所穿的衣服。送葬者或专门的持炬者(torchbearer)会带着蜡烛,而棺材以及拉着棺材前行的马匹身上都会覆盖着很多的布,上面饰有家族、行会或者所属团体的纹章。1348 年,随着第一场鼠疫暴发,财富出现重新分配,许多不那么富有的家庭也开始效仿社会地位更高的家庭举行葬礼了。这种现象从 1347 年起就促成当局出台了限制人们在公共场合铺张浪费的限奢法律。在佛罗伦萨以及后来的博洛尼亚和罗马,女性送葬者还被禁止送葬(近亲除外),很可能就是因为她们哭起来太过夸张了。(这项禁令确实减少了丧服的成本。)佛罗伦萨那些有权有势的家族曾经通过向该市政府申请豁免来规避这些法律,其中有 233 份豁免令就是在 1348—1392 年间颁发的。丧宴属于个人的私事而非公共事务;安魂弥撒是一种公开活动,所有的相关利害方都会受邀参加,而参加人数的多少,则像送葬队伍中的蜡烛数量一样,是家族声望的标志。

在 17 世纪信奉加尔文教派的荷兰,人们会把经过清理和重新装束的遗体置于死者生前所睡的床上,然后摆放在其他家具都已清走的门厅里。家里所有的照片和镜子都要翻转过去扣在墙壁上,所有的窗户都须关闭;家中到处都要挂上廉价的黑布(即绉纱),以示哀悼。死者的遗体会摆放数天——荷兰的气候很凉爽,通常有利于长时间停放遗体——在此期间,家人会散发讣告。讣告可能用诗体写就,甚至由"知名的隐修院院长"口头宣告。将死者送到墓地安葬之后,家人和亲友会享用一顿丰盛的大餐,有时是在死者家门前的街道上举行,大家都会痛饮啤酒和葡萄酒。在鼠疫时期,信奉加尔文主义的当局曾禁止这样的炫耀之举,所以死者家庭会给来宾钱币,让他们去当地的小酒馆里消费,或者仅仅是作为纪念品。

鼠疫侵袭家庭

1563 年 7 月,随着瘟疫开始在伦敦肆虐,英国圣公会(Anglican)主教埃德蒙·格林达尔(Edmund Grindal)曾在其《冥想形式,极其适合户主在家中日常运用》("Form of Meditation, very meet [appropriate] to be daily used by householders in their houses")一文中,推荐了下面这种家庭祈祷礼:

户主应当与家人一起跪在家中某个方便之处,事先用乳香或者其他某种有益健康的东西增香,比如刺柏、迷迭香、玫瑰水和醋,应当带着热切之情进行下面的祷告,或者让家人照此祈祷。每次祷告之后,仆役与家人都应说"阿门"。⑤

提出这一建议之后,他又列出了一长串请求上帝宽恕、怜悯和眷顾的祷告词。这种惯常的祷告礼有助于维系那些将各个家庭乃至各个社会团结起来的纽带。随着鼠疫撕裂了家庭和社会的结构,这种简短却又意义重大的仪式逐渐消失,只留下生者埋葬死者,并在希望与恐惧的交织中去面对新的每一天了。

疾病的发展过程

医学史学家玛丽·林德曼(Mary Lindemann)最近提醒我们说,"瘟疫……不能轻易地与腺鼠疫等同起来;更准确地说,瘟疫是许多疾病的统称,它们属于截然不同的苦难……或者通常都很可怕的病症。"即便如此,在"第二次大流行"期间,人们对"瘟疫"或者"疫病"症状的描述也始终具有某种程度的一致性。当时的作者似乎还清楚地将腺鼠疫(伴有淋巴结肿大)和肺鼠疫(伴有发烧和咯血,这些症状很快就会让没有出现淋巴结肿大的患者死去)进行了区分。爱尔兰修士约翰·克莱恩(John Clynn)死于1349年瘟疫第一次暴发期间,他曾记载说:"许多人死于小腿或腋下长出的疮疖、脓肿和脓疱;其他一些人死于极度的头疼,还有一些人则死于吐血。"俄国《诺夫哥罗德大事纪》(*Novgorod Chronicle*)中记载1417年大事的那一章里描述了瘟疫患者的典型情况:

首先,它会有如长矛一般击中病人,让病人喘不过气来,然后出现肿胀,或者打着寒战吐血,而全身的关节就像火烧一样灼痛;接下来,疾病很快就将患者制服,许多人都在病倒之后死去了。

这段文字属于一个外行人的描述,而不是一位医生的描述;医生的描述会有代表性得多。苏格兰阿伯丁(Aberdeen)的一位教牧人员福尔顿的约翰(John of Fordun)曾在其所著大事纪的 1350 年条目下,如此写道:"在上帝的旨意下,这种恶魔导致了一种奇怪而非同寻常的死亡,以至于患者身上会莫名其妙地出现肿胀,他们只能勉强在尘世间熬上两天,就会死去。"曾在 1341—1354 年间任拜占庭帝国皇帝的约翰六世·坎塔库泽努斯(John Ⅵ Cantacuzenos),于 1367—1369 年间撰写了一部名为《历史》(History)的书,描述自己统治期内的情况,其中详尽地描述了瘟疫的发展过程:

> 没有哪位医生的医术足以应对,也不是所有人的发病过程都一样,还有一些人毫无抵抗力,在染病的同一天就死了,少数病人甚至在(出现症状之后的)几个小时里就死去了。那些能够坚持两三天的病人起初会发高烧,在这种情况下疾病会侵袭头部。他们会说不出话,对所有的事情都毫无知觉,然后就似乎陷入了熟睡之中。接着,就算他们时不时地清醒过来,想要说话,可他们的舌头却几乎动弹不了,只能发出含混不清的声音,因为枕骨(即后脑勺)周围的神经都已坏死。他们会突如其来地死去。在其他一些病例中,这个恶魔侵袭的不是头部,而是肺部,患者的肺内很快就会出现炎症,导致胸部产生极其剧烈的疼痛感。
>
> 病人会咳出带血的痰液,呼出的气息也令人作呕、恶臭难当。喉咙与舌头因为发烧而变得干燥,且颜色发黑、充血肿胀。他们喝多少水都无济于事。病人会一直失眠,始终觉得身体很虚弱。
>
> 病人的上下臂都会出现肿块,少数人的下颌也是如此,还有一些人的其他身体部位上也会出现……接着会出现黑色的水疱。有些人全身都会出现黑斑;有些人身上的黑斑虽少,却很明显,但其他

人身上的黑斑既模糊,又很密集。

　　病人的双腿或者手臂上会出现大片的脓肿,若是切开,就会从中流出大量散发恶臭的脓液……只要病人开始感到恶心,就没有康复的希望了,可感到绝望之后,他们的心情就会更加颓丧,导致病情严重恶化;于是,他们马上就会死去。⑥

这就是数百万欧洲人在自家屋顶之下遭遇的瘟疫,他们的亲人就是这样死去的。

家庭与患者

　　家人的第一反应就是尽心尽力地加以照料,好让患者恢复健康。众所周知的是,当时有许多染病的人幸存了下来:近代的数据与源自 17 世纪那些传染病院的数据都表明,患者的存活率达到了 40%—50%。因此,照料病人和心存希望并非徒劳无用。我们已有的证据表明,从烹制规定的食物、熬药到冷敷退烧,到清洗汗湿或被弄脏了的床上用品,再到安抚经常神志不清的患者并且与之一起祈祷,大多数事情都是一如既往地由家中的女性来干。很显然,许多家庭曾经反复遭到瘟疫的打击;任何时候都可能有数名家人卧病在床,或者濒临死亡,从而让照料者的任务变得更加繁重。苏黎世的印刷商托马斯·普拉特(Thomas Platter)曾回忆说,他还是个孩子的时候,到一位朋友的母亲家里住过一段时间:"由于她家没有太多的床,我只得跟两个小姑娘睡一张床,她们都感染了瘟疫,就死在我的旁边,但我却安然无恙。"⑦

　　当然,对于家中一些负责照料患者的人来说,这份工作实在是让人太过难以承受。许多人自己也病倒了,还有一些人则干脆弃病人而去,逃离了"劣质的空气"和患者。佛罗伦萨作家乔万尼·薄伽丘和许多效仿他的观察人士都曾记载说:

灾难已经让恐惧深入人心，男女都是一样的，以至于兄弃弟、叔弃侄、妹弃兄、妻常弃夫，甚至有更加糟糕的情况，几乎令人难以置信：父母对子女全然不管不顾，仿佛子女不是他们亲生的一般。

因此，对于许多病倒的人而言，除了朋友的救济（这种人很少）或者仆人的贪婪，就得不到任何帮助了。这种仆人只是为了获得高薪而工作，丝毫不考虑他们所提供的服务质量。可尽管如此，愿意干这种活的仆人也是少之又少，且这些为数不多的人都是些无知者（其中大多数人都没有接受过此类服务的培训），他们几乎什么都干不了，只是在病人要求的时候递一递各种东西，或者守着他们死去。⑧

巴塞罗那制革匠米克尔·帕雷茨的日记，为我们了解 1651 年那场瘟疫的情况提供了很多重要的见解；他告诉我们，他的妻子病倒了，并且出现了淋巴结肿大的症状。

尽管她有两个姐妹住在巴塞罗那，可谁也不愿来照料她。我也不想要她们来照料，可即便是前来看一看我的妻子——她们根本不必进入我家，在屋外即从我家门前就可以看到她，这样大家既安全，又很开心——她们也不愿意。⑨

在意大利、英格兰和尼德兰地区，家庭、教区或者城市曾经雇用或者委派老年妇女到病人家中去照料他们，有时也雇用或者指派助产妇去照料。等到瘟疫消退之后，在这种服务中幸免于难的女性通常必须进行长达 6 个星期的隔离。可她们当中，又有谁会费心去替病人延请内科医生、外科医生、公证人或者神职人员呢？若是整个家庭安然无恙地度过了瘟疫，家人当然会努力（但常常都不会成功）为患者提供正常的临终关怀,可当家庭分崩离析之后,所有的希望与慰藉就会随之烟消云散。充满反宗教改革运动(Counter-Reformation)那种虔诚之心的神职人员,常常会做出巨大的牺牲,至少为即将去世的家人提供临终忏悔和圣餐,甚至是为那些孤独地在大街上等死的人提供这些。不过,由于忙得不可开交,这种神职人员几乎不可能久留来抚慰遭到死亡重击的患者及其家人。

送走患者

到了 16 世纪晚期,许多家庭都摆脱了这种负担,因为病人会被强制带走(确实如此),送到传染病院去,然后在那里康复或者死去。这种做法对社会结构和家庭本身结构的破坏程度,比其他任何一种市政法令都要更加严重。它剥夺了人们参与患者离世过程的所有机会,让患者彻底失去了临终之时在家人怀抱里获得的那种祈祷慰藉。尽管被送到近代初期的传染病院里的患者中,有多达半数的人幸存了下来,回到了家人的身边,可当时的人都认为,送走就等于给患者判了死刑。

瘟疫在一个社区里蔓延开来之后,大规模地清理和埋葬尸体的机制就启动了。出于公共卫生和安全考虑,死后的各种仪式、遗体瞻仰、出殡队伍和葬礼弥撒、墓地祈祷和丧宴等活动都被禁止或者废除了。亲人刚一去世,可怕的尸体搬运工(becchini)或者尸体清理工就会侵犯家庭的尊严,将死者送往一个不知名的墓地。在那些因为发生疫情而被当局"关起来"的家庭里,死者的遗体常常被家人从二楼的窗户里扔到早已堆满尸体的大车上。幸存下来的人不但会深受家人之死及其处置方式的影响(无论他们与死者是什么关系),而且每个人都不得不去考虑这样一个事实:他们很有可能也会经历同一种令人痛苦的、被剥夺身份的过程。

农村地区虽然没有出现大量的死者与垂死之人,但死神的镰刀席卷而过时,同样干净利落得很。与大城市里的居民一样,欧洲农村人也很重视丧礼,并且全都想安葬在教堂墓地的神圣土地上。尽管平时由于死者和丧礼都不多,这些习俗没有造成多少问题,但到了瘟疫时期,太多的死亡人数就让形势变得非常复杂了。在约克郡主教登记册(Bishop's Registry)中的一条记录里,作者曾经指出,当地的地形与天气常常导致人们很难把死者的遗体送到合适的墓地去安葬:

> 如此一来,他们根本无法将本应葬在前述教堂墓地里的死者遗体送来;有时在教区居民死后,他们的遗体会被人们用一种极其粗暴的方式送到前述教堂去(如今依然这样),导致遗体出现骨折,并且经常没有入土安葬,而是被弃于水里和林中。

毫无疑问,当时许多人曾把死者葬在离家很近的地方,以便简化安葬过程,并让幸存下来的人与他们逝去的亲人更接近。至少在一种情况下,这种做法还有另外一个目的。在英格兰柴郡(Cheshire)的莫尔珀斯(Malpas)教区纪事中,我们看到:

> 染上了瘟疫的理查德·道森(Richard Dawson),认为他那时一定会死,便从病榻上爬起来,为自己挖了一个墓穴,又让侄子约翰·道森(John Dawson)往那个离家不远的墓穴里铺了一些稻草,然后他走过去,躺进那个墓穴里,让家人给他穿上衣物,就这样离开了人世。他之所以这样做,是因为他很强壮,身体很重,他的侄子和另一名女仆根本无法将他下葬。

当然,某些仪式带有多重目的,比如将遗体停放几天供人凭吊,在这种情况下是为了确保患者确实已经死亡;这种细致到了由尸体搬运工来把死者埋进万人坑的那个时代却会遭到忽视。英国诗人威廉·奥斯汀（William Austin）曾在他的诗作《瘟疫剖析》（"Anatomy of the Pestilence"，1665年）中写道：

> 他们明智地把墓穴为死者敞开
> 因为有些人被过早送到那里等死……
> 有人从昏睡中艰难地苏醒过来
> 在一堆死者当中惊叫着要生还！⑩

有一些故事曾经广为流传，比如托斯卡纳的吉内芙拉·德利·阿尔米里（Ginevra degli Almieri）的经历：被送到万人坑里之后，吉内芙拉苏醒过来，便逃离了那儿，回到了家里。丈夫以为她是鬼，便威胁说要使用暴力，将她赶走了。德国的科隆也有一个著名的故事，说的是当地一位骑士的妻子丽奇曼迪斯·冯·莱斯基兴（Richmondis von Lyskirchen）的事。她陷入昏迷状态之后，也被送到了墓地，只因为一个贪婪的掘墓人试图从她手上掰下一个昂贵的戒指才苏醒过来。她回到家里后，难以置信的丈夫竟然发誓说，她要是真的起死回生了，那他的马儿也会爬阁楼。听了这话，他的坐骑就走进屋里，噔噔噔地上了楼梯。在第二次世界大战之前，纽马克特（Neumarkt）的这个骑士家庭一直都有一个特色，那就是从二楼的窗户中会伸出两个马头。传统和习俗是很难消亡的。

在中世纪和近代初期的社会中，家庭与家人比其他任何一个"地方"更易遭到瘟疫的重击。家庭是一个枢纽，在这里，种种生命现实与医生及其理论相遇，与宗教信仰、社会惯例交织，与削弱传统、习俗的市政法令产生冲突。家庭是大多数人生活、生病、康复和死亡的地方。家中的四壁和家人的臂膀承受了瘟疫及其冲击，因为那是情势所逼，而从长远的角度来看，事实证明家庭也更具韧性。

注释

① 他们是生产、销售草本合剂与药物的人。

② Christina Hole, *The English Housewife in the Seventeenth Century* (London: Chatto and Windus, 1953), p. 86.

③ Carole Rawcliffe, *Medicine and Society in Later Medieval England* (Stroud, Gloucs. , England: Sutton, 1997), p. 107.

④ Gene Brucker, *The Society of Renaissance Florence* (Toronto: University of Toronto Press, 1998).

⑤ Charles F. Mullett, *The Bubonic Plague and England* (Lexington: University of Kentucky Press, 1956), p. 82.

⑥ John T. Alexander, *Bubonic Plague in Early Modern Russia* (Baltimore: Johns Hopkins University Press, 1980), p. 15; D. Hamilton, *The Healers: A History of Medicine in Scotland* (Edinburgh: Canongate, 1981), p. 11; Christos Bartsocas, "Two Fourteenth-Century Greek Descriptions of the 'Black Death'", *Journal of the History of Medicine* 21 (1966), p. 396.

⑦ Felix Platter, *Beloved Son Felix*, trans. Seán Jennett (London: F. Muller, 1961).

⑧ Giovanni Boccaccio, *The Decameron*, trans. Mark Musa and Peter Bondanella (New York: Mentor, 1982), p. 9.

⑨ Miquel Parets, *A Journal of the Plague Year*, trans. James S. Amelang (New York: Oxford University Press, 1995), p. 59.

⑩ A. Hamilton Thompson, "The Pestilences of the Fourteenth Century in the Diocese of York", *The Archaeological Journal* 71 (1914), p. 110; Clare Gittings, *Death, Burial and the Individual in Early Modern England* (London: Croom Helm, 1984), p. 9; Watson Nicholson, *Historical Sources of De Foe's Journal of the Plague Years* (Boston: The Stratford Co. , 1919), p. 16.

第四章
在教堂与教堂墓地

尽管有犹太人、穆斯林、少量的自由思想家与无神论者,但在整个"第二次大流行"期间,欧洲仍然是一个以基督徒为主的大陆。虽说16世纪的宗教改革运动确实割裂了罗马公教,但基督教依旧是欧洲文化的基础。无论是在盛世还是乱世,教堂都是社区的中心。在大多数国家,由于有丧礼、下葬惯例和纪念活动等习俗,所以教堂也成了死者的安息之所。在瘟疫时期,随着遗体的数量大增和对传染的恐惧,各个社区将丧葬仪式减少到了最低程度(就算有仪式的话),而死者也被送到专门与社区隔离开来的墓地里去埋葬,这些正常的丧葬习俗便慢慢消失了。不过,即便教堂及其仪式不再具有中心地位,基督教信仰依然把上帝视为瘟疫的主要源头,并且把奉守上帝的旨意视为预防、避免和治疗瘟疫的主要手段——尽管人们对上帝的旨意有着各种不同的理解。

教 会 与 社 会

基本信仰

在差不多长达13个世纪的时间里,天主教会形成了一种复杂的人员、仪式与信仰体系,其目的全都是帮助信徒寻求自身的救赎。受过高等教育的神学家和神职人员属于一个社会阶层,他们对长达一千多年的教会历史与教义进行了潜心研究。化缘修士布道,座堂修士和修女向上帝祈祷,因为上帝在《圣经》中承诺会回应祷告;神职人员则举行各种私人的与公共的仪式,据说它们可以保佑个人与整个社区,从出生时的受洗一直保佑到入土为安。这些传统经由上述诸人及其弟子的宣讲与著述,逐渐往下深入到了普通百姓的心中。远离教会教化的通常是生活在相当偏僻的乡村地区的人,他们的基督教观念十分有限,并且经常受到当地一些非基督传统的强烈影响。

中世纪晚期的天主教认为,世界原本就是上帝创造的,并且仍然深受上帝的影响。基督教的上帝对其所有信徒怀有一定的期待,而那些奉守教会教义的人则有望获得救赎,获得一种天堂般的永恒来生。那些无视或者违背教义的则是罪人,他们将面对着地狱之火中的永恒惩罚;地狱是一个恐怖的地方,在布道和教堂装饰中,在佛罗伦萨诗人但丁·阿利吉耶里(Dante Alighieri)的《神曲》(*Divine Comedy*)中,都有生动的描绘。不过,上帝与教会都会爱那些忏悔了的罪人,故所有人会被召至神父面前来忏悔和告解自己的罪过,从而洗去他们的罪孽。到了但丁那个时代,即公元 1300 年前后,教会还形成了关于炼狱的教义:罪行较轻的人离世时若是没有忏悔,他们的灵魂就会来到这个承受处罚并且远离上帝的地方,以便涤净他们的罪孽。然而,这种惩罚与远离是暂时的,在世的朋友与家人的祈祷有助于缩短离世者在炼狱中度过的时间,或者减轻其痛苦。

圣徒

人们认为,圣徒也在世俗事务中积极发挥着作用。不论男女,这些人都度过了堪称典范的一生,此时则站在上帝的宝座之前,拥护那些软弱、有罪却信仰坚定的人。据《圣经》所言,上帝(确切地说,是耶稣)会根据他/她的崇高善行公平地审判每一个人。圣徒则充任着灵魂居间者的角色,用自己的祷告替罪人祈求上帝的宽恕。圣徒们还变成了日常生活中的关键角色,可以帮助人们找到丢失的物品、保护女性分娩,甚至捍卫遭到敌人围攻的城市。圣徒的身体部位或者圣徒用过的东西曾被人们收集起来当成圣物;据说这些东西拥有自己的力量,尤其是它们全都具有治愈的本领。社区纷纷为圣徒兴建教堂,朝圣者前往他们的圣地,祷词和赞美诗则颂扬他们,祈求他们在上帝面前替世人进行辩护。圣徒们都拥有大量的信众,耶稣的母亲圣母马利亚(Virgin Mary)的信徒尤其多;在瘟疫时期,人们都前所未有地积极寻求着他们的帮助。

教区

基督徒都聚集在以一栋公共礼拜堂即教堂为中心的社区里——最初的时候,教堂确实属于公共房屋。这种信众社区被称为教区,在大型城市里一般会有很多教区,由被任命的神父带领信众做礼拜。各个教区又组成了主教教区,由本身也是一位神父的主教管辖。最早的主教教区都集中在罗马时期的城市里。

大多数基督徒都属于城市和乡村教区中的一员,在当地过着他们的宗教与社会生活。在教区环境下,人们会从事慈善活动,为自己获得救赎做准备。在教堂里,人们会聆听福音布道,并被提醒记住获得救赎的喜乐与坠入地狱的痛苦。人们会在教堂的圣水盆中受洗,在教堂的栏杆边领受"基督圣体"*,在教堂门口订婚,在教堂的屋顶之下进行忏悔以消除罪孽带来的精神惩罚,并且葬在教堂的地板下或者庭园里,长眠于逝去的家人之中。教区里基督教群体的生活受到当地的传统、神父的布道以及为平信徒施行的圣事——圣洗、告解、圣体、坚振、婚配和终

---

* 基督圣体(Body of Christ),也就是圣餐(中的面包)。

傅——的约束。① 通过虔敬而顺从地参与这些仪式,信徒便可以从上帝那里获得救赎所必需的恩典。

欧洲的宗教改革

在 16 世纪,也就是"第二次大流行"的中期,一些教会领袖,比如马丁·路德、赫尔德里奇·茨温里(Huldrych Zwingli)和英格兰的历任主教,都声明放弃许多的核心信仰和惯例,以及罗马天主教会的管理制度。西方的基督教会在一系列宗教改革运动中得到了重新界定,而其中的每一次改革都有自己的历史与模式。宗教改革并不是一次单一的运动,而是一场分裂,催生出了传统基督教的数十种变化形式,它们被统称为"新教"。在德国的路德、在瑞士的茨温里、在英国的亨利八世及其手下的主教、在法国和瑞士的加尔文(Calvin)都拒绝接受罗马主教或者教皇的集中领导,摒弃炼狱的观念,不承认圣徒的力量和影响。欧洲大陆的宗教改革派、英国的清教徒和其他一些受到加尔文影响的人还拒绝接受主教、圣职,以及圣礼和其他"善行"带来的精神益处。教会传统教导说,这些"善行"都是获得恩典和救赎的必要条件。路德教派和加尔文教派的传统认为,上帝已经"预先决定"了所有人的命运,是升入天堂还是坠入地狱,都已注定,任何事情,包括祈祷,都无法改变上帝的决定。新教徒当中没有起居间作用的圣职、圣礼或者圣徒,他们依赖的是一种以《圣经》和讲道为中心的个人宗教生活。在很多地方,原来具有地域性的教区逐渐演变成了组织较为松散的会众,以一位具有魅力的布道者或牧师为中心,而不再以一个居住区为中心了。在继续由主教管辖各座教堂的地方,尤其是在英格兰和信奉路德教派的地区,教区则依然存在。

尽管宗教改革运动催生出了许多的新教教派与宗派,但出于简单和明了起见,我们在此只区分下述几种。路德宗(Lutheran),亦称"福音派"(Evangelical),主要分布在德国北部和斯堪的纳维亚半岛;英国圣公会,或称英国国教;加尔文派,亦称"归正宗"(Reformed),以及它的几个分支：在瑞士、法国的分支(称为"胡格诺派"),在低地国家(Low Countries)的分支[称为"荷兰归正宗"(Dutch Reformed)],在苏格兰的分支[称为"长老会"(Presbyterian)]和在英格兰的分支(即清教徒,加上其他一些不服从圣公会的教派)。

教　堂

天主教教堂的种类

基督徒的礼拜场所就是教堂,它们的大小、装饰乃至功能都可以说千差万别。在天主教世界里,教堂被视为一个特别神圣的地方,因为基督在教堂里以圣餐为形、灵肉同在。其中最重要的装饰就是一座祭坛;在被称为"弥撒"的祈祷仪式中,神父会在祭坛上完成那种不可思议的"圣餐变体"(transubstantiation,即物质的变化),将简单的面包和葡萄酒变成基督的身体与血液(即圣餐)。教堂中祭坛所在的那一部分被称为"圣所"(sanctuary)或者圣地,在建筑结构上与教堂的其他地方是隔开的。其余的大部分空间都留给了聚集到教堂里来做弥撒的教众。

最大的教堂通常都为主教所有,其中有一把象征性的主教座椅,称为"宗座"(cathedra);这种教堂之所以称为"主教座堂"(cathedral church),或者简称为"大教堂"(cathedral),原因就在于此。天主教的每个主教辖区、英国圣公会和路德教派的一些主教辖区里,都建有一座大教堂,且往往坐落在该主教辖区的主要城市里。由于当地主教和教会一般都有权有势,也很富裕,所以这种教堂很有可能也是城中装饰得最华美、最富丽的一座教堂,甚至是城中最华美、最富丽的一座建筑。其他的大型教堂中还包括圣殿（shrine），它们有时也被称为方形基督堂（basilica），专门用于供奉特定的圣徒，比如罗马的圣彼得堂（St. Peter's）、圣母堂（Santa Maria Maggiore），或者阿西西（Assisi）的圣方济各堂（St. Francis）。方济各会和多明我会的化缘修士所建的教堂也很大，它们结构宽敞，旨在供大量人群参加一些特殊的礼拜和著名布道者的布道活动。座堂修士常常也建有一些大型教堂，它们都与修道院相连，且通常是由包括贵族与王室在内的慷慨施主捐建的。

礼拜堂一般都属于小型的教堂，我们在城堡、宫殿和市政厅、道路边、桥梁上、城门上，以及像医院、孤儿院和学校等与教会有关的建筑中，都可以看到。较大的教堂里可能也建有礼拜堂，它们是一些小房间或者凹室，里面设有祭坛，专供富裕家庭、行业公会或者俗家兄弟会之类的主顾所用，或者用于供奉某些圣徒、展示特殊的圣物。在文艺复兴时期，礼拜堂常常收到主顾资助的特殊艺术品，例如，教皇的西斯廷礼拜堂（Sistine Chapel）就是如此，还有佛罗伦萨的布兰卡契（Brancacci）家族礼拜堂，马萨乔（Masaccio）为之绘制了壁画，以及帕多瓦的阿雷那（Arena）礼拜堂，如今其中的墙壁上依然留有乔托（Giotto）所作的名画。

天主教的教区教堂

教区教堂有时是教区中一些富有居民颇为青睐的项目，因此它们有小有大，有装饰华丽的或者简朴的，有时髦的或者古色古香的。但不管是哪种，教区教堂中的核心之地都是圣坛（sanctuary），圣坛正对着的另一端就是洗礼用的圣水盆：它离教堂门口很近，代表着洗礼对开始礼敬上帝和加入教会生活的重要性。从象征的意义来看，走出教堂也就是脱离了教会。教堂里面，蜡烛象征着基督是世间的光明，以及每个基督徒都应当成为能够照亮世界的那一缕光线。中世纪盛期的神学家都受到了柏拉图哲学的影响，故而将透过教堂的彩色玻璃窗户射进来的光线与上帝在教堂里的精神存在明确地关联了起来。彩色玻璃代表了那种光明在尘世中的嬗变,还通过玻璃上绘有的叙述性装饰画呈现了关于教会传统与教义的种种教训。这些画作中,通常含有圣徒的画像。圣徒们也会以雕塑或圣像的形式出现,或者出现在叙事性的壁画里。其中最重要、事实上也必不可少的一种,就是钉在十字架上的基督像(Christ on the Cross)或者耶稣受难像。不管是雕塑还是绘画作品,这种必需的画像都放置在直接连着祭坛的地方,并且强化了这样一种教义:弥撒不但重现了"最后的晚餐"(Last Supper),也重现了耶稣受难本身;正是经由受难,基督才让世人可以获得救赎。

　　两侧的过道上散布着圣徒的小画像以及用木头、黏土或者蜂蜡制成的简单雕塑,柱子上也挂有这些东西。其中,有许多都是表示"感谢"的物品,称为"还愿物"(ex-voto),是教区居民为感谢奇迹或者圣徒的其他干预措施而放在那里的。一些重要的家族、行会或者兄弟会捐赠的描绘基督、马利亚或圣徒的较大画像或者雕塑品,则装点着礼拜堂,或者教堂的四面墙壁。那些祈求上帝赐福的人会点上蜡烛,在这些画像面前祷告,仿佛是在面对着基督、马利亚或圣徒本人祈祷似的。那些孤陋寡闻的信众,有时会把奇迹归功于某些神像;于是,这些神像就变成了来自远近各处的朝圣者的礼拜对象。在社区出现危机的时候,人们有可能把这些神像请出教堂,抬着在街上游行,把这当成请求圣徒代他们祈祷上帝大发慈悲、解除瘟疫的一种办法。因此,即便是最简陋的乡村教堂或教区教堂,也是一个充满神秘与奇迹的地方,是一个真正的、天地交汇的神圣之地。

新教教堂

　　大多数新教徒都沿用了天主教堂,但将其改变为自己的礼拜风格。虽然新教徒本身在对圣餐的理解方面存有争议,可他们全都摒弃了那种认为圣餐"重现"了耶稣受难的观点,因此新教教堂里既没有祭坛(只有一张桌子,但有时也称之为祭坛),也没有耶稣受难像(可能只有一个十字架)。在许多教派中,宣讲圣言(Word)或者经文都在圣餐礼中占有核心地位,因此,就连剩下的桌子都成了用于展示《圣经》的讲坛。由于上帝无所不在,而不是专门存在于一座教堂里,所以这些建筑往往会丧失其神圣性。其中既没有圣徒,没有圣物或者圣徒的画像,当然也没有雕塑。有些新教教堂还撤掉了所有的画像,甚至到了打碎彩色玻璃窗户、把壁画刷白的程度。没有了祭坛,也就不可能再有天主教意义上的礼拜堂。早期的新教徒还拒绝使用像黄金圣餐器皿、熏香,甚至是蜡烛之类的"教皇党人"(papist)装饰物。为了"那真正拜父的,要用心灵和诚实拜他"(《约翰福音》4:23),人们并不需要任何外在的东西,只需要一个聚集之地就行了。

教堂葬礼

许多最早的基督教教堂,都被人们认为是当地圣徒的安葬之所,从而让许多人产生了葬在教堂里、葬在圣徒附近的愿望。就像许多以中世纪的教会教义为基础的惯例一样,这种愿望并非仅仅是一个象征的问题,也不是一个喜欢圣人的问题,而是直接与尘世有"最后审判日"的教义相关;我们都知道,那一天所有死者都会复活,与他们的灵魂重新结合,重新开始生活。按照民众的心中所想,紧挨着圣徒本身就足以确保一个人幸福地复活。此外,圣徒的遗体或圣物通常都葬在供奉圣餐的祭坛之内或者祭坛下方,这一点进一步催生了人们想要长眠于离祭坛尽可能近的地方的渴望。不过,假如在祭坛附近找不到安息之地,那至少也可以葬在教堂里——真正葬在教堂里面——或者葬在教堂里的铺路石下。有些遗体只裹了一层布就被埋进了土里,还有一些人则是埋在衬有料石的墓穴里。一旦这些人的肉体腐烂,骸骨就有可能被迁葬于别处,而原来的墓地则可以再次加以利用，只不过，葬在墙壁之中或地板之下的石棺与铅棺，是无法再次加以利用的。1215 年，天主教会的第四次拉特兰公会议（Fourth Lateran Council）开启了对教堂墓葬进行收费的大门，并且很快形成了一个真正的市场。实际上，在英国国教的管理之下，17 世纪 20 年代伦敦的万圣大教堂（All Hallows the Great）所属教区还在这座教堂内设立了 5 个"区域"，从靠近门口的最廉价墓葬区到紧挨着圣所的收费最高墓葬区不等。差不多就在同一时代，英国诗人、教士约翰·多恩（John Donne）讽刺了人们争抢最理想的安葬之地的现象："野心勃勃者在朝廷中的职位变化，也没有教堂中死者墓地的变化那样频繁……"一位较穷的教区居民则在自己的墓志铭中言简意赅地对这种做法进行了评论：

> 我长眠于此，长眠于圣坛门畔
> 我长眠于此，因为我贫苦寒酸
> 给的钱越多，墓地就越靠前
> 但长眠于此，我与他们一样温暖。②

实际上，许多建在教堂之内或者与教堂毗连的家族礼拜堂都属于墓葬礼拜堂，旨在安葬家族中的一代代人，而其在世的家人则会在这个神圣的空间里一起做弥撒、纪念祖先。人们还坚信，神职人员可以带着一种特殊的"意图"举行弥撒，也就是说，他可以将上帝的注意力引向一种特殊的需求，比如对已故亲属在炼狱中饱受煎熬的灵魂施以怜悯。事实上，中世纪晚期的许多人都在遗嘱中明确要求为立遗嘱者举行弥撒，有时还要由数百人一起举行，目的就是防止没有人为其进行祈祷。

再不济的话，人们也希望自己能安葬在"圣地"上，这种地方是由一位神父或主教进行过特别祈祷的，并且通常位于教堂附近。教堂墓地四

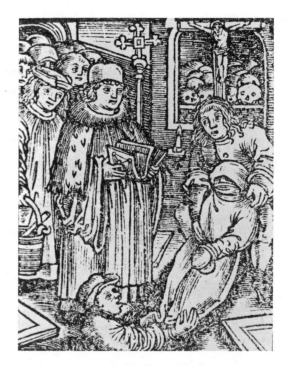

图 15　瘟疫期间，一位天主教神父正在主持一场葬礼，准备将死者葬于教堂地下，神父身后站着一名手提圣水的侍僧和送葬者。死者的遗体包着裹尸布，没有装在棺材里。右上角的头骨虽然有可能是一幅画作，但也有可能是真的头骨，是将以前的尸骨挖掘出来、为下一代腾出地方时收集起来的。出自 Renward Cystat、Lorenz Hager, *Nützlicher und kurtzer Bericht．Regiment und Ordnung，in pestilentzischen Zeiten* 一书中的一幅木刻版画，Munich，1611。出自国家医学图书馆。

周的围墙既保护了墓地，使之不致遭到食腐动物的侵扰，也能为扫墓者提供一定的隐私。当墓地稀缺的时候，死者的骸骨有可能被挖掘出来，重新安置到一个通常位于教堂下方的藏尸所或者墓穴中。由于肌肉已经腐烂一空，因此骸骨几乎不会散发出难闻的气味。如此一来，一代代教区居民实际上共享着同一座教堂。

基督教的差异与瘟疫

无论人们走的是基督教中的哪条道路，上帝始终主宰着世界，而瘟疫也始终都是上帝的责任。对所有人来说，他们必须忏悔、在生活中改过自新并避免犯下罪过，这样才能安抚愤怒的上帝，才能避免瘟疫暴发，可对于如何实现这一点，人们却没有达成共识。一方面，天主教徒继续依靠圣礼、祷告、弥撒和善行。另一方面，那些相信宿命论的人有时却什么也不干——他们不祷告、不逃离，甚至不吃药不治疗——因为一切全都掌控在上帝手中，已经由上帝那种不可更改的意旨预先决定。中间派则认为，祷告甚至是斋戒都有益于平息神之烈怒。天主教徒继续向圣徒祈祷、举行游行、做他们世世代代所做的事情，新教徒则淘汰了曾经为他们的祖先带来了希望与慰藉的大多数仪式和教义。新教徒摒弃了炼狱的观念，由此他们不必再为一位临终之人或死者进行祈祷了：无论是获得了拯救还是受到了诅咒的人，都不可能从这种祈祷中获得什么好处。对新教徒来说，连临终场景也改变了。他们废除了包括临终祷告、忏悔和圣餐在内的天主教的神圣告别仪式，代之以一种冷静自制的临终告别：临终者会表达出对基督的信仰，并且确信自己会得到救赎，成为朋友和家人的榜样。

葬　礼

天主教的传统

到了 14 世纪，在很大程度上由于方济各会教徒希望与平信徒共享传统上的神职人员灵性,所以原本在修道院里举行的丧葬仪式开始逐渐出现在教区里。这些仪式从人们在家里对遗体进行清洁和准备的传统开始,因为死者往往都是在家中辞世的。有些文化当中,遗体会停放一天或者不到一天的时间,最重要的目的就是确保死者真的已经去世。教堂会在指定的时间为死者敲响第二次丧钟,接着,死者的遗体就会被人们送往教堂。神父或者教堂执事会走在送葬队伍的前头,持烛者(即辅祭)和送葬者一路跟随,其中有些人可能是死者家里出钱雇来参加葬礼的穷人。遗体会被简单地用一块白色的裹尸布包住,或者放进棺材里,这一点取决于死者的喜好、富有程度或者社会地位。死者若是贵族和行业公会、宗教兄弟会等团体中的成员,那么棺材上常常披有特殊的彩绘或刺绣布匹(即棺罩),上面饰有纹章或者团体的标志,让公众知道死者属于哪个家族或者哪个团体的一员。死者若是属于某个行业公会或者某个兄弟会,那么行会或兄弟会里的其他成员都应加入死者亲友的行列,以便壮大送葬队伍。事实上,许多这样的团体一开始就是为了确保其中成员得到妥善安葬而组织起来的。比如说,成立于 1376 年的英格兰林恩(Lynn)的"圣乔治公会"(Guild of St. George),其目的就是让行会成员可以分摊蜡烛、棺罩以及其他丧葬用品的费用。行会成员都承诺参加彼此的葬礼,并且要为每一位已故成员做 60 次弥撒。

到了教堂之后,人们会把死者的遗体或棺材放到主祭坛前的过道里一个像桌子一样的棺材架上。主持葬礼的神父会为死者的遗体祈福,领着众人为死者的灵魂祷告,或许还会举行一场葬礼弥撒或者安魂弥撒。香炉中焚点着熏香,既掩盖尸体散发出来的臭味,也表示上帝与会众同在。葬礼气氛庄严肃穆,颜色则以黑色为主。虽然现代的天主教仪式强调逝去的喜乐,视之为获得荣耀、与基督一起复活的一个过程,但中世纪和近代早期的仪式却将死亡视为对罪孽的惩罚,强调了人们必须获得上帝的怜悯,才能确保死后从地狱之火中获得重生。当时的祷告词与赞美诗,主要内容都是人们对忏悔、悲伤及最后审判的所思所感,而典型的弥撒当中那种气氛欢快、歌颂上帝的"哈利路亚"(Hallelujah)和"荣耀经"(Gloria)的部分则被略去了。其中最著名的葬礼祷词之一就是13世纪的《愤怒之日》(*Dies irae*)*,据说它是由方济各会修士塞拉诺的托马斯(Thomas of Celano)所作。这部感情强烈、充满诗意的祷词夸张地描述了《圣经》的《启示录》当中和希伯来先知西番雅(Zephaniah)都概述过的人类接受最后审判的场景。所有的在场者、所有将与死者一样辞世的人,都会祈祷得到仁慈的审判,并且希望上帝可以奖赏他们的善行,忽视他们的错误。

> ### 等待末日:愤怒之日,1250年前后
>
> 愤怒之日那一天
> 整个世界将化为灰烬,
> 如大卫与西比尔**所见证。
> 当审判者即将到来
> 轻快地将每座(墓穴)摧毁
> 定会让大地为之战栗。
> 号角发出惊心动魄的声音
> 飘过世间所有的坟茔
> 把所有(的人)赶到审判者的座前。
> 当死人复生
> 回答审判者的问询,

---

* 亦称《神怒之日》,或者《末日经》。
** 西比尔(Sibyll),西方传说中能预言未来的女巫。

死神定会震惊，大自然（亦）会为之目瞪。

所记的簿册将呈献于前，

其中含有一切（证据）

据此将世界审判。

于是，审判者落座之后，

所有秘密都将显露；

未惩之罪，都无所逃脱。

我的祈祷，微不足道，

但求上帝仁慈以待

以免我遭永恒之火的焚烧。

祈于众绵羊③之中赐我一地

让我与山羊远离，

将（我）置于（您的）右侧站立。

祈让受诅咒者静默无声，

任由烈焰去噬焚，

召我进入有福者之中。

我跪地伏拜，虔敬祈祷，

我的忏悔之心，有如灰烬：

祈愿您眷顾我的最后命运。*

做完祷告或者礼拜之后，送葬者就会随着死者的遗体一起，前往墓地中那座敞着的坟茔边。神父会为墓穴祈福，然后人们就会把遗体放到

＊ 原文为拉丁语。

墓穴里。最后的祷告提醒旁观者：基督曾说"我就是复活与生命"，并且请求上帝怜悯，让逝者的灵魂永得安息。回到教堂之后，所有熟悉《圣经》中的《诗篇》的人，都会诵读其中的第129节或第130节[即《哀悼经》(*De profundis*)]；此经的开头一句，就是："耶和华啊，我从深处向你求告，主啊，求你听我的声音。"在有些社会中，教堂里的礼拜仪式结束之后，死者家还会在门前或者酒馆、小旅馆里举行一场丧宴。

瘟疫和天主教的葬礼

意大利北部皮亚琴察的公证人加布里埃尔·德·穆西斯描述过鼠疫第一次暴发之后，给当时丧葬习俗带来的影响：

> 常常是母亲用裹尸布把儿子的遗体装起来，放进棺材，或者是丈夫为死去的妻子这样做，因为其他人全都不愿触碰死者的遗体。没有召集朋友和邻居前来参加葬礼的祷告声、号声和丧钟声，也不会举行弥撒。那些地位卑贱的穷光蛋被雇来将位高尊贵的死者送去下葬，因为与死者地位相当的人害怕自己染上鼠疫，都不敢来参加葬礼。日日夜夜都有人被送去下葬，因为必须如此，葬礼仪式也很简短。

习俗上的这些变化，在许多城市的方志中都体现了出来。比利时图尔奈(Tournai)的修道院院长吉尔斯·李·穆西斯(Gilles li Muisis)曾指出，教会当局没有采取任何措施来规范人们在瘟疫期间的行为；他还提到，当时该市政府强制实施了针对葬礼的一些法律。起初，当局规定：染疫者一旦死去，不管是白天还是黑夜，也不管死者的社会地位如何，必须立即装进棺材里下葬。敲丧钟和做弥撒都改到了星期天，而在届时举行的葬礼弥撒上，可以根据死者或者其家人的要求，在棺材架上披盖惯常所用的棺罩和点蜡烛。除直系亲属以外,法律禁止其他人在送葬队伍中或在葬礼结束后于死者家里和街上举行的聚会上身穿黑衣,"也不得举行其他一些惯常的仪式"。到了9月份,市议会的规定变得更加严厉了:全面禁止穿黑色衣服,全面禁止鸣响丧钟,全面禁止任何葬礼弥撒上使用棺罩。只有两个人——大概是死者的家人——获准参加仪式或者葬礼。④

这种模式在整个"第二次大流行"期间都差不多一样。不管是出于自愿还是在当局的压制之下,反正人们都减少了送葬人数和仪式数量,只剩下把遗体送往教堂与墓地,以及有可能为死者灵魂祈祷等必要的活动了。当局介入进来,限制了身着黑衣的送葬者和丧钟带来的令人沮丧的影响,并且阻止人们聚会,因为鼠疫有可能经由这种聚会传播开来。那是一个非同寻常的时代,死亡人数常常多得令人难以置信。吉尔斯称,光是他所在的那座城市里,就死了25 000人;送葬队伍没完没了,全城除了黑色,什么颜色也看不到,丧钟也几乎响个不停。假如不加控制,或者不彻底禁止传统的丧葬仪式,各大城市就会变成一座座真正的坟墓,就会变成一座座死亡之城。

新教徒的葬礼

对早期的路德宗教徒来说,严格意义上的葬礼应在墓地进行,并没有弥撒、祈福、蜡烛,以及他们在长大成人的过程中看到的其他装饰。他们的所有祷词都是用德文而非拉丁文写就的,因此人人都能参加祷告。他们的祷告也是为活着的人进行的,旨在让活着的人可以得到上帝的赐福。没有人为死者祈祷。祷词通常都是老生常谈,敦促所有人正直地生活,可能还会总结死者的一生,把死者的一生视为活人应当避免的教训或者应当效仿的榜样。后来的葬礼采用了更为传统的隆重形式,送葬队伍跟在一个大十字架后面前往墓地,并且用当地语言吟唱《诗篇》,其中包括《哀悼经》。接下来是教堂礼拜，由 1 场布道、6 次诵读《圣经》组成。尽管忏悔仍然很重要，但他们把重点更多地放到了基督在福音书中应许的永生希望上。

法国的宗教改革家约翰·加尔文曾回归到早期的教会以寻求指引，确认了一些可以接受的基督教丧葬礼仪。在《基督教要义》(*Institutes of the Christian Religion*，Ⅲ，25.5)一书中，他指出，基督教的葬礼只能被用作针对异教徒或者不相信基督教有来世这一教义者的证据："要不是预示着一种新的生命，又怎么会有神圣而不可侵犯的丧葬习俗呢？"据加尔文本人的祈祷书所言，对于应许的复活与天堂，只要有几句精心选择的话语就足够了。在其 1560 年所作的《宗律书》(*Book of Discipline*)中，追随加尔文的苏格兰人约翰·诺克斯(John Knox)曾为长老会的同僚做出规定说，一具遗体只需"由教会中一些诚实正直者送至下葬之地即可，无需吟唱圣歌或诵读经文，甚至无需举行此前所用的各种仪式"。⑤ 他认为，布道应当留到周日上午在讲道坛上进行。在苏格兰，1638 年的教会全体大会彻底禁止了所有的丧葬仪式。英国的清教徒也是如此；比如沃尔特·特拉弗斯(Walter Travers)就在 1586 年提出，不应当举行任何仪式：送葬队伍静悄悄地从家里前往墓地，将死者立即下葬，就足够了。然而，特拉弗斯的确还指出，市政当局完全有权批准任何人按照其意愿举办花哨盛大的葬礼。荷兰的新教家庭则靠他们所属的丧葬协会来处理大部分葬礼事宜。丧钟敲响后，6 位协会成员会用棺材架抬着盖着黑色棺罩的棺材前往墓地。到了之后，在牧师祈祷的时候，送葬队伍还会围着墓穴转上几圈。而到棺材入土之时，身穿租来的黑色长服的送葬者则会安静而恬淡地站在一旁。

英国圣公会的丧葬仪式在 16 世纪中晚期极其多变。在圣公会的建立者亨利八世治下，教会保留了天主教的大部分仪式，其中包括一套完整的圣体礼拜仪式(只是不再称之为"弥撒"了)。在年轻的爱德华六世

(Edward Ⅵ)治下,英国主要盛行路德教派的做法:没有圣餐、没有赞美诗、没有把灵魂托付给上帝等仪式,只是把遗体安葬于地下。在玛丽女王(Queen Mary)治下,天主教的丧葬仪式再度兴起,可伊丽莎白一世(Elizabeth Ⅰ)登基之初却再度采用了爱德华治下的那种模式。到了1560年,她又恢复了葬礼圣餐和会众祷告两种仪式,"以此来让我们(逝去)的兄弟(姐妹)复活"。尽管英国圣公会一直承受着按照加尔文派清教徒更喜欢的原则来简化丧葬仪式的压力,但在位的主教们往往不为所动,会确保这些仪式的相对统一性和保守性。

瘟疫时期新教徒的丧葬仪式

由于新教徒的丧葬仪式已经缩减到了只剩下天主教徒丧葬仪式中一些基本部分的程度,而对炼狱的怀疑态度也让人们无需再替死者祈祷,所以我们可能以为,因瘟疫流行而在丧葬仪式方面进行的特有调整措施,应该很容易被人们所接受。然而,许多现代学者都强调了某种重要的心理现象即瘟疫期间的人们想让生活尽可能保持正常。鼠疫的一次次暴发导致人们大量死亡,这对每个人都产生了影响,因此一个社会对待死亡与死者的方式就显得尤为重要。新教当局与天主教当局一样都曾努力限制人群聚集,以便降低传染的概率。1542年,伦敦的圣公会主教曾禁止人们在瘟疫时期将遗体送至教堂,除非死者是必须经由教堂才能葬入墓地。一个世纪之后,桑威奇市(Sandwich)的市长则禁止瘟疫期间在尸体旁布道的做法,尽管这种改变可能既是受到了清教徒的推动,也是出于对鼠疫的担忧才做出的。市政当局指定了专门的人为所有的染疫死者当抬棺人。有人曾抱怨说,这帮人举止粗鲁、外表邋遢,不配将有钱有地位的人送往墓地。

有人认为,新教徒一定是像天主教徒一样,执着地坚持着他们的丧葬仪式,即便其中的许多宗教要素已经被去除了。其实,市政当局禁止人们为了获得某种慰藉而在墓地或者家中聚会,或者禁止人们在亲人葬入安息之地时做最后道别,使新教徒和天主教徒同样受到了伤害,社会结构也被撕裂了。然而,更令人不安的还是万人坑、各阶层的死者高高地堆在大车上、可怕的尸体搬运工带着骇人的得意之情干着这种阴森的差使等恐怖情景。

坟墓、掘墓人与安葬

> 墓穴喊着"给我"……坟墓天天有人喂养,却天天饥肠辘辘。因此坟墓大张着口,要吞噬人类;但尽管如此,它仍在呼喊着,要我们像过去那样"回归尘土"。⑥

教区墓地

在任何一种流行病的早期和大多数流行病的整个过程中,丧葬仪式和安葬的正常模式几乎都不会受到什么干扰。家人、殡葬协会、教区当局、兄弟会和行业公会继续安葬各自负有责任的死者遗体,并且是用大家早已习惯的方式在他们惯常的地方安葬。不过,随着死亡人数飙升,人们纷纷逃离,神圣之地被尸体填满,习俗就被人们抛到一边了。例如在1348—1349年间,伦敦的35名香料销售商中有12人死于鼠疫。按照传统,幸免于难的销售商曾聚集一堂,参加了头4场葬礼,但仅此而已。尽管当时还有29人留在城里——大概是为了保护他们的仓库——可随着死亡人数增加,习俗就被他们弃置一旁了。法国日夫里(Givry)的墓葬登记册是欧洲最完备的墓葬记录之一,此地正常年份的平均墓葬数约为23人,可在1348年,该市在仅仅4个月的时间里就埋葬了626

人。1665 年,伦敦的圣奥拉夫教区(St. Olave's Parish)死了 194 位教民,其中 146 人都葬在那块小小的教堂墓地里。次年 1 月,教区居民塞缪尔·佩皮斯曾前往那座教堂做礼拜:

> 这是我离开伦敦躲避瘟疫以来的第一次,穿过教堂,看到教堂墓地上高高耸立着(那么多的)坟墓,里面埋葬着死于鼠疫的人,确实让我比原本所想的更感害怕。对此,我觉得非常不安,因此在很长时间里都不想再去了。

5 天之后,他又指出:"天气严寒,昨晚还下了雪,盖住了教堂墓地中的坟茔,所以经过的时候我没那么害怕了。"第二年,伦敦居民托马斯·文森特(Thomas Vincent)则在《上帝在城中发出的可怕声音》(*God's Terrible Voice in the City*)一书中写道:"如今的教堂墓地里葬满了死者,所以许多地方都隆起来,比以前高了两三英尺*。"⑦市长大人规定,要在埋葬的遗体上堆放大量的生石灰,以便促使尸体腐烂,同时防止食腐动物袭扰。然而,就像许多与丧葬相关的物资一样,石灰很快就变得供不应求,事实上还变得十分稀缺了。跟很多地方一样,这里的墓穴也挖得很浅,尸体很容易被挖出来。正规的教堂墓地与其他墓地的四周都建有围墙,至少在一定程度上可以把狗和其他走兽挡在外面,可等掘墓人一走,像乌鸦和渡鸦之类无所畏惧的禽鸟,就会遍布于墓地之上。很多教区都尽可能地购买了额外的墓葬之地,与其教堂墓地相毗连。1349 年 7 月和 8 月,英格兰约克郡的 11 个教区曾在征得主教许可之后,增加了墓葬空间。在宗教改革运动以前,捐赠土地用作墓地的做法被人们视为一种有益于灵魂的虔敬之举,比如 1349 年亨廷顿伯爵(Earl of Huntingdon)就

---

* 英尺(foot),英制长度单位,1 英尺约合 0.30 米。

在桑威奇捐赠过这种土地。与其他墓地一样,埋葬瘟疫死者的公墓通常建有围墙,并且得到了祈福,而在平时则变成了"二等"公墓——通常都被指定用于埋葬穷人——因为它们都属于新的墓地,尤其是还与瘟疫有关。

"大众"公墓

许多城市里都存在着大量与特定的教区没有关系的公墓。在伦敦,有一种选择就是把遗体送到圣保罗大教堂(St. Paul's Cathedral)的公墓里去安葬。那里通常只葬有神职人员,还长眠着为数不多的流浪汉,所以往往具有充足的墓葬空间。1593 年瘟疫期间,许多人都被埋葬在圣保罗大教堂的公墓里,曾让那里的左邻右舍都感到惊慌失措。其中,就住着作家加布里埃尔·哈维(Gabriel Harvey),此人是当时广受欢迎且幽默风趣的剧作家托马斯·纳什(Thomas Nashe)的文学劲敌。纳什曾经在书中描述过哈维所处的困境,或许是为了增强文学效果而有所夸大其词:

> 一年当中有 3/4 的时间,他就一直这样与世隔绝、闭门不出[⑧],几乎不能走出家门,因为被坟墓所阻隔,它们围住并且损坏了他家的门口;晚上或早上他也不能开窗,只有一股潮气,宛如一尊大炮里冒出的烟雾,从带有传染性的肥沃土壤中散发出来,因为那里是 5 个教区的墓地。潮气会在不断翻滚的浓云之中斗志昂扬地上涌,然后猛地吹进他的窗户。[⑨]

巴黎的圣婴公墓(Cemetery of the Innocents)源于古罗马时代,而到 14 世纪时,那片公墓曾属于 3 个不同的宗教团体和公立医院。公墓坐落于塞纳河(Seine)右岸,紧挨着中央市场(Les Halles),它那道高高的拱廊墙壁(建于 1186 年)环绕着一个充满死亡却也充满着惊人生机的地方：孩子和青少年在那里玩耍,修道士在那里布道,情侣们在那里漫步,公证人和江湖郎中则在那里招揽生意。据传统文化称,那里的土壤中含有来自圣地的尘土,能在 9 天之内分解掉一具尸体,令人称奇。需要新的墓穴时,原先所埋的死者的尸骨就会被人们挖掘出来,放进那种沿着山形木屋顶下的墙壁上方延伸、又长又窄的公墓藏骸所(charnier)里。

瘟疫公墓

在瘟疫时期,各座大城市的周围曾如雨后春笋一般地涌现出许多新的公墓;在信奉天主教的地区,这些公墓通常都与一座教堂或者一个宗教派别有关联。在教皇管辖的阿维尼翁,"由于城中没有充足的教堂和墓地,安葬不了所有的死者,故教皇曾亲自下令开辟一片新的墓地,用来安葬所有死于瘟疫的人。"在法国,开辟新公墓之前必须经过王室许可。如今,法国国家档案馆(French National Archives)还保存着数十份请求函,它们分别来自亚眠(Amiens)、阿比维尔(Abbeville)、宽西(Coincy)和滨海蒙特勒伊(Montreuil-sur-Mer)等城镇。由于瘟疫时期的公墓是用来埋葬鼠疫死者的,而当时的人认为这些死者的尸体会污染空气,因此这种公墓常常坐落于城墙之外,远离其他的居住区。有些社区在传统上很重视生者与死者之间的密切联系,故这种"疏离"死者的做法破坏了一种根深蒂固的文化基础,因为此时每个人都面临着死后不再具有人性的威胁。

大型公墓常常都是最早的集体墓葬之地,但事实证明,在严重的瘟疫肆虐时期,就算是有这些墓地,也还不够。由于每天都有 500 人葬到圣婴公墓来,所以圣三一医院(La Trinité hopital)还在 1350 年购买了一处新的墓地。这座公墓的面积达 4 500 平方米,据说在 1416—1418 年瘟疫期间曾从公立医院接收和埋葬了 9 224 具遗体。1418 年年底,姓名不

详的作者"巴黎的中产阶级"(Bourgeois of Paris)曾在日记中如此写道:

> 情况变得极其严重,没人知道要把他们埋到哪里之后,人们便掘出了一个个大坑,每个坑里埋葬了大约 600 人。这样的大坑在圣婴公墓有 5 个,在圣三一医院有 4 个,其他地方则根据需要埋葬的死者数量而定。巴黎的皮鞋工人曾在他们的行会日"圣克里斯宾和圣克里斯皮安"*节(10 月 25 日)统计过该市制鞋行业里究竟死了多少人,其中既包括师傅,也包括学徒,他们发现,在这两个月的时间里至少死了 1800 人。公立医院里那些曾经在巴黎的各座公墓挖过墓坑的人则证实说,从"圣母诞辰日"(Nativity of Our Lady,9 月 8 日)到"圣母受孕日"(Conception,3 月 25 日)**,他们已经在巴黎埋葬了 10 多万人。⑩

在 1466 年鼠疫暴发期间,工人们还挖掘出了一条条可以埋葬 700 具遗体的壕沟。1576 年,就在法国宗教战争期间,天主教当局勉强同意在巴黎为加尔文派胡格诺教徒拨出墓地,最终,他们得到了圣三一公墓。在 1720 年马赛暴发严重鼠疫期间,一条典型的壕沟有 140 英尺长、52 英尺宽和 14 英尺深。

在严重的瘟疫暴发期间,伦敦也需要一些特殊的墓地。"伦敦主教拉尔夫·斯特拉福德(Ralph Stratford)在 1348 年购买了一处叫作'无人之地'(No Man's Land)的土地,然后用一道砖墙围起来,用于埋葬死者,

---

* 圣克里斯宾与圣克里斯皮安(St. Crispin and St. Crispian)是公元 3 世纪古罗马的一对兄弟和基督徒,为逃避宗教迫害而逃到了苏瓦松(Soissons),并在那里传播基督教,靠晚上制鞋为生并救济穷人,后被罗马皇帝斩首,被基督教奉为鞋匠和制革匠的守护神。"圣克里斯皮安"亦拼作 St. Crispinian 或 St. Crispianus。

** 此处似乎有误。"圣母受孕日"是基督教的一个节日,为 12 月 8 日,而 3 月 25 日为"圣母领报节"(Annunciation),亦称"天使报喜节"。

并在那里修建了一座像样的礼拜堂。"后来，佛兰德斯骑士沃尔特·德·曼尼爵士(Sir Walter de Manny)将这处墓地的面积扩大到了"13 英亩*又 1 竿**"，并且做出安排，要把自己安葬在那座礼拜堂里。这座公墓叫作"圣玛丽医院"(St. Mary Spital)，位于西史密斯菲尔德(West Smithfield)奥德斯门(Aldersgate)外的斯皮道尔克罗斯(Spital Cross)。1371 年，加尔都西会***的修士们将这座礼拜堂据为己有，建起了一座名叫"查特豪斯"(Charterhouse)的修道院，为死者的灵魂祷告，并且照管着这片墓地。这处遗址如今正好位于伦敦市中心，到 2001 年时，人们已经从那里发掘出了 11 000 具遗骨。1348 年，教士约翰·科里(John Corey)在伦敦塔(Tower of London)附近的东史密斯菲尔德(East Smithfield)购买了一块"丘地"⑪(面积很可能达好几英亩)，现在那里成了英国皇家铸币局(Royal Mint)的所在地。这块丘地也有一道石墙环绕，其中还有一座礼拜堂，是伦敦主教在 1349 年修建的。这座礼拜堂叫"圣玛丽恩典"(St. Mary Graces)，后来成了一座同名的西多会修道院(Cistercian Abbey)。1569 年，贝特莱姆医院[Bethlehem Hospital，亦拼作贝德莱姆(Bedlam)]接收了一处面积为 1 英亩，由伦敦市长托马斯·罗威(Thomas Rowe)捐赠的墓地。根据英国圣公会的习俗，这处公墓虽有围墙，但里面只建有一座讲道坛，而没有建礼拜堂。除了安葬死于鼠疫的人，这里还接收穷人、纽盖特监狱(Newgate Prison)里的囚犯，以及没有固定教堂的宗教异见者。这里叫作"新教堂墓地"(New Churchyard)。1665 年，此地还安葬了圣奥拉夫教区中 48 位无法在亲友或家人附近安息的教民。在 1665 年"大瘟疫"期间，伦敦又增添了一座

---

　　* 英亩(acre)，英制面积单位，1 英亩约合 4 047 平方米。

　　** 竿(rod)，英制长度单位，1 竿约 5.03 米。这里应当是指面积的平方竿，1 平方竿约合 25.3 平方米。

　　*** 加尔都西会(Carthusian Order)，天主教的修会之一，因创立于加尔都西山而得名。

公墓,它位于城北的邦希尔(Bunhill)。这处墓地后来也变成了一座著名的异见者公墓。

近代初期的其他城市,曾将死者埋葬在城墙顶上那种宽阔、平坦的台地中;这种做法在一些港口城市和荷兰各地都很常见,因为它们的地下水位很高,其他安葬办法都行不通。有些城市还把一些废弃的长城墙上留下的塔楼或者其他防御工事当成死者的临时墓室,将尸体存放起来,以便瘟疫过去之后,再把他们埋到合适的地方。不过,只有在死亡率急剧攀升、尸体搬运者和掘墓人大幅减少之时,各座城市才会采取这种做法。

集体墓葬

在瘟疫大暴发期间,将死者集体埋到瘟疫墓穴中的做法变得常见起来。考古学家在东史密斯菲尔德和西史密斯菲尔德两处公墓遗址都发现,长长的壕沟中所埋的尸体都堆放得很整齐,多达5层,且每层之间都铺有厚厚的泥土。不论是富人还是穷人,是罪人还是圣人,是被遗弃的人还是被深爱的人,全都被装到大车上,走向同一种结局。佛罗伦萨作家乔万尼·薄伽丘是率先描述了这种做法的人之一,他在《十日谈》中如此写道:

> 每一天,甚至每一个时辰,都有很多的尸体被运送到教堂前面来,以至于供安葬所用的墓地数量无疑无法再满足将每具遗体单独安葬的古老习俗了。所有墓穴都被填满之后,人们在所有教堂的公墓上都挖出了一条条宽大的壕沟,将成百上千新来的死者都倾入其中,尸体与泥土一层压一层地堆着,就像船上的货物,直到整条壕沟都被填满为止。

在其他地方,尸体堆放得没有那么齐整。《罗彻斯特大事纪》(*Chronicle of Rochester*,英格兰,1349 年)的作者所描述的就很不规则:

> 呜呼,这种死亡吞噬了如此多的男男女女,以至于找不到人来将死者的遗体送去安葬,而是由男人和女人将他们自己孩子的尸体扛在肩上送去教堂,然后扔进万人坑,那里散发出熏天的恶臭,任何人几乎都不可能穿过教堂墓地。

在维也纳新堡(Neuburg)修道院的《大事纪》(*Chronicle*)里,1349 年的条目下指出:

> 由于尸体散发出恶臭和令人恐惧的气息,因此他们不能葬在教堂墓地里,而是一旦离世,就必须将死者送到位于城外"神田"(God's Field)的一座公共墓地去。很短一段时间之后,那里的 5 个大坑就堆满了尸体。

把死者的遗体集中起来堆在笨重的大车上,然后简单地倒入敞开着的大墓坑里,这种做法看上去很不人道,令人恐惧。差不多 3 个世纪过后,这种恐怖景象却并未减少。佛罗伦萨一位匿名教士曾经写到 1630 年那场瘟疫导致大量死亡的情况,说死者的遗体

> 被随意地丢在那里——有的双腿叉开,有的肚腹朝天,有的头朝这边,有的头朝那边,全然不管谁富谁穷、谁贵谁贱——而是所有人都被随意地堆叠着,扔在那里,仿佛他们是一堆堆干草或一摞摞木柴似的,只不过要我说,如果真的是干草或木柴的话,还会堆放得更整齐一些呢;可他们会被随意地堆在那里,有的人半裸着身子,有的人

一只胳膊露在外面,有的人露出头,有的人露出脚,有如野狗和其他野兽啃食的猎物。

仅仅两年之前,英国人乔治·威瑟(George Wither)曾写过一首诗,描绘了伦敦一座万人坑的可怕情景,令人难忘:

> 天哪! 那里是何种景象? 多么强烈的气味
>
> 从死神那些可恶的墓穴之中升起……
>
> 此处是一堆头骨,彼处又有另一堆;
>
> 这里,露出了半埋于地下的一具尸体……
>
> 一缕女人的头发,一位死者的脸庞裸露无遗;
>
> 真是一幅可怕的景象,令人战栗。[12]

掘墓者

尸体搬运工和掘墓者通常都属于同一类人,他们虽然有着各种称呼,却像各种令人厌恶的自然力量一样出现在编年史和人们的描述当中。这些人被选中或者被迫日复一日地从事着这种最无情的工作,他们的效率、毫无人性地缺乏感情,甚至是残忍之举,都既让民众感到恶心,也令民众心生恐惧。他们确实曾经粗暴地对待过临死的人、死者和腐尸,而对于活着的人,他们既没有什么用处,也没有明显的同情之心。他们一边履行着那些可怕却又必不可少的职责,一边抽烟、喝酒、唱歌、大笑,就像无忧无虑的搬运工或码头工人一样。1630 年,佛罗伦萨的内科医生弗朗切斯科·罗迪内利(Francesco Rondinelli)曾经如此描述过托斯卡纳的医院尸体搬运工(monatti):"他们认为,生活在恐惧之中的人都会死去。他们白天在患者之中保持无所畏惧的模样,晚上则出去喝酒、赌博。"在米兰大主教（Archbishop of Milan）费德里戈·博罗梅奥（Federigo Borromeo）对自己于 1630 年造访一位死者家中情况的描述中,他既捕捉到了这帮人的虚张声势,也看到了他们那种工作的可怕性质:

> 尸体搬运工引起的憎恶与恐惧之情,无疑敌不过另一种厌恶与可怕之景……腐烂的尸体上渗出污物,污血仍然留在室内,常常就在死者躺着的同一张床上,呈现于一个人的眼前。可对他们（即尸体搬运工）而言,眼泪和祷告全都毫无意义:只要给钱,他们就会来到屋里工作。诚如我所言,一旦进了屋,他们就会变得肆无忌惮,不再承认什么法律了。

在米兰,尸体搬运工都身着红衣,手持可以提醒大家注意到他们来了的铃铛。博罗梅奥指出,其中最坏的尸体搬运工会早早死去,最善良的人则会幸免于难,活上一段时间:有位尸体搬运工声称,他亲手埋葬了40 000 人。"勇敢而公正地"履行了自己的职责之后,此人最终也死了。[13]

在"第二次大流行"之前的佛罗伦萨,掘墓者曾经属于"医生与药剂师公会"（Physicians and Apothecary's Guild）中的一员,只需清理偶尔发生的凶杀案中的受害者,或者死在街头的乞丐。传统上,死者的衣物归他们所有,作为确保他们迅速将死者深埋的小费。但到了 1375 年,市政法规开始要求他们"清理街道……为尸体准备木桌（即棺材架）……移走地毯与床垫……为尸体刮脸和整理装束"[14],并且每个掘墓者都随身携带着一张写有这些规定的卡片。在瘟疫时期,他们唯一的任务就成了迅速、高效地将死者的遗体从躺着的地方移到墓地去。尸体搬运工则开始利用这种混乱局面,索要钱财、翻箱倒柜、想要什么就拿什么,就像负责搜查的士兵洗劫敌人一样。他们处处面临着死亡，除此之外，他们还有什么更大的风险呢？

由于对待公众时冷酷无情，所以这些人经常遭到当局的惩处。1631年春，在托斯卡纳的蒙特卢波（Montelupo），市长命令两名掘墓者去安葬一位死于瘟疫的人。可后者竟然用"傲慢无礼的话语"，说他们的工资拖欠已久，故而拒绝接受命令。这两个人还无视禁令，与没有感染鼠疫的人厮混。此时，市长便威胁说，要把他们发配到公爵的船上去强制劳动，可他们没有被吓倒，反而威胁说要把尸体扔到市长家的门口。后来，他们又以公墓太远为由，将两名死于瘟疫的人埋在当地一位贵族家隔壁。他们虽然遭到了酷刑处罚，却还是活下来埋葬了市长，因为不久之后市长就染上鼠疫死了。

尸体搬运工（他们被称为"becchini""monatti"或者"enterreurs"）傲慢无礼的一个原因，就在于他们常常是专业人员全都去世之后才被征召来从事这种工作的第二代专业人员。在教皇管辖的阿维尼翁，最初的掘墓人全都死了，取而代之的是山区人，因为当时的人都认为，山区人因有新鲜的高山空气而获得了免疫力。这些人也都死了之后，教皇便转而让判处了死刑的囚犯来当掘墓人。在一些港口城市里，船上的奴隶与囚犯经常受到征召，由同样粗鲁的士兵指挥着去完成这样的任务。可即便是在最好的条件下，他们也孤立无援，除了自己，就无人相伴了。1603年，英格兰伊普斯威奇（Ipswich）的大法院（Great Court）曾任命约翰·科尔（John Cole）和威廉·福斯代克（William Forsdyke）两人为"安葬员"，工资是每天16便士。

> 两人应当住在专门为他们修建的房子里，其食物、用品及每日的工资当由人送去；到城里履行职责时，他们应当手持白色的棍棒或杆杖，好让其他人知道他们的身份。[15]

他们从事的实际上是一种可怕、孤独、吃力不讨好而致命的工作。

宗教艺术与仪式

舞动的骷髅、腐烂的尸体、一位愤怒的上帝射出的箭矢、指出自己身上有淋巴结肿块的圣徒、一位进行临终祈祷的神父,弥撒、送葬队伍、斋戒、布道、祷告,还有纪念性的教堂、圆柱和兄弟会,尽管很少有人认为黑死病改变了基督教,但基督教显然塑造了人们对瘟疫的文化反应,而瘟疫对宗教也产生了一种显而易见的影响。

通俗艺术中的死亡与瘟疫

基督教把死亡诠释成人们从尘世生活通往永生的一个阶段,是人们通往天堂或者地狱的一扇大门,是上帝对罪孽进行审判与惩罚的一个时刻。死亡虽说可怕,但通过参加像告解和临终祈祷之类的圣礼,天主教徒可以问心无愧地面对死亡和来世。瘟疫造成了突如其来的死亡,导致人们孤独地死去,既无准备,也无宗教上的慰藉,这是一种丑陋、痛苦而可怕的死亡,因为人们无法获得适当葬礼所带来的安慰。根据耶稣的复活,圣保罗(St. Paul)曾经质疑道:"死亡啊,你的痛苦在哪里?坟墓啊,你的胜利在何处?"*不过,死亡与坟墓此时似乎确实大获全胜了。

死亡无可逃避,这一点在许多通俗画作的主题中都表达了出来。在

---

* 见于《圣经·哥林多前书》15:55:"死啊,你得胜的权势在哪里?死啊,你的毒钩在哪里?"此处引文原文与和合本《圣经》稍有出入。

"死亡之舞"(danse macabre)中,代表死亡的骷髅被描绘成了一种以农民到教皇等各个阶层的人为"搭档"的形象。假如停止活动,那么每个人都不得不跳起这种舞蹈。无人能够幸免。这种场景出现在墓地的墙壁上。其中最早出现的可能是1424年巴黎圣婴公墓的壁画,而德国最早的版本则出现在吕贝克(Lübeck)的马利亚教堂(Marienkirche,1463年)。木刻画为一些先是在拉丁语,后来又在本地语言中发展起来的这一主题的诗歌作品提供了通俗的插图。法国有一个著名的例子,那是一首带有插图的诗作,其中只有女人是"死亡"的搭档,而另一幅内容更加宽泛的插图作品则是德国伟大的画家汉斯·荷尔拜因(Hans Holbein)在宗教改革运动初期发表的。

还有一个流行的主题叫作"3个活人遇见3个死人"(Three Living Meet the Three Dead)。世人对这一主题的描述可以追溯至12世纪,表现的是3个骑在马上的年轻贵族面对着棺材里3具腐烂的尸体时的场景。尸体不祥地警告说:"我们曾经是你们现在的样子,你们很快也会变成我们现在这副模样。"现存最著名的一个例子是在黑死病暴发之前创作出来的,位于比萨的坎波桑托(Campo Santo)公墓;大部分的其他画作,我们如今仍然看得到,比如在英国北安普敦郡(Northamptonshire)威克汉普顿(Wickhampton)的圣安德鲁(St. Andrew)的教区教堂(作于1380年前后),以及在汉普郡(Hampshire)的赫斯特伯恩塔兰特教堂(Hurstbourne Tarrant)里。

第三个主题虽然也起源于瘟疫暴发之前,却是在中世纪的瘟疫肆虐时期蓬勃发展起来的。在"死亡得胜"(Triumph of Death)这一主题中,死亡常常以一群可怕的尸体或者骷髅的形式示人,它战胜了大群大群的人,其中有些人试图用逃跑的方式进行反击,却徒劳无用。林堡兄弟(Limbourg Brothers)的《时祷书》(*Tres Riches Heures*)中,就有一个优秀的例子。这是15世纪时林堡兄弟为法国的贝里公爵(Duc du Berry)所作的一部祈祷书。还有一个例子则是荷兰人老彼得·勃鲁盖尔（Pieter Brueghel the Elder）在 1562 年所作的一幅著名的大型油画。

长久以来，骷髅或者尸体都象征着死亡，但对于瘟疫，西方艺术中却没有传统的"人类"形象。有的时候，瘟疫会以蓝色火焰中的女孩、手持弓箭或镰刀的女人或女巫等形象出现，这两种形象都源于公众的想象。通常来说，不是死者代表着瘟疫，就是"死神"代表着瘟疫。至于对鼠疫患者的描绘，在 15 世纪中叶之前则很罕见。最早的通常都是木刻作品中的临终场景，且它们往往都与医学文献相关。在文艺复兴时期和巴洛克（Baroque）时期，信奉天主教的画家们描绘了英勇的圣徒或神职人员在到处都是垂死之人的街道上兢兢业业地提供慰藉和临终祈祷的场景。这样的画作既是为了纪念那些英勇无畏的神职人员，也是为了让观众确信教会在无所畏惧地照料着瘟疫患者。到了 17 世纪，意大利、荷兰和英国一些印刷的大开本报纸，以及纪念或者记载一场大瘟疫的史书中，都出现了纯粹的、世俗的瘟疫场景。这两种类型的作品，通常都相当准确而详细地描绘了瘟疫时期的情景，乃至当时的气味。人们都捂着鼻子或者大量吸烟，以免吸入污浊的空气，垂死之人都保持着可以减轻腹股沟、腋窝或者颈部淋巴结所受压力的姿势，违反了瘟疫法令的罪犯被吊死在绞刑架上，饥饿的野狗则啃食着没有埋葬的尸体。

卧尸墓 *

14 世纪 90 年代，法国、德国、奥地利和英格兰的一些天主教坟墓上，开始出现一种独特的、不埋入土中的石雕遗体。这些巨大而昂贵的纪念石雕，通常都属于富有的神职人员或者贵族，分立在墓地或者礼拜

---

* 卧尸墓（transi tomb）亦称尸体墓（cadaver tomb），拉丁语中称为"铭记死亡墓"（memento mori tomb），是欧洲中世纪出现的一种卧式巨像墓和艺术形式，刻画的一般都是正在腐烂的尸体。

堂两边的侧道上。卧尸墓的特点是有两座真人大小的死者塑像,它们用一上一下的方式躺卧着。上面的雕像穿戴齐整,像是在睡觉;下面的雕像则是一具正在腐烂的尸体。蛆虫在上面爬行,蟾蜍趴在裸露的骨头和流脓的皮肤上,嘲讽着上层雕像体现出来的美丽与力量。其中的寓意很明显,并且在诗歌和布道中体现了出来。坎特伯雷的大主教亨利·奇切勒(Archbishop Henry Chichele of Canterbury)曾在他的坟墓上写下了如下这段墓志铭(1424 年):

> 我出身贫寒,长大后当上了主教
>
> 如今我已倒下,准备供蛆虫为食
>
> 请看我的坟墓/凡经过者,不论你是谁
>
> 我都请你记住/死后你将与我无异
>
> 一切归于可怕的尘土、蛆虫和肮脏的肉体。[16]

愤怒的上帝

神父和传教士、医师和哲学家、农民和国王曾经一致认为,上帝是瘟疫的根本源头,疾病是上帝对人类罪孽深重而感到烈怒的表现。中世纪的人借用了源自《圣经》和古希腊时期的一种形象,将瘟疫想象成从天而降的箭雨,射中了许多人,伤及了一些人,杀死了其他的人。公元 590 年,奥顿的霍诺留(Honorius of Autun)曾写下了"天降箭矢"的话;过了 800 年后,德·穆西斯也说瘟疫是"像雨一样从天而降的箭矢"。在差不多 50 年的时间里,卢森堡人一直在他们的住宅上绘有交叉的箭羽,把它当成一种预防性的辟邪物。单独使用 1 组 3 支箭(或许其中的每一支箭分别代表了"三位一体"中的圣父、圣灵、圣子)的做法,是 13 世纪初多明我会的创始人发明的。画家们描绘了圣父站在云端,身边都是天使弓箭手,朝着惊恐不安的民众射箭的情景。在德国哥廷根(Göttingen)的一座加尔默罗修道院(Carmelite monastery)里,有幅画作描绘的是基督向下方的人群发射箭矢的情形,下方 16 个人已经卧地死去,他们的脑袋上、腹股沟和腋窝下都嵌着箭矢。假如这种愤怒是圣父的,那么人类就可以把基督视为其完美的代祷者,祈求上帝的宽恕。事实上,一些描绘鼠疫的画作中呈现的正是这样一幅场景。不过,假如基督是对任性的人类实施惩处的法官,那么人类就需要另一个辩护人了。

圣徒代祷者

此时,从圣母马利亚以来的圣徒们就会开始发挥作用了,至少对天主教徒来说是如此。基督徒祈求那些"坐在上帝宝座周围"的圣徒施以援手的做法,到 14 世纪时已有悠久的历史,而反宗教改革运动则强化了这种做法。确实,尘世中有罪之人的祷告,怎么可能讨好一个烈怒的上帝呢?传统上,最有效果的代祷者就是耶稣的母亲马利亚,因为从理论上来说,耶稣不可能拒绝马利亚的任何要求。马利亚担任着庇护者的角色,尤其是主保圣人的角色,会对教区、兄弟会、行会成员乃至整座城市施以援手。英国各座大教堂的"圣母"(Lady)礼拜堂里都供奉着她;法国的许多大教堂也被称为"圣母院"(Notre Dame),以此来纪念她。信徒们说出"万福马利亚"(Hail Mary)这句祷词的时候,就是请求她可以"在此时和我们死去的那一刻"代他们祈祷。许多与瘟疫有关、描绘马利亚的画作,都强调了她与儿子之间的关系,并且描绘了她替那些受到瘟疫威胁的人祈求的情景,还有些画作描绘了箭矢四处落下时,她用宽大的披风或斗篷保护身材矮小的信徒,而没有受到保护的人则纷纷被杀的场景。一般来说,我们可以通过他们身穿的衣服分辨出她的"信徒"究竟是修道士还是兄弟会的成员,而其中描绘的城市则可能说明了更普遍的人口情况。已知最早的"慈悲圣母"(Madonna Misericordia)画像,是 1372

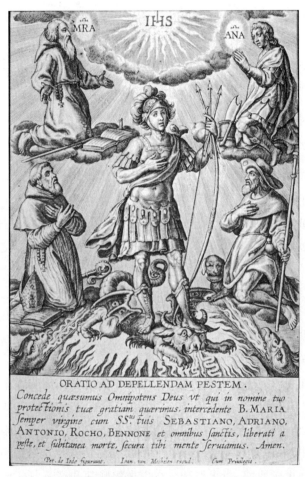

图16　《驱除瘟疫的祷告者》是一张17世纪的意大利的祈求圣母马利亚帮助的祈祷者图画，描绘了主要的瘟疫圣徒塞巴斯蒂安(St. Sebastian，位于正中央的身着罗马盔甲，手持弓箭，正在碾压撒旦的人)和洛可(Roche，位于右下方的戴着朝圣者的帽子，拿着手杖，带着一条狗的人，其束腰外衣被拉起，能看到淋巴结肿块)，还有些当地的圣徒，如亚得良、本诺和安东尼。Peter de Jode发表，日期未注明。出自国家医学图书馆。

年前后在意大利的热那亚绘制的。至少在一定程度上是因为这幅画作似乎暗示了马利亚可以阻挠上帝的旨意,所以特伦特公会议(Council of Trent,1545—1563年)禁了这幅画作;不过,这样做根本没能阻止信徒们把马利亚当成女保护神来膜拜。

圣塞巴斯蒂安与圣洛可

还有一些圣徒也扮演着守护神的角色。某项学术研究的发起人统计过欧洲各地110位不同的瘟疫圣人,其中光是法国就有53位。最普遍和最受欢迎的两位就是圣塞巴斯蒂安和圣洛可(也拼作"Roch"或者"Rocco")。塞巴斯蒂安是一位早期的基督教战士,因为信仰而被处决。罗马士兵朝他射乱箭,可他活了下来,康复之后又回去向那位异教徒皇帝布道。这种做法激怒了当局,他们终于妥善地履行了自己的职责。对塞巴斯蒂安的虔诚崇拜始于"第一次大流行"期间,后来在"第二次大流行"期间再度兴起。他吸引信徒的地方,就是他竟然在箭雨中幸存了下来:经由一种"结合律",他可以把这种免疫力传递给信徒,或者至少可以在上帝面前替信徒们进行辩护。诚如加布里埃尔·德·穆西斯在1349年所说的:"因为在上述的殉道者当中,就像故事中所述的,有些人是死于反复的打击,故人们普遍认为,他们能够保护世人免遭死亡之箭的伤害。"[17] 在一幅关于他的画作中,展现了下界瘟疫的种种可怕之处,而这位全身插满箭矢的圣徒跪在上帝面前,祈求宽恕。在中世纪晚期和文艺复兴时期描绘此人的画作中,呈现的则是一个非常年轻、英俊、几乎全身赤裸的男子被绑在木桩或柱子上,身上插满了箭矢的形象——箭矢的数量,从几支到近百支不等。仅在诺曼底一地,如今就有564尊圣塞巴斯蒂安的塑像或者画作存世。

天佑塞巴斯蒂安：纪尧姆·迪费(Guillaume Dufay)
创作的经文歌,15 世纪

经文歌可以是一种简单的祷词,配上音乐吟诵,比如下面的第一种情况。它也可以是一种非常复杂的作品,有 3 个不同的声部同时用不同的音调和节奏吟唱 3 种不同的经文[包括"第三声部"(triplum)、"经文歌声部"(motetus)和"次八度声部"(contra)],如下面的第二种情况所示。下文选自 15 世纪一部叫作《博洛尼亚 Q15》的音乐手稿。

1) 啊,天佑塞巴斯蒂安,您的信仰真伟大。

请代我们向吾主耶稣基督祈求,让我们可以摆脱流行的瘟疫与疾病。

阿门。

2) 第三声部

啊,圣人塞巴斯蒂安,无论晨昏,时时刻刻,在我心智健全之时,请始终保佑我;啊,殉道者,请摧毁瘟疫这种有害疾病对我的控制。

您将护卫保佑

我和所有的朋友

免遭这种瘟疫之害

我们将向上帝和圣母马利亚

以及您这位仁慈的殉道者

忏悔自己的罪孽。

您是米兰的公民,

若是愿意,您就有力量,

让这种瘟疫停止

并且获得上帝的恩赐，

因为众所周知

您从上帝那里获得了赏赐。

您确实治好了哑巴佐伊(Zoe)

将她治愈，归于其丈夫尼科斯特拉图斯(Nicostratus)，

以奇妙的智慧行此善举。

在战争中，您确实慰藉

了殉道之人，应许他们获得

殉道者应得的

永生。

阿门。

经文歌声部

啊，殉道者塞巴斯蒂安

您将永远和我们在一起

以您之功德，护卫、

治愈和统领此生的我们，

保护我们免受瘟疫侵害，

把我们引至

三位一体与圣母之前。

愿我们以这样的方式

结束我们的生命

既有殉道者为伴

也能在仁慈的上帝面前获得恩典。

次八度声部

啊,声名赫赫的殉道者塞巴斯蒂安闪耀着

多么神奇的恩典,

他身着战士的制服,

却关心同胞的殉道之心

用上天赐予他的话语

慰藉着他们无血的心灵。

选自 Christine Darby 对 "Guillaume Dufay: Sacred Music from Bologna Q15" 这一录音的翻译,(Perivale, Middlesex, UK: Signum Records, Ltd., 2002), pp. 12, 24, 26, 28。

圣洛可是 14 世纪第一次暴发瘟疫时期的人,据说他在那场瘟疫中幸存了下来。此人一直照料着感染了瘟疫的人,直到去世。他通常被描绘成一个站着的朝圣者形象,往上撸起一条裤腿,露出一个淋巴结肿块,并且带着一条小狗。据说他在荒野之中康复时,这条小狗曾给他带来食物。1414 年,天主教会的康斯坦茨公会议(Council of Constance)认可了信徒对圣洛可的膜拜。

这些圣徒的画像通常都是一些向圣徒祈祷之后幸免于难,因而心怀感激的瘟疫感染者定制的,或者是被人们当成一种预防自己感染鼠疫的宗教手段。所以,一座天主教堂里可能挂着数幅这样的画像,它们或大或小,或简单或富有艺术性,都挂在墙上或者柱子上。无数信奉天主教的家庭中也有一些较小的圣徒画像,它们常常都属于大开本的单面印刷品,画像下面还印有祷词。1511 年 3 月 9 日,威尼斯男孩祖安·弗朗切斯科(Zuan Francescho)的叔父曾经写信给祖安那位因经商离家的父亲,说祖安"每天都虔诚地替你向圣母祈祷,并向圣塞巴斯蒂安祷告,以求保佑你不会染上瘟疫。他要我把这一点告诉你"。还有一种提及圣塞巴斯蒂安的祷词,出现在德国维尔茨堡(Würzburg)的迈克尔·德·莱昂内(Michael de Leone)于 1350 年前后所作的《世家书》(*House Book*)一书当中:

> 全能的上帝,由于您最荣耀的殉道者圣塞巴斯蒂安的祈祷,您召回了一场全面而致命的流行性瘟疫,恩赐于向您祈求的人:那些如此祈祷并牢记此种祷词的人,那些因为相信通过自己的祈祷与善行,您会召回一场完全类似的瘟疫,故向您寻求庇护的人,他们将从瘟疫、疾病以及一切危险与磨难中解脱出来。经由吾主耶稣基督,阿门。[18]

本地的圣徒也在瘟疫代祷者中占有一席之地,比如说:圣雷米吉乌斯(St. Remegius),此人是法国兰斯早期的一位主教;英格兰赫里福德(Hereford)的圣托马斯·坎蒂卢佩(St. Thomas Cantilupe,于 1320 年封圣);威尼斯的福音传道者圣马可(St. Mark);圣亚得良(St. Adrian),此人是在法国西北部被锤击而死的,如今有 203 座塑像存世;佛罗伦萨本地的圣多美妮卡·德·帕拉蒂索(Blessed Domenica da Paradiso),她是克罗塞塔修会(Crocetta Order)的创始人;大主教圣卡洛·博罗梅奥(Archbishop St. Carlo Borromeo),16 世纪末,此人曾在自己的大主教辖区米兰奋力阻止疾病的蔓延。反宗教改革派曾敦促世人膜拜像卡洛这样的圣徒,他们在瘟疫时期也曾冒着生命危险帮助那些需要帮助的人,比如弗朗西斯·泽维尔(Francis Xavier)、天赐若望(John of God)、阿洛伊修斯·冈萨加(Aloyisius Gonzaga)和弗朗切斯科·罗曼纳(Francesco Romana)。对于所有的这些瘟疫圣徒,教堂不但保存有他们的圣物、展示着世人供奉给他们的还愿祭品与他们的画像,而且回响着信徒们在面对瘟疫造成的死亡时为保自己和亲人的平安而反复进行的祷告。

共同的虔诚

在信奉天主教的欧洲,长久以来,带有圣餐、圣像或者圣徒遗物的特殊弥撒和游行都是人们对战争、饥荒和瘟疫所做的共同反应。据记载,在鼠疫第一次暴发期间,教皇克雷芒曾经举行过一次特殊弥撒,祈求上帝的怜悯与宽恕。在户外弥撒和宗教游行中,整个社区的人都会聚集到一起,以向上帝或者圣徒表明他们全都极其虔诚,祈求怜悯或者帮助,承诺忏悔,瞻仰产生过奇迹的雕塑、圣像或者圣物。对于这种参加人数很多的仪式,主教们和教会当局都会严加掌控。随着瘟疫逼近,管辖巴思(Bath)和维尔斯(Wells)两地的主教曾命令手下的神职人员:

> 安排好游行与停留之地(游行时你们应当领着众人),至少每个星期五在每座……教堂里举行一次,他们应在神的慈悲面前做到谦卑,应当痛悔自己的罪过,应当不遗余力地祈祷赎罪,以便上帝的慈悲可以迅速防止(原文如此)我们,他也会出于仁慈,让其子民远离这种瘟疫……并且赐予健康的空气。[19]

当然,市政当局面临着一个重大的问题,那就是在瘟疫期间,这种集会将引来远近各地的许多人,其中一些有可能患有传染病(当时他们也明白这一点)。尽管有些市政领导人彻底取缔了这种仪式,其他一些领导人试图用各种方法来加以限制,可还有一些人却坚信上帝根本不会允许瘟疫在这样一种虔诚的环境中传播。

自然,信奉新教的宗教领袖们摒弃了天主教中的弥撒、游行、圣徒、圣物和圣像。然而,新教徒以《圣经》为中心的宗教态度确实也表明,他们认为有两项公共活动可以安抚愤怒的上帝,即斋戒和敦促人们忏悔的布道。尽管斋戒无疑属于一件私事,但他们可以在斋戒日里举行礼拜活动,将其当成在精神上强化群体的一种手段。在王政复辟时期的英格兰,当英国面对着荷兰的强大海军时,教会当局也曾强令民众集体斋戒,比如 1665 年 4 月就是如此。

感恩纪念碑

瘟疫终于过去之后,天主教国家里的幸存者们有时面临着不得不履行自己在瘟疫期间所发誓言的问题;这些誓言常常涉及修建一座教堂或者纪念碑。最有名的纪念碑就是属于一些前罗马帝国的城市——比如林兹(Linz)、茨韦特尔(Zwettl)和克雷姆尼察(Kremnica)——里带有巴洛克风格的瘟疫纪念碑(Pestsäule)。这些为旧帝国所特有的作品,全都高高耸立,混合使用了多种材料,旨在庆祝人们获得了上帝的保佑,战胜了可怕的死亡。其中最著名的一座完工于 1693 年,位于维也纳。这座纪念碑由皇帝利奥波德一世(Emperor Leopold Ⅰ)委托修建,由约翰·费舍尔·冯·埃拉赫(Johann Fischer von Erlach)设计,旨在纪念 1679 年那场极具破坏力的瘟疫。冯·埃拉赫还设计了维也纳的卡尔教堂(Karlskirche),或称查尔斯教堂(Charles Church),这是在 1713 年许诺修建,但到 1737 年才完工的。"卡尔"(Karl)就是米兰大主教兼瘟疫主保圣人卡洛·博罗梅奥,此人死于 1584 年。在威尼斯,供奉"圣"约伯("St." Job)、圣洛可和圣塞巴斯蒂安的那 3 座教堂,都属于 1460—1510 年间建造或者改造而成的瘟疫教堂。后来,威尼斯人又兴建了两座教堂,以便履行他们在瘟疫期间发下的誓言,即 1577 年帕拉迪奥(Palladio)的雷登特(Redentore,即 Redeemer,意指"救世主")教堂和隆赫纳(Longhena)的安康圣母教堂(Santa Maria della Salute),后者是

1630 年那场瘟疫过后修建的。在罗马,存有圣母画像的坎皮泰利(Campitelli)的圣母教堂(Santa Maria),在 1656 年那场可怕的鼠疫过后,由卡洛·雷纳尔迪(Carlo Rainaldi)进行了改造,再次作为瘟疫教堂献给圣母。

在平时,教堂和教堂墓地发挥着极其重要的作用,是整个社区的中心。在瘟疫时期,它们则依次变成了恐怖之地、精神避难所、希望之地和纪念场所。在其神圣的领域内,人们曾经举行圣餐礼、享用圣餐、布道、悬挂圣像、听取忏悔、供奉圣物和瞻仰死去的亲人。当瘟疫导致人们必须取消仪式、不分姓名地将遗体丢进一座座大坑时,整个社会都承受了巨大的苦难:记忆变得支离破碎,世代之间也分崩离析了。

注释

① "神父"的授任,或称"圣秩"(Holy Orders),是第七种圣礼。

② F. P. Wilson, *Plague in Shakespeare's London* (New York: Oxford University Press, 1999), p. 43; Alec Clifton-Taylor, *English Parish Churches as Works of Art* (London: Batsford, 1974), p. 212.

③ 绵羊与山羊:《圣经》中区分的两种人,即获得救赎的人与受到诅咒的人。

④ Rosemary Horrox, ed., *The Black Death* (New York: Manchester University Press, 1994), pp. 23, 52 – 53.

⑤ Geoffrey Rowell, *The Liturgy of Christian Burial* (London: Alcuin Club/S. P. C. K., 1977), pp. 80, 82.

⑥ John Fealty and Scott Rutherford, eds., *Tears Against the Plague* (Cambridge, MA: Rhwymbooks, 2000), p. 7.

⑦ Robert Latham and William Matthews, eds., *The Diary of Samuel Pepys*, vol. VII (Berkeley: University of California Press, 2000), pp. 30, 35; Justin A. I. Champion, *London's Dreaded Visitation* (London: Historical

Geography Research Paper Series, 1995), p. 33.

⑧ 闭门不出：指关在屋内。

⑨ Katherine Duncan-Jones, *Shakespeare's Life and World* (London: Folio, 2004), p. 104.

⑩ Horrox, *Black Death*, p. 82; Janet Shirley, *A Parisian Journal, 1405 - 1449* (Oxford: Clarendon Press, 1968), p. 132.

⑪ Duncan Hawkins, "The Black Death and the New London Cemeteries of 1348", *Antiquity* 64 (1990), pp. 637 - 638.

⑫ Giovanni Boccaccio, *The Decameron*, trans. by Mark Musa and Peter Bondanella (New York: New American Library, 1982), p. 11; Horrox, *Black Death*, pp. 61, 70; Giulia Calvi, *Histories of a Plague Year* (Berkeley: University of California Press, 1989), p. 153; Wilson, *Plague*, p. 44.

⑬ Calvi, *Histories*, p. 148; Federico Borromeo, *La peste di Milano* (Milan: Rusconi, 1987), pp. 75 - 76.

⑭ Calvi, *Histories*, p. 148.

⑮ A. G. E. Jones, "Plagues in Suffolk in the Seventeenth Century", *Notes and Queries* 198 (1953), p. 384.

⑯ Kathleen Cohen, *Metamorphosis of a Death Symbol: The Transi Tomb in the Late Middle Ages and the Renaissance* (Berkeley: University of California Press, 1973), p. 16.

⑰ Horrox, *Black Death*, p. 26.

⑱ David Chamber and Brian Pullan, *Venice: A Documentary History, 1450 - 1630* (New York: Blackwell, 1992), p. 276; Stuart Jenks, "The Black Death and Würzburg: Michael de Leone's Reaction in Context" (Ph. D. dissertation, Yale University, 1977), p. 215.

⑲ Horrox, *Black Death*, p. 113.

第五章
在主教座堂与修道院

　　在黑死病肆虐的那个时代，天主教会是欧洲结构最完善和最有影响力的组织。天主教徒做礼拜的每一座地方教堂，只是一个大得多、更加复杂的组织中的一部分。推举产生的罗马主教或者教皇为教会之首，以基督代牧（Vicar of Christ）的身份，通过地方主教实施统治。地方主教负责管理各自所辖的主教教区——这是教会的地理行政单位——里的资源和人力。在 16 世纪的英格兰和信奉路德宗的德国，主教仍然属于行政领导人，不过，随着教会日益为国家所掌控，主教便开始对国王或其他的领土统治者负责了。在东正教的领域里，主教差不多拥有完全的自治权，1453 年君士坦丁堡陷落之后尤其如此。在信奉基督教的欧洲，由于宗教在生活中可谓无所不在，因此这些领导人扮演着非常重要的角色，既影响着基督徒对瘟疫的反应，也维护着神职人员的结构与纪律。在黑死病暴发初期，肩负的这些任务几乎让他们应接不暇。

　　在整个"第二次大流行"期间，修道院一直都是祈祷与举行宗教仪式的中心，而且从早期起，它们就提供了重要的流行病记述。瘟疫对欧洲修道院的影响既是直接的——导致了大量的人口死亡——也是深远持久的，因为一种不断发展的基督教的极端虔诚态度将隐居生活的吸引力与实用性边缘化了。

主 教 与 瘟 疫

像其他各种领导人一样，欧洲的主教们也发现，他们完全无力直接对黑死病的发展进程或者冲击施加什么影响。有些主教发觉自己受到了一些特殊情况的阻碍。曾是英格兰最重要的教会领袖之一的坎特伯雷大主教约翰·斯特拉福德（John Stratford）在 1348 年 5 月去世了。他的继任者就是英王爱德华（King Edward）手下那位中风的财政大臣约翰·奥福德（John Offord），大约 1 年之后，还未等到由阿维尼翁的教皇正式任命为主教，他就离世了。在历史上的这一时期，教会中的高级职位实际上都是花钱从教皇那里买来的。大主教一职要花上一大笔钱才能买到，而所需的这笔钱当中的大部分，奥福德都是借来的。他的过早离世导致许多债权人都破了产。下一任主教托马斯·布拉德沃丁（Thomas Bradwardine）虽然是根据天主教教规遴选出来的，可他也只过了几个月就去世了。他的继任者西蒙·伊斯利普（Simon Islip）接管了主教教区，该教区的金库早已因支付给教皇的费用而被他的几位前任洗劫一空了，而且教区采邑与宗教方面的收入也日渐枯竭了。

主教们既是宗教上的牧人和政治上的仆从，也是拥有大量土地、人员和其他资源的庞大组织的管理者。由于大部分主教都是从贵族阶层中选拔出来的，故他们往往会抓住机会往上爬，成为领导者和决策者。除了负责培训、任命和指派神父到各个教区等，主教们还监管着具有宗教性质，但并不隶属于像本笃会（Benedictines）或者方济各会等特定宗教派别的所有机构和设施。他们还规定了神职人员或者教会其他人员运用或举行圣礼和其他仪式的方式。此外，他们也是所辖主教教区的首席财务官，负责向教众征取什一税和其他税收，并将资金分配给慈善机构和团体。他们的个人财源则依赖于采邑土地的收入,这些采邑使得他们全都位居王国中最大的地主之列。最后,他们也是所辖主教教区里的首席宗教导师。据此,他们阐释教义、《圣经》以及当时发生的事件——其中包括瘟疫。但是,阐释瘟疫并不能解决瘟疫带来的所有问题。

瘟疫暴发之后,宗教领域采取的最早举措就是举行特殊的市民弥撒和游行,人们认为这样做有助于平息上帝的愤怒,可以激发民众的忏悔之心。圣餐、圣物、圣像或者雕塑提供了天堂与尘世之间的交汇点和精神试金石。随着传染理论的发展,市政官方开始反对大型集会;宗教游行的命运常常会体现出宗教当局与世俗当局之间相对权力的大小。主教还可以免除某些因瘟疫而变得不便的仪式。例如,掌管巴思和维尔斯两地的主教曾在一份措辞谨慎的声明中,允许其主教教区里的人"向任何一位平信徒"忏悔自己的罪孽,"若无男人,亦可向女人"忏悔;这位主教也因此而名噪一时。[①]还有一些主教缩短了为重病患者做好辞世准备的临终涂油这种圣礼的时间。在瘟疫时期,许多主教(包括教皇在内)都颁发过特殊的"赦罪符"。带着合理的宗教意图践行某些规定的善举或者仪式、进行某些特定祷告的人将获得解脱,否则就要在炼狱中为他们没有忏悔的罪孽而承受一定天数的折磨。基督徒墓园的土地向来需要一位教士(通常都是主教)赐福。新的墓地无论是独立的,还是附属于教堂、医院或其他机构的,都需要获得他的许可和祝福。在一种极端的形势下,教皇本人还曾为罗讷河赐福,以便尸体可以在此河中得到妥善处置。

中世纪神职人员的问题

在信奉天主教的西方,有两类神父在修道院以外的尘世中工作。一类是传统的主教区神父,他们由当地的主教授任并为其工作。这种神父通常隶属于一个教区,并且"拥有治愈心灵之法",也就是说,这类神父要负责为基督教教众举行圣事圣礼。他有可能受过良好的教育,甚至是上层社会家庭中的年轻子弟,但也有可能是一个农民之子,没有受过多少教育,甚至没有什么文化。"领受圣俸的"神职人员都有固定的职位,比如在教区中的固定职位,并且有望获得一笔收入(即圣俸);圣俸是固定的,或者根据教区的富裕程度而定。其中的大多数职位都由主教及其手下的管理人员来授任,除非是历史上各种各样的"封建"原因,导致教区或者其他职位属于当地的地主所有,因而属于地主的"恩赐"。这种情况对地主的好处是,他几乎可以随心所欲地指派任何一个人(包括他的家人)来担任圣职。新任神父获得的回报则是圣俸,而且只要地主认为合适,此人就可以受托去管理其手下的教众。大多数情况下,真正获任这种职位的人只会得到圣俸,而由另外一位不那么够资格的神父来实际履行圣职[此人属于助理牧师(curate)],可后者只能获得一小部分圣俸,所以受委任者领有圣俸,却是一位"挂名"(sinecure)的幕后人士——实际上"无治愈(心灵)之法"。如此一来,地主和主教就可以利用教会的资金,将一位年轻人培养成大学生、私人学者、作家或者官僚,而不用花他们自己的钱了。可这也意味着,教众经常得不到优质的宗教服务。最终,这种做法甚至被天主教会视为不法之举,并在宗教改革运动期间得到了遏制。

在一定程度上是由于存在神职人员的受教育程度低或者挂名圣职人员之类的问题,才在13世纪出现了另一种神职人员,也就是众所周知的托钵僧(mendicants,意指"乞丐")或者修士(friars,意为"兄弟")。亚西西的方济各和多米尼克·古斯曼(Dominic Guzman)两人分别是方济各会和多明我会的创始人,他们试图通过成立新的神职人员修会,把一种摆脱世俗生活的使徒式的超然之举与在欧洲的新兴城市里进行布道和振兴天主教精神的使命相结合,从而填补其中的空白。这些修道士不同于典型的教区神父,一般都接受过良好的布道教育和培训。他们生活在松散的社区里,奉守着创始人确定的生活准则。他们都发誓要保持贫穷、圣洁、服从上级,并且只靠他们为民众的宗教生活服务而获得的捐赠之物生活。他们修建了一些大型的教堂,并在其中布道,为所有前来的人做弥撒,不过,他们既没有教区,也没有固定的教众。从很多方面来看,修道士实际上既与教区神父竞争,也在彼此之间竞争。

死亡纠缠着神职人员,1347—1350 年

无论是在平时还是在瘟疫时期,教区的神职人员和托钵僧都应当去探视病人,帮助那些有需要的人。修道士和女性修士,比如多明我会的修女和方济各会的安贫会(Poor Clares),常常会在为病人或旅行者开设的医院和其他机构中服务,或者维持这样的医院和机构。各个阶层的民众都喜欢让修道士做他们的告解神父和精神向导,并且经常在死亡即将降临的时候专门请他们前来。严格来说,临终祷告只能由教区神父来进行,但没有哪位修道士会无视一个需要帮助的人提出的要求。无论此人是一个虔诚的资助者和支持者,还是一个无家可归的流浪汉,都不例外。在鼠疫时期,这种无私服务的奉献精神让神职人员直接冲到了抗疫的前线,导致他们反复接触到鼠疫病菌——不管是源自病人家中的跳蚤,还是源自患者的唾液。我们可以想见,与同样在病榻旁为患者服务的公证人和医生一样,尽职尽责的神职人员的死亡率也很高。图尔奈的修道士吉尔斯·李·穆西斯曾在 1348 年写道:"无疑,听取忏悔和主持圣礼的教区神父和专职教士中有很多人染病离世,而教区执事以及跟随他们去探视患者的人也是如此。"有些神父试图通过缩短临终祷告的时间、在病房窗外听取告解,甚至是隔着烛火(据说能净化患者呼出的空气)听取忏悔等办法来降低他们接触到病菌的可能性。在有些主教教区,比如

1651 年的巴塞罗那主教区,鼠疫患者就曾隔着很远的距离,在一根长长的银棒一端领受他们的圣餐饼。在 1605 年英国圣公会举行的一场口试中,也曾提出这样的问题:"在瘟疫暴发时,牧师是否应当去探视患者?"②在天主教徒看来,这是一件理所当然的事情;可对于非天主教神职人员而言,它却是一个可以自由辩论的问题。

无疑,对天主教神职人员最广泛的一次打击,就是 1347—1352 年间鼠疫的第一次暴发。后来多次暴发的疫情既没有那么严重,范围也更小,其影响远没有第一次那么剧烈,而学者们的研究也远没有他们对第一次的那么勤勉了。各个托钵修会的死亡情况清楚地表明,当时的死亡率相当高。然而,由于鼠疫暴发之前当地社区的人口数量不详,所以说意大利的多明我会中有 49 人死于锡耶纳、39 人死于卢卡(Lucca)、57 人死于比萨这样的内容为我们提供的信息其实很有限。佛罗伦萨的新圣母教堂(Santa Maria Novella)是一座大型的女修道院,可以容纳差不多 150 位多明我会修女;1348 年,其中有 68 人死亡,即差不多死了一半。这个比例算不算典型呢?英国修道士亨利·奈顿(Henry Knighton)曾报告说,在法国南部的蒙彼利埃,140 人中只有 7 人幸存,而马格隆(Maguellone)的 160 人中也只有 7 人幸免于难。卡尔卡松(Carcassonne)和马赛两地的方济各会的科德利埃隐修会(Cordelliers)里,则无一人幸存。这些团体的规模都相当小,且都属于地方性团体,它们的管理者都属于欧洲那些受过良好教育的人,因此这些数据看上去都真实可信。显然,它们都证实了当时的人留下的一些坊间记载,比如西西里的方济各会修士米歇尔·达·皮亚扎(Michele da Piazza)的编年史中就指出:"方济各会与多明我会的修士以及其他一些愿意前去探视患者、听取患者忏悔和告解的人都大量死亡,以至于他们的修道院(即住所)里几乎都空无一人了。"1350 年过后不久,教皇克雷芒六世曾斥责各主教教区的领导人,因为后者发牢骚说,源自捐赠与遗赠的新财富已经让托钵修士们富得流油了：

> 你们有什么理由抱怨说瘟疫期间托钵修会获得了信徒奉上的很多财物呢？这种钱财是他们的正当所得。那么多教区神父逃之夭夭、抛弃其教民的时候，是托钵修士照料和安葬了他们。因此，就算是他们把自己获得的捐赠用于修建精美的建筑，使之富丽宏伟，为普世之教会增光，那么不管怎样说，这种花钱方式也比迷失于禁止的享乐与放荡之中更好。③

欧洲各地的主教辖区里，神职人员的死亡人数与占比各不相同，但一般而言，死亡比例介乎 35% 至 70% 之间，而总体死亡率则有可能是50%——大致与普通人口的估计死亡率差不多。我们会发现，就英国的主教教区来看，温彻斯特（Winchester）和埃克塞特（Exeter）为48.8%，巴思与维尔斯为 47.6%，赫里福德为 43.2%，北部的约克郡为 39.0%，而加泰罗尼亚的巴塞罗那则为 40.0%。这些数据全都源自一种叫作主教登记册（bishops' registers）的簿册，主教手下的书吏会在其中记下主教负责任命的新职位，以及其他许多的事情。17 世纪英格兰留下的登记簿册是迄今为止最完备的登记簿册集，尽管其中也有重大的缺漏之处。这些记录当中通常不会列出去世或者早已入土的神职人员，而是会列出那些有权获得圣俸、需要填补的空缺职位。但在鼠疫时期的 100 个空缺职位里，有多少是因为神职人员逃离其教众而留下的呢？有多少是神职人员死于其他原因而非鼠疫留下的呢？又有多少是神职人员被调往其他职位而留下的呢？假如范围很大且很富裕的 A 教区里的神父去世，该教区就会出现一个空缺职位。当 X 神父从又小又穷的 B 教区调任 A教区之后，第二个空缺职位就会出现：也就是说，一位神父去世，登记簿册中就会出现两个空缺职位。而那些挂名神父的情况，又是怎样的呢？

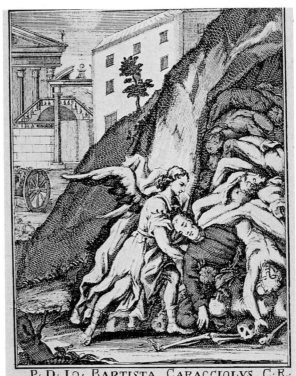

P·D·IO·BAPTISTA CARACCIOLVS C·R·
Neapolitana Grassante Lue
In Ægrotorum Ministerio absumptus,
Millibus superpositis, effractisque cadaueribus
Angelorum manu extractus;
Vt in Diui Pauli Cœmeterio, quod summe optauerat, conderetur

图 17 **17** 世纪瘟疫时期的一幅单页对开画,可能曾被人们挂在墙上,来纪念因救助瘟疫患者而死去的神职人员;在此画中的是乔万尼·巴蒂斯塔·卡拉乔利神父(Father Giovanni Battista Caraccioli)。图中一位天使正把他从一个由山坡洞穴形成的可怕万人坑里移出来。**Naples**,未标注日期。出自国家医学图书馆。

假如此人手下的代牧去世,这种空缺算没算进去呢? 此外,有些神父还会从数个教区获得圣俸,这是一种不合理的做法,叫作"身兼多职"。假如一位领有 3 份圣俸的神父去世,那么,这算是留下了 1 个还是 3 个空缺职位呢? 与中世纪的其他史料一样,主教登记册为我们提供了一些很好的信息,但我们必须妥善地加以利用,并且理解它们的局限性。

填补英格兰的空缺神职

在最近对英格兰赫里福德主教区的研究中,威廉·多哈尔(William Dohar)注意到了利用主教登记册时的一些问题;他指出说,在 1349 年稍多于 300 个领取圣俸的神职当中,有 160 个都失去了助理牧师,从而留下了空缺职位。他把 54% 左右的原始百分比适当地下调到了"38% 至 40%"这个"保守"的百分比,或者说,他认为其中有 120 位死于鼠疫。就算进行了这种调整,但严重偏离了正常水平这一点也是显而易见的:从 1345 年至 1348 年,总计出现了 28 个空缺职位,平均每年只有 7% 的空缺率。在早期对林肯主教(Bishop of Lincoln)约翰·金威尔(John Gynwell)的登记册进行研究时,汉密尔顿·汤普森发现,这个主教区在鼠疫暴发之前,平均每年大约有 106 个空缺神职,但仅在鼠疫暴发的那一年里,空缺职位就达到了 1 025 个。由于该主教区的书吏记录得特别详细,故我们得知,这些空缺职位中有 824 个是因为去世而留下的,只不过,我们并不清楚原本担任这些圣职的人究竟是怎样去世的。考文垂(Coventry)的书吏非常称职,还记下了自己所在教区那些担任圣职者的去世情况:在 1347 年 3 月到 1350 年 9 月这 3 年半的时间里,那里总计出现了 235 个与去世相关的空缺职位。在 1349 年 3 月至 1350 年 2 月那一年里,有 91% 的神职人员(214 人)死于"瘟疫"。由英王恩赐的圣职中,原本平均每年只有 100 个左右的空缺职位,可 1348 年却出现了 159 个,1349 年更是达到了 899 个。在诺威奇(Norwich),这一数字从平均的 77 个剧增到了 800 个,而在埃克塞特,空缺则从平均的 35 个猛增到了 371 个。巴塞罗那的主教记录也很完备。那里的空缺神职从 1348 年 4 月的 1 个不断上升,5 月为 9 个,6 月为 25 个,7 月则达到了 104 个。在萨默塞特(Somerset),主教手下总共有 413 个领俸圣职,但其中有 201 个职位在鼠疫时期出现了空缺。由于有几位候补者去世,故主教任命了 249 人,才填补上这些空缺。

就算在形势最好的时期,这些数字还是会让中世纪一位典型的主教及其手下的行政人员不堪重负。但是,主教们本身也失去了手下的许多行政人员,有时自己还会丧命。如前所述,英格兰最重要的主教区坎特伯雷在一年多一点儿的时间里,就相继有 3 位大主教去世。在阿维尼翁,教皇虽说幸免于难,却失去了教廷中 1/3 的官吏。英格兰相对较小的主教区罗彻斯特的书吏威廉・德内(William Dene)曾记载说,那里的主教"失去了 4 位神父、5 位扈从、10 名家仆、7 位年轻的教士和 6 名侍从,每日祈祷时竟然没有一个人来为他当助祭了"。④ 在马赛,主教及其手下的所有咏礼司铎——天主教教堂里协助主教的神父——都于 1347 年或 1348 年去世了。1349 年,在维也纳圣斯蒂芬大教堂(St. Stephen's Cathedral)的神职人员中,就有 54 位死亡。爱尔兰的 36 位主教中,也有 6 位离世。由于任何一位新任主教都须由教皇来授任,再加上整个欧洲都笼罩在瘟疫之下,因此更换主教就比更换神父要困难得多了。

就算主教仍然活着和在任,空缺的神职也有可能数月没人补替。有圣职授予权的人或主教区的官员得知有神职空缺之后,该主教区的副主教就会进行确认,然后推荐人选。一旦这些有圣职授予权的人与主教在人选问题上达成一致意见,接下来就是在必要的时候举行圣职授予典礼,神父就职,并且正式记入主教登记册中了。教会法(Canon Law)允许填补空缺神职的时间最长为 6 个月,但像沟通、授职者的偏好以及找不找得到受任神父等问题,却有可能延缓这一过程。据说,当时的主教纷纷逃离了平时居住的城市,跑到乡下的庄园里去了,并且很难找到他们。要想获任为神父,平信徒必须经历教会法规定的几个不同阶段。有些已经到了后期阶段(比如担任了教堂副执事或执事一职)的平信徒,可以在短短的 6 个月内快速获任;但在严重的瘟疫期间,连这样的候补人选很快也变得供不应求了。在考文垂,填补空缺圣职的平均时间为 40 天左右。当然,这意味着教众在 40 天里都得不到宗教引导;而最重要的是,随着鼠疫在各地肆虐,他们也没有了圣礼。

后瘟疫时期神职人员的问题

对许多的教区神职人员而言,他们从事的圣职不过是一份工作。他们也是人,所以鼠疫暴发后,他们的做法跟其他的许多人没什么两样:他们逃跑了。让·德·维内特(Jean de Venette)修士曾经撰文,如此评价法国的教区教士:"胆小的神父纷纷离去,将履行圣祷的职责留给了常规教士⑤,后者往往更加勇敢。"在鼠疫时期的史料中,宗教改革运动之前的天主教和新教神职人员抛弃教众或者逃离教区是一个反复提及的主题。有些神职人员只是顾及自己的安全,但最恶劣的罪人还是那些因贪婪而逃走的神职人员。在罗彻斯特大教堂里位高权重的威廉·德内曾谴责说,有些

> 神职人员对忏悔者应有的牺牲精神不屑一顾,一心钻营,跑到薪俸可能比其圣俸更高的地方去。结果,许多教区神父都未能履行圣职,而高级教士和教区长也没有强大的权力去约束他们。因此,在神职人员与平信徒之中,每天都会冒出各种宗教危险。

瘟疫过后,诸多机会与更高的薪水吸引了教士阶层,就像它们吸引

了劳动阶层一样,从而促使主教们颁布了圣俸上限,同时还实行严厉的控制。在引入其制定的行为规范,旨在将神职人员的圣俸和采邑限制到瘟疫之前的水平时,大主教西蒙·伊斯利普曾经遗憾地说他手下的神职人员"对其毫无厌足的贪婪正在可鄙而有害地被平信徒中的其他工作人员当成榜样这一点并不感到羞耻,(而且)如今对于治愈心灵的职责不以为意"。他还接着说道:

> 可如今的神职人员们既拒绝承担治愈心灵的责任,也不愿以共同的仁慈之心来承担其治愈之职,而是完全弃这些责任于不顾,反倒专注于举行纪念性的弥撒和其他的祷告仪式,对于这些仪式,他们也不满足于获得适当的薪俸,而是要求获得过多的薪俸。

在中世纪晚期,富有的平信徒开始要求举行那种不是与教众一起,而是由神父单独举行并且代表个人或家庭宗教需求的弥撒,而教会也会为他们提供这种服务。此种弥撒常常是为了纪念逝去的人而举行的,因为当时的人认为,这有助于减少逝者在炼狱里经受苦难的时间。男性和女性都会在遗嘱中留下举行弥撒的条款,有时还会修建一整座礼拜堂,其中有固定的神父。由于神父举行唱诗弥撒或吟诵弥撒,所以这种小教堂也被称为"弥撒堂"(chantry)。这种职位的圣俸无疑比某个低等教区里的圣职优厚,而神父必须承担的义务也最少。由于鼠疫有着各种不确定性,所以世人对这种"私家"神父的需求也日益增加,于是,许多人都抛弃了他们的神父职责。在为《耕者皮尔斯》(*Piers Plowman*)一书所写的序言中,威廉·朗格兰(William Langland)讽刺了这样一些人:

> 在基督的统领下,拥有治愈方法,以剃发为标志,
> 表明他们理应听取教众的忏悔并且赦免其罪,

> 应向教众布道、为之祈祷,满足穷人所提的要求——
>
> 可在伦敦,在四旬斋(Lent)和其他时候,他们却呼呼大睡。

朗格兰在14世纪70年代写下了这些话,当时距鼠疫首次暴发已经过去了20多年,可这些问题以及他的憎恶之情却仍历历在目。

> 教士与教区神父向主教抱怨不停
>
> 称自鼠疫时期以来,他们的教区都很贫穷
>
> 其目的只是获得许可,前往伦敦生活
>
> 在那里颂扬买卖圣职,因为银币令人愉快。⑥

这位诗人认为,弥撒礼拜堂就是买卖圣职的一种形式,是有关教会祈祷或礼拜的一种不法买卖。朗格兰笔下的这些人物很可能并不想丢掉教区的那份圣俸收入,而是想通过小教堂里的礼拜来增加收入,这增加了身兼多职和不在其位的恶习。

就算不在其位、身兼多职或弃教区而去都不成问题,神职人员的圣俸或者福利过多也仍然是一个问题。正如西蒙·伊斯利普指出的那样,神职人员的高薪要求为世俗百姓树立了一个很坏的榜样,破坏了整个社会的秩序。英国修士亨利·赖顿曾称,由于

> 神父到处都严重不足……一个人几乎不可能以少于10英镑或者10马克*的价格请一位教士来主持任何的礼拜仪式;而在瘟疫暴发之前,神父却供过于求,一个人只需4或5马克就可以请来一位教士,若是提供食宿的话,只需要2马克,可在如今这个时代,几乎没有人

---

* 马克(mark),此处指旧时的一种银币,面值为13先令4便士。

会接受 20 英镑或者 20 马克的代牧圣俸(vicarage)⑦ 了。

神父们也许有资格表现出一定程度的下等工人阶层所没有的专横自大，但是，只要教会领袖们没有正式认可惯例方面的变化，那么这种变化就是不好的。差不多就在朗格兰写下前文中那种评价的同一时间(1378年)，坎特伯雷大主教萨德伯里的西蒙(Simon of Sudbury)也将手下的神职人员描述为

> 受到贪婪恶习的不良影响，他们不满足于合理的圣俸，而是索求和接受过的薪资。过高的薪资让这些贪得无厌、苛求挑剔的神父富得流油，他们放纵无度、自甘堕落，其中有些人在满足了口腹之欲后，还一头扎进了罪恶的渊薮。

尽管如此，他还是把神职人员的法定圣俸从 5 马克提高到了 7 马克。在中世纪的世界里，重要的往往不是做了什么，而是什么人做的。顺便说一句，在 1381 年的农民起义中被愤怒的暴民抓住并处决的，也正是这位萨德伯里的西蒙。

到了西蒙大主教的那个时期，全新一代神职人员已经招募、准备和安置到位了，但显然那场灾难的影响仍然在不断地反弹。这个问题的部分原因就在于后瘟疫时期这个新神职人员阶层的特点。亨利修士继续对他的同时代神职人员进行分析，他如此记述道：

> 很快，一大批在瘟疫期间丧妻的鳏夫便涌入了神职人员的行列。其中，有许多人都不识字(指不识拉丁文)，比平信徒好不到哪里去——因为就算是识字，他们也并不理解自己读到的内容。⑧

或许更糟糕的是,这些新的神职人员候选人年纪都不到 24 岁,而 24 岁是传统上教会规定能够担任圣职的最低年龄。1349 年 1 月,都柏林的大主教(Archbishop of Dublin)获准授予 20 名不到法定年龄者和 30 名私生子圣职。主教区向他们收取酬金,每次还会为获得这种特许而向罗马教廷支付费用。在 1363 年瘟疫期间,由于需求极大,都柏林的大主教还收到了一份招募私生子的通用特许令。约克主教区也一样,许多不到年龄的人和私生子都进入了神职人员之列。从 1344 年到 1346 年,约克大主教平均每年授任 132 人圣职,但从 1349 年到 1351 年,这一平均数却剧增到了 402 人,其中光是 1350 年就授任了 724 人。相比之下,在禁止这两类人担任神职人员的赫里福德主教区,1346 年授任了 156 人,1350 年却只授任了 86 人,1351 年这一数字还减了半,而在整个 14 世纪 50 年代,该主教区每年授任的神职人员也不过三四十人罢了。

托钵修会中神职人员的损失并不少于主教区,他们在补充队伍的过程中也碰到了类似的问题。然而,与地方主教不同的是,多明我会或方济各会的领导层并不急需招募助理牧师,而且修士们也没有被弥撒礼拜堂的优厚圣俸所吸引离去。多明我会是一个特别看重所招修士才智的修道会。1348 年鼠疫暴发期间,他们召开了一次多明我会全体大会(Chapter General of the Dominicans)。与会者一致认为,有必要吸收年轻和聪敏的人加入多明我会的所有修道院,并且决定,人员招募不太成功的分会为修士人数较多的分会提供经济支持。他们还禁止转卖属于已故修士的大学教科书,因为它们可能有利于培养新的多明我会修士。此外,他们也看到了开设本地文法和音乐学校的价值,因为他们可以经由这些学校招募到合适的人选。但过了 28 年,其间经历了 3 场严重的瘟疫之后,全体大会承认修道会已经到了不得不接纳 10—14 岁的孩子为修士的地步了,而其中的大多数孩子其实既无才智天赋,也无精神毅力。入会前,这些男孩子中几乎没有几个人能读会写,而入会之后,学会读写的人就更少了。与社会上大多数领域的情况一样,那些掌握技能、可以传授本领的人都染疫而亡,整个行业受到了重创。方济各会的一位编年史家对这种影响进行了反思:

> 就在 1348 年这一年,整个世界暴发了一场严重的瘟疫,修道会中整整有 1/3 的人都只能自食其力。正因此,一度在天主的教会(Church of God)中无比荣耀、熠熠生辉的方济各会才开始衰落和变得黑暗起来,因为有太多圣洁而博学的神父与修士去世了。

在 15 世纪 70 年代末期,多明我会的传记作家乔瓦尼·卡罗利(Giovanni Caroli)也对他所在修会在宗教和知识分子方面的损失进行了类似的思考:

> 随着一些主要人物去世,见习人士取而代之,各个宗教修会本身也走向了毁灭。无论何时,这都是一件极其痛苦的事情,因为人们经历了多年的训练,付出了巨大的努力之后,却会在不到 1 个小时的时间里就与世长辞。此前人们在准备从事和支持各种杰出事业时付出的所有努力,如今都变得徒劳无用了。⑨

具有讽刺意味的是,由于他们的献身精神和制度性贫困,在死于鼠疫者太多而导致的财富重新分配过程中,这些托钵修士却获得了巨大的利益。尽管教皇克雷芒赞扬了托钵修士们的自我牺牲精神,并对他们新获得的财富赐予了祝福,但本笃会修士雷丁的约翰(John of Reading)却在 14 世纪 60 年代撰文,谴责了这种情况带来的影响:

> 万恶的贪欲致命地损害了……托钵修士。经由告解与遗赠,大

量财富向他们滚滚而来,数量之多,以至于他们几乎不愿再屈尊接受祭品⑩了。他们忘掉了自己的修道誓约,忘掉了令他们保持绝对贫困和进行托钵化缘的教规,开始贪恋世俗之物与肉体之欲,而不是向往天堂了。⑪

反教权主义

约翰的评价反映出了当时欧洲社会中一种方兴未艾的趋势,即反教权主义。社会上的许多人,甚至包括教士们本身,都对各级神职人员日益感到不满起来。一些诗人和神学家猛烈抨击了教皇权力从罗马转移至阿维尼翁(1309—1378 年)的做法,抨击了教廷的奢华生活。修道士们素有懒惰和贪吃的恶名,教区神职人员也因通奸、贪婪、愚昧无知和普遍的腐败堕落而受到了谴责。反教权的文献资料可以追溯到 12 世纪,但到了 1350 年之后,反教权主义的表述和行动才变得频繁与激烈起来。其中最有力的批评来自像萨德伯里的西蒙这样深感失望的主教,以及像约翰这样感到愤怒的神职人员。更加危险的抨击则来自教会外部的人士,比如彼特拉克(Petrarch)和薄伽丘、乔叟(Chaucer)和朗格兰、罗拉德派(Lollards)和胡斯派(Hussites)。一些神父在瘟疫暴发初期的怯懦或不道德之举,助长了民众对神职人员的抨击,而教会与世俗当局在瘟疫暴发之后经常采取严厉措施也是因此。有的时候,这种抨击不只是说说而已。14 世纪晚期,尤其是在瘟疫暴发期间,对神父和主教们进行人身攻击的现象变得日益普遍起来。

到了 16 世纪,新教将会重新定义它在基督教会中的领导地位,摆脱天主教神职那种可控制的等级制度。尽管我们不能有目的地将宗教改革运动的原因直接归咎于黑死病,但我们可以从黑死病的影响中,看出重塑了中世纪晚期欧洲宗教格局的种种变化的根源。对神职人员的公开不满与不信任,导致许多信徒获得了更大的宗教自立性。在一代又一代人中反复暴发的鼠疫,逐渐削弱了人们一度珍视的那种认为神职人员对人类与上帝保持良好关系来说必不可少的观念。经济上的混乱局面既让许多城市居民和农民富了起来,也让教会及其领袖们富裕起来,这引发了一些心怀嫉妒者和圣人的愤怒。

黑死病与修道院

修道院的生活

与毕生致力于治愈灵魂的教区神父和托钵僧不同,修士与修女们都隐居在修道院里,将他们的一生献给了圣本笃(St. Benedict)这位罗马天主教的集体隐修制度之父规定的"祷告与工作"。本笃会的隐修制度确立于公元6世纪,是西方占主导地位的隐修形式;只不过,天主教有其不同的隐修形式,而东正教也有自己的隐修传统。有些修士和修女像隐士一样,要么生活在真正的荒野之中,要么生活在教堂的一个小房间里,完全与世隔绝。本笃会的修士与修女们,都奉守着每日弥撒、集体祷告和用餐等严格日程。他们都发过誓,要保持贫穷、圣洁、遵守教规、服从修道院院长的命令(修女们有自己的修道院)。理想的修道院是一个自给自足的社区,所有修士都会在修道院的土地上劳作,种植他们所需的粮食,并在修道院的作坊中工作,生产他们所需的其他一切物品。事实上,有些修道院还变成了出口产品的生产中心,能够生产出特别优质的啤酒或葡萄酒、珠宝和宗教工艺品,或者插图精美的手稿副本。许多修道院还开办了学校,培养年轻的男孩子成为神职人员或者去上大学,或者培养年轻的女孩子到修道院里当修女,或到更广阔的社会上去为人妻和为人母。

通过这些和其他的很多手段,中世纪的修道院为它们从中招募修士的这个世界提供了服务。然而,随着时间的推移,作坊生产和修道院唱诗班的需求日增,导致修道士们不再在土地上劳作了。在数个世纪的时间里,许多虔诚的基督徒把大量的土地捐赠或者遗赠给了修道院,作为对修士们代祷的报答;而在采邑制度下,这种土地都是由农民去耕作。于是,修道院变成了大地主,它们拥有的土地面积堪比等级最高的贵族。由此积聚起来的财富不但确保了修士们的安全,还让他们获得了远高于当时大多数欧洲人的生活水平。只要遗嘱制定者和其他人继续支持修道院,只要年轻人继续寻觅能够虔诚祈祷的群体,修道院就会蓬勃发展。1348年,修道院制度依然在整个欧洲图景中根深蒂固,只不过,刚刚崛起不久的托钵修会以及拥有学校、工匠与货币经济的城市不断发展,已经开始削弱这种制度了。

修道院的医疗

修道群体在某些方面有别于中世纪其他的宗教团体。这里不存在家族或者社会(阶层)差别,所有修士都是成年人,或者近乎成年。除了仆人与农民,整个修士群体都是受过良好教育的人,可以利用常常属于整个地区最好的图书馆。除了修道院院长,所有修士都应睡在集体宿舍里。本笃会会规给修士们规定了一种清心寡欲的素食性饮食,但这种饮食也提供了相当均衡的营养。会规还坚持要求,修士的着装应与气候相宜。由于人们希望修道院永远屹立不倒,因此它们往往是用石头和实木精心建造而成。它们无疑都通风良好,但与大多数富裕农民那种抹灰篱笆墙和茅草屋顶结构的房屋相比,甚至跟欧洲城镇中日益增多的半木制房屋相比,它们都要坚固得多。

由于修士们居住得非常密集,因此保持修士们的健康就成了一个首要的问题。圣本笃自己曾经写道,"首先和最重要的事情,就是照料好病人"。他还做出了规定,允许生病的修士有特殊的饮食,其中包括肉类,并且减轻他们的工作量。9世纪有一幅描绘一座理想修道院的著名平面图,即"圣加尔平面图"(Plan of St. Gall);其中,生病修士们的住处和服务设施都位于修道院的一个角落里。我们在这里可以看到主治医生的住处、草药园、医疗用品储藏室、重病室、为修士们定期实施放血疗法的房间,还有病人专用的礼拜堂、回廊、厨房和浴室。到了中世纪盛期,一些较大的修道院里都设立了隔离病人和照料老人的医务室,还有一位专门任命的医务室主任(Master of the Infirmary),此人的助手被称为"看护员"(infirmarii)。在坎特伯雷的克赖斯特彻奇(Christchurch),医务室主任每天都会进行巡视,给病人喂食,往病人身上洒圣水,跟病人一起或者为病人做祷告。此人负责的医务室是一个长达237英尺的大厅,里面的病床都垂直于墙壁摆放,中间有可移动的屏风或者帘幕隔开。到了15世纪晚期,大厅被分隔成了一些较小的固定病房,每间病房里有6张床位。修道院里的这些设施,成了后来城市医院的原型,后者常常也是由天主教国家里的宗教团体提供服务。到14世纪时,其中的许多机构都已有数百年的历史,它们收藏了许多的医学经典,以及描述植物药用特性的草药文献。

修道院里的死亡

虽然在地理上,欧洲的修道院一般与邻近的其他城市建筑隔离开来了,或者相互之间有墙壁隔开,但始终都有络绎不绝的访客。修道院的大门向所有人敞开,无论健康与否,从皇帝、王室或教皇的代表团到贫苦的朝圣者,从带着堆积如山的大车或者现金去购买修道院所产物品的商人到以实物付租、破衣烂衫的农民,从当地的贵族和恩主到其他修道院的修士和修女,什么样的人都有。不论瘟疫是怎么进入修道院里的,一且进入,它就会像点燃的火绒一样蔓延开来。由于修士们都识字,并且喜欢做书面记录,因此他们留下了大量描述鼠疫对修道群体所产生影响的史料。

迄今还没有人对记载修道院里死亡人数的所有存世文献进行过研究,但 14 世纪 40 年代末期公布的数据与轶事证据,读来却让我们觉得非常恐怖。著名诗人弗拉奇斯科·彼特拉克(Francesco Petrarch)的弟弟盖拉尔多(Gherardo),曾经是法国南部蒙楚科斯修道院(Chartreuse of Montrieux)里的一位加尔都西会修道士(Carthusian monk)。加尔都西会的修士们都过着集体的隐居生活,各人都有自己的房间,并且会避免不必要的人际接触。尽管如此,在会中的 35 位修士相继病倒和死去的过程中,盖拉尔多还是照料着他们,直到最后只有他一个人活着,成了唯一的幸存者。通常情况下,法国的加尔都西会每年损失大约 100 位修士,可在 1348 年,这一数字却激增到了 465 人。佛罗伦萨的天使圣母教堂(Santa Maria degli Angeli)里,28 位卡玛尔迪斯会(Camaldolese)⑫修士全都病倒了,最后只有 7 人幸免于难。在英格兰的莫城修道院,43 位修士中死了 33 位,且其中所有的世俗仆人都死了。离伦敦不远的威斯敏斯特修道院(Westminster Abbey)里的本笃会修士不但失去了院长,而且修士们的死亡率也达到了半数之多;纽文汉姆(Newenham)的 23 位西多会修士中,竟然死了 20 人。埃利大教堂(Ely Cathedral)里的 54 位教士死了 26 位;这些人像修道士一样,过着集体生活。

至少在一些较大的修道院里,修士们的医疗护理与个人照料水平必定与几乎任何地方一样好。修道院里的草药师可能比其他药剂师更愿意为病人减轻痛苦,并且没有人会担心医者把赚钱当成治疗目的。修道院的生活以一种清心寡欲、认为痛苦对精神有益的理想为基础,而这种思想也证明了整个群体正在共同承受的可怕经历的价值。由于基督教认为世人须自我牺牲才能获得救赎,认为肉体最终会死亡,所以家庭之外的医疗保健对看护者其实比对患者更加重要。从事基督教的慈善活动则能够用人类医学永远无法拯救肉体的方式，来拯救一个人的灵魂。

瘟疫对修道院制度的影响

14世纪晚期，各种修道院的遭遇都削弱了修道院制度本身，导致这种制度比以往更加脆弱了。像农村里的许多村庄一样，有些修道院干脆关门大吉，幸存下来的修道士则搬到了受灾较轻的住所。废弃修道院的土地会并入实力较强的修道院的土地之中，或者进行重新分配。修道院与其他地主一样，因为地租下降、劳动力锐减和村庄荒芜而损失惨重；但与其他地主不同的是，修道士能够承受收入上的损失，因为他们在世间的使命几乎不怎么需要现金支出。意大利北部的修道院曾经抱怨说，雇用工人的费用昂贵、战争蹂躏、葡萄酒与谷物短缺、当地贵族争斗引发的暴力，以及"重负、苛捐杂税、补贴（和）强拿索要"等问题⑬几乎每天都在增加。许多修道院都解雇了那些突然变得贪婪起来的仆役，修士们甚至不再吃某些昂贵的食物。辞世的善人遗赠的现金与实物（包括弥撒费用）都有所增加，由此弥补了其中的部分损失。由于人数减少，欧洲北部的修道士个人受益更多了，这有助于招募新的修士。地方上对修道院进行的研究往往表明，人员减少的现象反弹得相当迅速。然而，对当时死者的遗嘱进行的研究却表明，从长远来看，随着人们对托钵修士的施舍增加，民众对修道院的支持力度下降了。随着整个社会出现生育冲动，进入修道院的年轻女性数量大幅下降了，而女性修道院和修道会收到的捐赠和遗赠物的价值也大幅下降了。

俄国东正教的修道院与西方的天主教修道院形成了一种有趣的对比。按照拉多涅日的谢尔盖（Sergius of Radonezh）确定下来的模式，一位隐居的修道士搬离修道院并定居下来，将新的修士引至身边之后，新的修道院就会脱胎于原有的修道院而逐渐萌芽。在地方土地所有制度下,规模很小的新群体能够利用接管土地的方式逐渐壮大起来。那些土地原本一直由已经被瘟疫消灭的一些农民群体进行清理和耕作。农民大量死亡之后,修道士们在农产品市场上的作用迅速扩大,而且在地方税费方面的各种宗教豁免权,给他们带来了一种决定性的优势。城市里的新修道群体,也因为捐赠、遗赠以及直接攫取废弃教堂的土地和建筑而在影响力与实力方面有所增强。西方已经形成了一个由无数宗教修会组成的复杂网络,比如隐修会和托钵修会,还有教区和主教区;可在信奉东正教的俄国,情况却要简单得多,虔诚恩主的选择也要少得多。

瘟疫对教会的影响很复杂。像医学一样,宗教既没有控制住瘟疫,也没能遏制其影响。那些承担着为人类福祉祈祷之责的人,显然没能安抚住愤怒的上帝;而那些负责照料人们精神需求的人,常常也效仿福音书中的"坏牧羊人",惊恐地逃之夭夭了。然而,许多宗教领袖确实坚守着岗位,承担了他们的责任:主教们努力接替那些垂死的神职人员,修道士们留下来陪在临死会友的身边,神父们冒着生命危险,一视同仁地为教区居民和陌生人举行临终祈祷。教会在经济上富裕起来了,但也正是那种财富催生了腐化堕落,引发了批评指责,从而导致了宗教改革运动。

注释

① Rosemary Horrox, ed., *The Black Death* (New York: Manchester University Press, 1994), p. 272.

② Horrox, *Black Death*, p. 54; Charles F. Mullett, *The Bubonic Plague and England* (Lexington: University of Kentucky Press, 1956), pp. 113 - 114.

③ Horrox, *Black Death*, p. 36; Jacqueline Brossollet, "Quelques aspects religieux de la grande peste du XIVe siècle", *Revue d'histoire et de philosophie religieuses* 64 (1984), p. 60.

④ Horrox, *Black Death*, p. 71.

⑤ 指属于某个修会,并遵从一种特定生活规则的神职人员;其中包括托钵修士。

⑥ Horrox, *Black Death*, pp. 55, 72 - 73, 307; J. B. Trapp, *Medieval English Literature*(New York：Oxford University Press, 1973), p. 354.

⑦ 一种替代教区神父的职位,通常圣俸极低。

⑧ Horrox, *Black Death*, pp. 78 - 79; Christopher Harper-Bill, "The English Church and English Religion after the Black Death", in *The Black Death in England*, ed. W. M. Ormrod and P. G. Lindley (Stamford, UK：Paul Watkins, 1996), p. 91.

⑨ Brossollet, "Quelques aspects", p. 56; David Herlihy and Christine Klapisch-Zuber, *Tuscans and Their Families*(New Haven：Yale University Press, 1985), p. 85.

⑩ 指自愿奉献的东西。

⑪ Horrox, *Black Death*, p. 75.

⑫ 卡尔玛迪斯会与西多会都属于经过了改革的本笃会分支修道会。

⑬ Samuel Cohn, *Death and Property in Siena*, *1205 - 1800*(Baltimore：Johns Hopkins University Press, 1988), p. 33.

第六章
在传染病院

　　无论人们曾经多么强烈地想要相信瘟疫源自上帝的烈怒、天体的合相或者污浊的空气，但他们都决定迅速行动起来，仿佛瘟疫是在人与人之间或者通过"受感染"的物品直接传播一样。在《十日谈》一书中，薄伽丘举过一个著名的例子，说有头猪在一名染疫死者的衣物中拱来拱去觅食，然后很快就染病死了。当时的人认为，接触［touch，它是"传染"（contagion）一词的由来］、呼吸、体味，甚至是所谓人们眼中发出的光线，都会传播这种疾病。人们逃离的时候，不但是避开了污浊的空气，也是逃离了身边有可能让他们"染上"鼠疫的病人。1348 年和 1349 年，薄伽丘和其他许多作家都评论过父母遗弃子女、兄弟相弃等诸如此类的现象——这显然是一种道德沦丧，但在人们确实有可能感染疾病的时候，也是一种谨慎的自我保护行为。市政当局往往会慢慢地将这种理论的含义变成官方举措，可一旦这么做了，当局就会用一种常常看上去很不人道的野蛮态度行事。第一步就是把病人隔离在自己的家里，然后就是将那些有可能已经染病的人隔离起来。官员们最终还扩大了"封闭"的范围，给患者兴建了特殊的住处；这种住所常常不过是位于城墙之外的棚屋罢了。随着时间的推移，当局接管了一些更大的场所，比如医院和修道院，将它们用作鼠疫医院。最后，一些较大的城市兴建了专门的"传染病院"，用于收治患者和隔离潜在的感染者。到了 17 世纪中叶，欧洲各地的官吏都在拼命地采用所有的这些措施。

封 闭 措 施

自愿隔离

1665 年 7 月 14 日，正值鼠疫席卷各地之时，伦敦的一位杂货商把自己、妻子、儿子、3 个女儿和 1 名学徒全都锁在了家里。此人已经储备了充足的食物、水和药品，靠一名一直守在雇主家窗外的仆人亚伯拉罕（Abraham）与外界保持着联系。亚伯拉罕送来他们所需的给养或者最新的"死亡名单"（Bills of Mortality）时，杂货商会打开二楼的一扇窗户，向外发射火药以净化进入的空气，然后用一只篮子把东西吊上来。那位仆人会点硫黄或火药对收到的信件进行熏蒸，并且喷上醋，然后才装入篮子里吊上去，而杂货商打开信件之前还会熏上一次。最后，亚伯拉罕染上鼠疫死了，一名老妇又向这一家子推荐了一个叫作托马斯·莫林斯（Thomas Molins）的仆人，后者已经感染过鼠疫，却幸存了下来。这一家人开始遭受坏血病之苦后，莫林斯给他们送来了柠檬与酸橙。其间家里有人感冒时，他们吓了一大跳，不过全家人都活了下来。莫林斯死后，一个全家都已去世的巡夜人接替了他，直到当年 12 月这一家子搬到了伦敦的郊区。这一行动是杂货商根据官方发布的"死亡名单"中显示的死亡趋势而采取的。

我们可以把这种类型的自我隔离与伦敦一位内科医生，同时也是塞缪尔·佩皮斯邻居的伯内特医生（Dr. Burnet）的自我隔离之举比较一下。1665 年 6 月 11 日，佩皮斯曾步行经过那位医生的住宅：

看到可怜的伯内特医生家的门是关着的。但我听说，左邻右舍对此

人都颇为感激，因为是他本人率先发现（仆人威廉感染了鼠疫），然
后主动把自己关在家里——这是一种非常了不起的做法。

伯内特后来被人指控说他误杀了威廉，并在同年 8 月 25 日死于鼠疫。
佩皮斯觉得这件事情的发展相当"奇怪，他的仆人早就死了，这个月他家
又开门了。如今他本人也死了——真是个不幸的可怜之人"。实际上，
伯内特是在对一名鼠疫患者进行了尸检之后死去的。①

　　第三个例子无疑也是其中最著名的一个，那就是英国德比郡
（Derbyshire）伊亚姆村（Eyam）的全村隔离。虽然那里远离伦敦，但伊亚
姆的村民还是感染了瘟疫。据说，是 1665 年 8 月从鼠疫肆虐的首都运
来了一车布匹，他们才染上了鼠疫。收到这批布料的裁缝第一个死去，
接着又死了很多的村民。时年 28 岁的牧师威廉·蒙佩松（William
Mompesson）肯定地告诉大家，说最好的办法就是他们全部留下来，不要
逃跑。于是，所有的村民都留在那里，承受着鼠疫肆虐带来的苦难。伊
亚姆的村民与邻村之间设立了一道防疫封锁线，无人可以越过，而村民
所需的给养则会放在指定的地点。伊亚姆的村民靠着附近村庄的施舍
生活，反过来，其他村庄则因伊亚姆村的牺牲而得以幸免。村中的母亲
亲手埋葬了孩子，儿子则亲手埋葬了自己的父母。这场瘟疫持续了 14
个月之久，夺走了大约 260 位村民的性命，在最邻近的地区幸存下来的
还不到 100 人。

欧洲的强制隔离

　　选择主动隔离自己、家人或者所属的群体是一回事，用武力强制实
施这种隔离则是另一回事。1348 年首度出现一些鼠疫病例之后，米兰
便开始采取强制隔离措施了。当时的米兰政府由领主贝尔纳博·维斯
孔蒂（Bernabò Visconti）领导，而不是由民选议会统治，所以能够迅速而

毫不手软地采取行动。他们把最初发现的少数患者及其家人都封锁在自己的家里，直到所有人都死去，或者幸存下来的人证明身体健康才作罢。阿尼奥洛·迪·图拉（Agnolo di Tura）曾报告说，当时只死了3户人家，因此米兰并未遭遇意大利其他城市的种种可怕厄运。不过，在后来的瘟疫中，米兰没有再度获得成功，而在15世纪晚期以前，意大利的其他城市也没有效仿米兰的做法。

不论是由于空气污浊的理论、缺乏可供组织的资源，还是隔离对人类尊严的侵犯，反正中世纪晚期没有几座城市采取过这种做法。在大多数情况下，倡导这种政策的政府——比如维斯孔蒂领导的米兰、大公治下的佛罗伦萨以及伊丽莎白治下的英格兰——都属于组织有序的威权政府。就许多方面而言，这种行为也反映出了政治理论与实践中冷酷无情的新基调。有很多16世纪早期由荷兰人文主义者德西德里乌斯·伊拉斯谟（Desiderius Erasmus）所写的信函存世，他在其中一封中描述并讨论了强制隔离带来的道德问题："在意大利，瘟疫迹象甫一出现，房屋就会上锁封闭，照料患者的人也会被隔离起来。有人说这样做很不人道，可实际上，这才是最高的人道，因为正是有了这种预防措施，瘟疫才得以被遏制，才只有少数人死亡。"[②] 在长达两个世纪的时间里，这种做法一直都饱受争议。

为何要隔离 40 天？

在希波克拉底看来，得病的第 40 天属于"关键"之日：如果存活了那么久，那么病人肯定痊愈了。

在犹太—基督教传统中，40 天则是一段宗教涤罪期。

所谓的"炼金术士月"（alchemist's month），每月也有 40 天。

1557 年,荷兰的鼠疫患者都受到了严厉的对待。家人虽然可以决定是否留在家里照顾患者,但一旦留在家里,就不能再出来。当局会用一条上锁的铁链和一道篱笆,将整座房子围起来,还会在门上挂上一束稻草,作为标记。从那时起,莱顿的稻草商就不准再用稻草捆的实物来做广告了,此时,他们只能展示绘制出来的稻草图片。海牙(Hague)的鼠疫患者家门上会标有"PP"字样,表示"有瘟疫"(plague present);在鲁尔蒙德(Roermond),当局则把印有"耶稣"一词的锡板贴在瘟疫患者家的前门上。所有门窗必须一直关着(这是一种常见的规定),只不过,荷兰人每天可以把门的上半部分打开一小段时间。凡是去过患者家里的人,此后的两个星期内在公共场合都须携带一根白色手杖。最后一位患者死亡或康复之后的 6 个星期里,那些留在家里的人可以离家去购买东西或到教堂去做礼拜,但在阿姆斯特丹,他们只能到圣安东尼礼拜堂(St. Anthony's Chapel)去。这些人也须携带一根白色手杖,并且不能靠近水井或者其他的水源地。

在英格兰的发展

伦敦将鼠疫患者隔离起来的做法始于 1518 年红衣主教沃尔西治下。但是,在伊丽莎白女王的政府之前,这种措施只偶尔实施过;该政府在一个瘟疫之年成立后,便开始采取更加有力的协调措施,来遏制瘟疫的影响。1568 年,鼠疫患者的住宅要封闭 20 天,且不管有病没病,患者的所有家人都必须关在家里。他们的门上都钉着一张写有祷词的纸:"主啊,请怜悯我们。"一个由教区支付工资的"诚实孤身者"每天给他们准备食物,并且在需要的时候去请掘墓人。必要之时,食物的费用由市政府支付,而官员们会把患者的所有衣物和被褥付之一炬。1578 年,英格兰再度实施强制性的瘟疫法令,将隔离期延长到了 6 个星期。这种趋势还在朝着更加严格的强制隔离措施发展:1604 年,议会宣布巡夜人可以使用"暴力"来约束隔离者,身上带有明显的鼠疫疮疤的人若是外出到公共场合,有可能被视为罪大恶极者并被处以绞刑,身体健康的隔离者若是被人发现非法外出,则有可能被当成流浪汉而受到鞭笞。英国的地方城镇在实施这项政策时都碰到了问题,尤其是在供养那些无力谋生的贫困隔离者方面。1593 年向郡里寻求帮助时,莱斯特的市长曾对亨廷顿伯爵抱怨说,他们很难获得供养贫困隔离者的资金,应对瘟疫的支出已经上升到了 500 多英镑。该市当时正在为每家每户提供"肉、酒、火炭、蜡烛、水、肥皂,(以及一个)看守"。不过,即便是国家的首都,也没有会获得支持的保证。1593 年,伦敦的清教徒威廉·雷诺兹(William Reynolds)曾给伊丽莎白女王手下的伯利勋爵(Lord Burghley)写了一封措辞尖刻的信称:

> 据我本人所知,有位患病的孕妇即将生产,在极大的痛苦中挣扎,她和孩子都死了,竟然没有一个人前去施以援手。啊,你们是狗,啊,你们是魔鬼,你们是坏透了的恶棍,用野蛮的方式把患者锁起来,毫不顾及他们,在他们需要的时候也不去看一看。③

差不多与此同时,言辞同样犀利且早期曾当过疫病医生的内科医生西蒙·福尔曼(Simon Forman)发现,自己竟然跟一位明显已经染病的仆人被关在一起隔离;对此,他感到极不高兴。在后来撰写的一本瘟疫小册子里,他曾如此悲叹说:

> 啊,一个国家里那些可恨的毛虫是多么恶毒啊。他们也许认为,我既没有用金钱买通瘟疫,也没有出国去探寻疫病。可这是至高者(上帝)降下的……上次瘟疫期间,我没有从他们身边逃离,当时他们曾因我的存在和建议而感到欢喜。那时我既没有不怜悯任

何人，也没有像他们对待我一样，把我家的大门关上。④

　　1604 年，索尔兹伯里（Salisbury）有 20％的人都被隔离了（411 户，共计
1 300 人），而斯塔福德郡（Staffordshire）的一个小村庄斯通村（Stone）里，则
存在着 115 户隔离家庭。富人试图通过隐瞒染疫死亡的情况来逃避隔
离，连一些不可一世的权威人士也要过这样的花招。1604 年，格洛斯特的
市议员约翰・泰勒（John Taylor）家里有名仆人死于鼠疫，这一家子便偷偷
地把仆人埋掉了。第二名仆人也染上了此病，并且接受了一位女性医生
的治疗。在一场晚宴上，这名染病的仆人甚至侍候过格洛斯特的好几位
市政领导人。直到这名仆人和另外几人都死了之后，这一欺骗行径才暴
露出来。泰勒被罚了 100 英镑，而泰勒家也被封闭隔离起来了。然而，泰
勒的儿子竟然破门而出，并且威胁说不管是谁，要是再想把他家的房子封
上，他就开枪打死这个人。治安官抓住了他，把他关到了该市的牲口棚里。
　　1665 年"大瘟疫"期间，伦敦继续采取这种措施，而人们的争论也依然
很激烈。有些人埋怨说，这是用牺牲病人的办法去挽救健康的人；有些人
声称，这种做法触怒了上帝，延长了疫情的蔓延时间；还有一些人则指出，
这种政策的作用实际上适得其反。在一本名为《封闭染病之宅》（*Shutting
up Infected Houses*）的小册子中，姓名不详的作者曾指出："传染可能导致
了数千人死亡，可封闭已让数万人丧生。"20 年之前，英王查理一世（King
Charles I）的专职教士约翰・费尔蒂（John Fealty）曾为"他相识的一位贵
妇"写下了《抗疫之泪》。此书在"大瘟疫"期间重印，发行量极大：

　　　　瘟疫吞噬了一切，哀鸿遍野。于是，访客就这样死了，却不知死
　　因是什么。疾病在召唤，饥饿在呼唤，匮乏在呼唤，痛苦在呼唤。一
　　切都汇集起来，汇集在可怕的和谐中，汇集在恐怖的不和里，召唤着
　　我们的崩溃，欢呼着我们的毁灭。⑤

在封闭的房屋内部,恶臭的气味一定极其难闻,因为人与动物的正常体味与用于熏蒸的东西点燃之后散发的烟雾混合在一起,有硝石、焦油、烟草、树脂、硫黄、火药,以及较富裕家庭所用的香木、较贫困家庭所用的旧鞋子和皮革废料。难怪人们会反对当局的做法,难怪会出现像年轻气盛的泰勒或同样实行隔离政策的德国汉堡(Hamburg)市那 3 个破门而出、逃到乡下的人。后来,官员们发现那 3 人因染病而死在一座谷仓里,便立即将那座谷仓烧掉了。1665 年那场"大瘟疫"暴发的半个世纪之后,英国作家丹尼尔·笛福撰写了他那部令人震惊的"史书"兼警世故事《大疫之年日记》;当时,法国的马赛正在经受一场特别恐怖的鼠疫。笛福笔下的主人公 H. F. 承认在个人自由与公共需求的平衡方面存在问题,却根据 3 个理由大力抨击当局采取的隔离措施:民众纷纷逃走,所以这种措施没有起到作用,把健康的人与病人关在一起既不人道,"从医学上来看也是反常的",那些感染了疫病却没有出现症状的人仍然自由来去。H. F. 认为,自愿隔离很好,但强制隔离徒劳无用。尽管如此,恐惧仍是一种强大的推动因素:在离鼠疫肆虐的伊亚姆村不远的布内尔(Bubnell),有位病人被左邻右舍怀疑是感染了鼠疫,于是他们便在此人的家门外安排了一名守卫,若是病人想走出家门,守卫就会用石头砸他。医生检查之后却证明,此人仅仅是得了感冒而已。

医　　院

中世纪的医院与麻风病院

在古代,罗马人借鉴了希腊人的疗愈圣殿(asklepieia),病人可以在那里等待和祈祷众神将其疗愈。在罗马人的医院(valetudinaria)里,生病或受伤的奴隶和士兵都得到了救助。然而，是基督教的慈善理念催生出了让所有伤者和病人都能得到庇护和照料的救济院与医院。这些设施在4世纪时开始扎下根，并且与修道院一起发展起来——修道院是那些致力于祷告和集体生活的男女信徒（即修士和修女）与世隔绝的住所。人们认为，说希腊语的圣巴西勒（St. Basil）在凯撒里亚（Caesarea）为麻风病人兴建了第一所救济院［称为麻风病院（leprosarium）］。麻风病人患上的是一种可怕的疾病，人们一直认为此病是上帝降下的惩罚。用于清除社会上的麻风病人的麻风病院在东罗马帝国（Eastern Empire）迅速涌现，然后在12世纪，随着归来的十字军战士——尤其是其中的医院骑士团成员——逐渐向西发展。到了13世纪晚期，这些分布于欧洲各地的慈善机构可能已经多达19 000家了。在一些较大的穆斯林城市里，病坊（bimaristan）自10世纪以来一直都在照料着患者，而德国诸城的犹太社区里，早在1210年就兴建了他们自己的医院。在法国，506年和511年的教会会议（church council）都宣布，每个主教区都应当效仿503年在阿尔勒（Arles）成立的"上帝之家"（Maison-Dieu），至少兴建和维持一座医院。

英格兰最早的医院当属约克郡的圣彼得医院（St. Peter's），它是在埃塞尔斯坦国王 * 的支持下设立的；到13世纪70年代，英国已经有数百家医院了。与其他各地的医院一样，英国的医院通常也与修道院、女修院或者隐修院有关联，工作人员都是修士或修女；只不过，这些医院一般都是由世俗贵族、富有的商人、城市里的行会甚至城市政府建立的。医院都是靠在世的捐赠人或者通过遗嘱所捐的钱财、土地或房屋来维持的。它们照管着病人、穷人、神职人员、孤儿、老年人和朝圣者，或者干脆

---

* 埃塞尔斯坦国王（King Athelstan, 894—939），韦塞克斯王朝君主。924—927年为盎格鲁-撒克逊国王，927—939年为英格兰国王。

让这些人住在里面，因为每一家慈善机构都认为，这样做是合适之举。较大的城市里设有数座医院，它们常常都专门照料其中的一种或几种人。比方说，有些主要照管孤儿的医院还开设了文法学校。病人会获得护士和外科医生的基本治疗，但当时的医院里很少有内科医生。医院的重点不那么在于治愈患者，而是为了在患者的自然康复过程中或者死去之前，向他们提供救济。德国纽伦堡（Nuremberg）著名的圣灵医院（Heilig Geist Spital），是一位富商在 1339 年兴建的。这座医院由 3 名女性行政人员管理，她们分别负责病人的一般护理、食物烹制，以及向穷人提供施舍和检查他们所患的疾病。中世纪巴黎的"上帝之家"里有 47 位修女。中世纪的城市里往往有提供良好服务的医院，但这些医院常常有多种用途，而其中最不重要的一种就是治愈疾病。

近代初期的医院

到了 16 世纪中叶，有好几种发展趋势已经改变了欧洲的医院救治面貌。麻风病人和麻风病院几乎已经彻底消失了。许多较小的医院也因为捐赠锐减或者一些较大的机构取代了其作用而关了门。在信奉新教的地区，天主教修道院纷纷关闭，而医院要么是关了门，要么就是成了城市或者国家所有的病房。黑死病把医院逼到了绝境：它们要么必须大幅地扩大规模，为鼠疫患者做出特殊安排，要么就得把鼠疫患者拒之于门外。腾出更多空间的一个办法，就是限制它们作为驿站与收容所的功能，让它能够专注于收治病人，尤其是收治贫困患者。

到了 16 世纪 20 年代，佛罗伦萨已有 35 座医院。其中最大的一座就是新圣母马利亚医院（Santa Maria Nuova），其中设有 260 个床位（大多数一次要供 2 名患者使用），是由一位富商在 1288 年建立的。由于收到了大量的慷慨捐赠，故该院的规模堪比一座大教堂，并且同样呈十字形，其十字交叉处设有一座祭坛，所有病人都可以见证每日举行的弥撒。

英国人托马斯·林纳克曾在佛罗伦萨学习，并把这座医院的平面图和规章制度带回了伦敦。英王亨利七世（King Henry Ⅶ）便以此为范本，在1505年开始兴建一座新的医院，即萨伏依的圣约翰医院（St. John of the Savoy）；12年之后，这座医院在亨利八世治下完工了。就像现代的无家可归者收容所一样，当时的穷人可以在该院的空病床上过夜；不过，只有病人才能在医院里长住。前来的人都是男性，他们会在医院的正门受到正式迎接，然后被人领到礼拜堂里为该院的创始人祈祷，接着来到他们的床位上，由女性照料他们沐浴并清洗他们的衣物。有12位女性在这里工作，她们的年纪都大于50岁。到了宗教改革时期，伦敦已经有34家医院和（为穷人设立的）公立救济院了。然而，作为改革的一部分，亨利八世关闭了其中的许多宗教医院，并在1553年关闭了萨伏依的圣约翰医院；不过，他也在1547—1553年间兴建或者重建了5座皇家医院。

　　在法国，宗教战争加上与哈布斯堡王朝的冲突，赶走了许多运营医院的宗教修会，导致那些医院都变成了仓库、学校，甚至是妓院。加入护理修会的女性越来越少，而世俗当局常常控制着剩下的医院，用指定给穷人的税收来资助这些医院。教会和政府在16世纪和17世纪的巴黎维持着许多医院，提供收容庇护、食宿、救助、施舍、医疗护理，以及等待死亡的地方。到了17世纪中叶，有10%的巴黎人是在主恩医院（Hôtel-Dieu）里去世的，通常有差不多28%的人死于医院里。人们并非主动选择去这些地方，住在其中病房里的主要都是穷人。在大多数医院里，都是由外科医生而非内科医生来照料病人，但到了17世纪，在王室的资助之下，内科医生也开始到这些医院去服务了。路易十四世（Louis ⅩⅣ）就是一位特别有同情心的资助者。

　　在欧洲信奉天主教的其他地区，特伦特公会议和天主教改革运动（Catholic Reformation）激发了人们的虔诚之心，促进了为"上帝的穷人"兴建医院的举措，而女性护理修会也蓬勃发展起来了。与此同时，一些

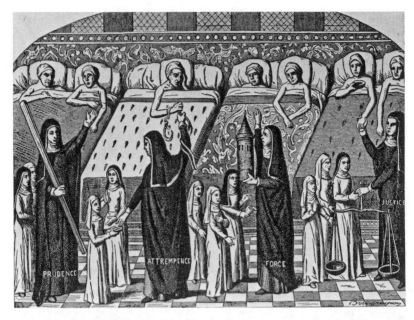

图18 巴黎主恩医院的内景。由修女负责照顾病人(大约一张病床上两名病人)。出自国家医学图书馆。

新教城市的政府由于面对着修道院医院被关闭和宗教修会被取缔的挑战,故将医疗与贫民救济彻底世俗化了。然而,即便是在最好的情况下,医院也是一个极其糟糕的地方。在17世纪的英格兰,批评家们都埋怨过无知与无用的护士、没有隐私、床单既稀缺又肮脏、医生总是不在其位以及没有将传染病人隔离开来等问题。如今,我们还可以加上两条:极其不卫生的条件和没有抗菌剂;只不过,当时的人认为这两个方面都不是什么大问题。

医院与鼠疫患者

1442年,法国布雷斯堡(Bourg-en-Bresse)当地的一家济贫医院意外地收治了一位染上鼠疫的患者。其他人全都病倒之后，地方当局便把所有人都关在医院里隔离起来。数周之后，里面的人全都死了。在法国上奥弗涅(Haut-Auvergne)距圣弗罗(St. Flour)不远的一家为穷人开设的与之类似的乡村医院里，鼠疫同样降临到了这里的人身上。当管理人员想把所有人都关在医院里面时，住在其中的人反抗了，他们试图与受感染者隔离开来。他们赢了，患者被送到了当地磨坊附近一座摇摇欲坠的农舍里去住。很快，当地的村民便染上了鼠疫，最后全都在田野间游荡。在1400年前后，巴黎主恩医院平时的入住人数介乎100—400人，可在瘟疫时期，实际入住数却激增到了1 000—1 500人，一些没有经验的世俗人员取代了那些死去的宗教护理人员。欧洲中世纪和近代初期的医院根本就没有做好应对那些死于鼠疫的人及其死亡规模的准备。尽管如此，这些医院并未关闭，而在涉及无家可归的鼠疫患者时，医院也是安置病人的首选之地。加尔默罗会的修道士让·德·维内尔曾撰文描述了1348年的情况：

> 死亡率如此之高，以至于在很长一段时间里，每天都有500多具尸体从巴黎的主恩医院用马车拉到圣婴公墓去安葬。主恩医院里那些圣洁的修女不惧死亡，亲切而极其谦卑地工作着，丝毫不顾虑尘世的体面。许多修女都在死亡的召唤下走向了新生⋯⋯

在勃艮第的第戎(Dijon)，1553年和1629年市民们发起了两次暴动，想迫使当局允许鼠疫患者进入当地的主恩医院；第戎当局认为这些患者具有传染性，因此禁止他们进入主恩医院。在佛罗伦萨，新圣母马利亚医院在15世纪的大部分时间里一直都是一座瘟疫医院，1479年之后，阶梯圣母教堂(Santa Maria della Scala)充任了瘟疫医院的角色，而到了16世纪初期，则是由城外的圣巴斯蒂亚诺(San Bastiano)，加上圣萨尔维(San Salvi)女修道院来收留鼠疫患者了。对罗马天主教徒来说,死在医院里的好处就在于,他们随时都可以参加须由神父主持的临终涂油礼或者临终祈祷。新圣母马利亚医院里的一位官员曾在 1500 年左右的一场圣礼之后如此写道:"我们将一幅十字架上的基督画像置于

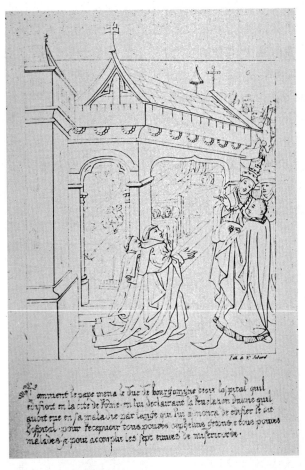

图 19 罗马的圣灵教堂(Santo Spirito)瘟疫医院。出自国家医学图书馆。

（临终的患者）之前，一位护士照管着此人，片刻不离，为此人诵读《信经》(Creed)、《耶稣受难记》(Lord's Passion)和其他的圣典。"⑥然而，无论他们平时为患者提供了多么有尊严的护理，瘟疫袭来之后，医院都会变得不堪重负。

茅屋与小木屋

在瘟疫时期，无论有没有医院和隔离措施，大部分大型城镇里的鼠疫患者都太多了，要么必须赶走，要么就得把他们安置在价格低廉、远离城镇的地方。14世纪晚期，米兰的詹加拉佐·维斯孔蒂(Giangaleazzo Visconti)曾经下令，将有住宅的患者与其家人关在一起隔离，而许多无家可归的患者则被安置在城外一个"有益健康"的地区。为了这些人，城邦建造了一座座宽为6米(合19英尺)的宅子(mansiones)，墙壁都进行了粉刷且配有家具，它们彼此相距"一箭之遥"，住在里面的患者听不到彼此的呻吟声。这些不幸的人将由城邦雇用的医生、理发师和药剂师来照管。

1529年爱丁堡暴发鼠疫之后，该市的地方行政官员决定将鼠疫患者安置到建在"病患荒原"(sick moor)上的茅屋里，不许他们进城。在1565—1566年的瘟疫期间，感染者与疑似感染者都被送到了"肮脏荒原"(foul moor)上的茅屋里。家属可以去探视他们，但须有一名官员陪同，且只能在上午11点之后前去。若是提早进入那里，家属就会被判处死刑。后来，探视者还须到建在"干净荒原"(clean moor)上的茅屋里隔离数天，才能获准回家。身穿绣有白色十字架的灰色长袍的"荒原市政官"(Bailies of the Moor)监管着可怜的患者之村。1538年，约克市在附近的莱尔索普(Layerthorpe)为鼠疫患者兴建了一座实实在在的茅屋村，只不过，一些擅占者也搬了进去。到 1550 年又暴发了一场瘟疫时，那里已经变成了一个真正的郊区，当局不得不把其中的居民赶走，才让鼠疫患者重新使用那里。在 16 世纪 90 年代，卡莱尔(Carlisle)市则租用了一些临水之地，用于修建鼠疫小屋或者"防护所"。这些小茅屋都有木构架，墙壁是用一捆捆灌木制成的，有门但没有窗户，泥土地面用稻草覆盖，屋顶则用草皮制成。每座茅屋里都有一位护士为患者服务，工资是每个星期 2 个多先令，而当时的掘墓人每周能挣到 10 先令。在约克郡的胡比(Huby)，公地之所以开始被人们称为"木屋地"(Cabinland)，就是因为每次瘟疫期间，那里都会修建一些瘟疫小屋。牛津是牛津大学的所在地，人才辈出，那里也修建了许多小木屋，它们都可以被拆除掉，存放到市政厅(Guildhall)里，需要的时候又可以迅速重建起来。小木屋常常都是最简陋的收容所，这一点从诺丁汉市议会(Nottingham Council)于 1646 年下达的命令中就可以看出来："当留下树梢，以便为染疫者或疑似感染者修建茅屋。"莱斯特市曾用 10 个畿尼*购买了一处公园，在上面修建了棚屋，来安置鼠疫感染者。就算患者得到了定期的照料，棚户区里的生活也完全可以用"可怕"二字来形容。那些保有体力的患者经常袭击守卫并逃跑，如若不然，就是无视或者蔑视当局，尽管这样做会受到严厉的惩处。1605 年，在曼彻斯特(Manchester)附近的鼠疫村里，有位男性患者曾因其行为而变得臭名昭著，被人用链子锁在他住的那座小木屋里。可即便如此，他还是逃脱了好几次。曼彻斯特的地方行政官员曾经发牢骚说，这种人都应该被当成奴隶一样来对待，一直用链子锁起来，以防他们合起伙来造反，放上一把火将曼彻斯特夷为平地。

在莎士比亚所处的那个时代，伦敦也建造和管理着一些分散于各处、被人们戏称为"笼子"的茅屋，其中每座茅屋都可以容纳一位患者。

---

* 畿尼(guinea)，英国的旧币单位，1 畿尼合 1 英镑 1 先令。

1625 年,新登基的国王查尔斯一世前往伦敦市政府举行加冕典礼,枢密院(Privy Council)担心他染上鼠疫,于是,下令在城外的空地上修建了许多"小帐篷和小木屋"。染疫患者必须在那里住上 1 个月,但过后无论患者是活着还是死了,他们的物品和所住的小木屋都将烧掉。1630 年,市议会再次尝试了这种办法,可收效甚微。尽管如此,1636 年,伦敦当局还是授权治安法官在必要的时候建造小木屋,并把它们分成一个个小社区,其附近就有散发着恶臭的墓穴。把患者的尸体从茅屋运到墓穴的人,每周可以挣得 7 先令,而掘墓人每周则可以挣到 11 先令。1637 年春季,鼠疫再度开始肆虐,地方行政官员便下令将染疫患者的所有家人都转移到防疫小木屋去,想用这种办法来遏制鼠疫,不让它再次席卷全城。1665 年"大瘟疫"期间,伦敦当局也下令将所有患者转移到防疫医院、棚屋和茅屋中去,这样患者家人才可以留在城里,获得生存的机会。克雷文伯爵(Earl of Craven)曾在田野圣马丁教堂(St. Martin's in the Fields)附近租下了 4 英亩土地,为鼠疫患者建造了 36 座小茅屋——后来,那里就被称为"传染病院围地"(Pest House Close)了。但即便是采取了这些措施,伦敦的死亡人数到当年年底时仍然超过了 10 万。

在欧洲大陆上,与此类似的可怕村庄也如雨后春笋一般涌现,但它们通常都位于人满为患的疫病医院外面。从 16 世纪 20 年代开始,佛罗伦萨就不得不在各座医院之外,增建由防疫茅屋组成的棚户区了。1576 年,威尼斯潟湖中的圣伊拉斯谟岛(San Erasmo Island)上,就修建了 1 200 座这样的茅屋。在 1630 年鼠疫肆虐的夏季过去,开始进入疫情有可能极其严重的冬天期间,元老院(Senate)曾下令由造船工人兴建了一个棚户区。当年 12 月,他们又下令为患者建造了数千张床位。巴塞罗那的制革匠米克尔·帕雷茨讲述了他和家人在 1653 年的疫情期间逃离该市前往亲戚家居住的经历。在获准进入亲戚家所在的那座村庄之前,他们不得不在一间简陋的披屋(lean-to)里隔离了好几个星期。晚至

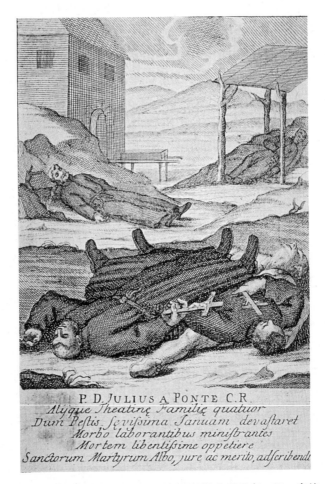

P. D. JULIUS A PONTE C.R.
Alijque Theatinę Familię quatuor
Dum Peſtis ſeviſſima Ianuam devaſtaret
Morbo laborantibus miniſtrantes
Mortem libentiſſime oppetiere
Sanctorum Martyrum Albo, jure ac merito, adſcribendi

图 20　纪念基廷会(Theatine Catholic)神父尤利奥·阿·庞特
(Giulio a Ponte)的大幅海报,此人是在街上照料鼠疫患者时染
病去世的。注意看图中之人手中紧握的耶稣受难十字架,以
及一位染病神父所住的简陋棚子。**Genoa,17 世纪。出自国家
医学图书馆。**

1771 年,在乌克兰的斯塔罗杜布(Starodub)附近还有一座防疫隔离站,由"一片偏僻森林里的……稻草茅屋和地下室"组成。[⑦]棚屋、收容所、工棚、小木屋、茅屋、披屋、宅第和帐篷,都曾用来安置不幸的染疫患者。也许其中最可怕的,就是 1628 年里昂圣洛朗医院(Hôpital Saint-Laurent)在索恩河(Saône River)右岸兴建的那些棚屋了。由于传染病院一次收治的患者多达 4 000 人,因此在那些木棚屋旁边,人们竟然用僵硬的尸体一具堆一具地建成了许多临时性的收容所。

传 染 病 院

起源

医院原本并不是用来隔离个人或者治疗传染性疾病的[⑧],具有这种功能的是麻风病院。由于一些我们还不是十分清楚的原因,欧洲麻风病的发病率随着"第二次大流行"开始而急剧下降。从一开始,散布在乡村地区的一些麻风病院就收治过鼠疫患者。都柏林的利奥柏斯镇(Leopardstown)其实一度叫作"麻风镇"(Leperstown),而在委婉地更名之前,这里也收治过都柏林城里的鼠疫患者。不过,各地很快就认识到,这些麻风病院都太小了,无法一下子收治数量庞大的鼠疫感染者。尽管如此,建立一座像麻风病院那样偏僻且专门治疗鼠疫患者的机构的观念还是开始流行起来。这些建筑后来将被称为传染病院、恶疾病院或者防疫医院(lazaretti,这是意大利语,其单数形式是 lazaretto,它在不同语言中的拼写也不同)。与许多麻风病院一样,它们都是用拉撒路(Lazarus)的名字命名的。拉撒路就是福音寓言中那个长了疮的穷人,一位富人对他不理不睬,最终危及了自己的灵魂(例如,请参见《路加福音》16:

19-31)。

在欧洲许多地区,传染病院不过是一座在疫情期间被当局征用了的大型设施,比如一座修道院或者一家医院罢了。巴塞罗那在 1562 年买下了圣丹尼尔门(St. Daniel Gate)外的一座多明我会的老天使(Angels vells)女修道院,并把其中的修女赶了出去,建成了该市的第一家传染病院。在处于佛罗伦萨人掌控之下的意大利城镇普拉托(Prato),1630 年夏季鼠疫即将暴发之时,托斯卡纳卫生局(Tuscan Health Magistracy)却拒绝了该镇兴建一座传染病院的要求,因为他们不想显得杞人忧天。到了 10 月份,地方当局已经把圣西尔维斯特罗(San Silvestro)医院改成了一家疫病收治机构,配备了床位、燃料、食物,以及由镇上另一家大型医院慈悲院(Misericordia)提供的药品。该市支付工资,为这家医院雇用了大约 25 名医务人员、掘墓人、信使、厨师和其他人手。不过,圣西尔维斯特罗医院位于城里,其中的被收容患者逃跑出来后到处游荡,对普拉托的健康市民构成了威胁。于是,当局决定转移鼠疫患者,并且将目标对准了城外的两座大型修道院。可那两座修道院都不想承担这项重任,都据理力争,反对接收患者。最终,那两个宗教团体还是迁走了;其中一座修道院变成了临时的传染病院,另一座则成了那些幸免于难者的疗养院。

在许多城市,尤其是在港口城市里,政府确实也为瘟疫患者修建了一些固定住所,或者为进城的人和商品设立了防疫隔离站。瘟疫消退之后,这些场所常常就会改作他用,或者出租出去。然而,这些措施既代价高昂,又令人觉得沮丧,因为这样就相当于人们承认了瘟疫很有可能卷土重来。在当时的文献中,"传染病院"和"防疫医院"两个词也指那种由帐篷与茅屋组成的棚户区,它们要么是单独修建,要么就是建在真正的传染病院周围。比如说,传染病院围地就是如此。在莱斯特,传染病院建在一座用 10 个畿尼买下来的公园里,而都柏林的传染病院则建在鞋匠威廉·斯托克斯(William Stuoks)家的花园里。此人所住的那座宅子曾经是圣奥古斯丁万圣修道院(Augustinian convent of All Hallows)，后来又成了三一学院(Trinity College)的所在地。此外，当时的传染病院可能只是麻风病院，后来可能治疗过像天花之类的非鼠疫流行病。事实上，英格兰的很多传染病院巷(Pest House Lanes)并非全都与黑死病具有直接的联系。这一切都让重现欧洲传染病院的历史变成了一个相当复杂的问题。

传染病院的例子

我们已知最早的隔离设施之一，是 14 世纪晚期在威尼斯人统治下的姆列特岛(Island of Mljet)上的拉古萨(今杜布罗夫尼克)附近出现的；当时，那里把一座老旧的女修道院改造成了隔离场所。1429 年，苏佩塔尔岛(Isle of Supetar)上增建了第二座隔离设施，是一座专门的防疫医院。威尼斯在 1403 年开设了一家临时性的隔离医院，后来元老院又在 1424 年修建了一座固定的隔离设施。可在鼠疫时期，这座设施既不足以应对城中的病例，也不足以隔离来到这里的船员与旅行者(他们的身体通常都很健康)。于是，元老院在 1468 年增建了第二座防疫医院，即新医院(lazaretto nuovo)。15 世纪 40 年代，米兰曾将库萨戈(Cusago)的维拉(Villa)当作收治穷人与病患的医院，并在 1451 年将那里改造成了一家防疫医院。不过，在马焦雷医院(Ospedale Maggiore)工作的公证人拉扎罗·凯拉蒂(Lazzaro Cairati)却想按照威尼斯的模式，兴建一座大型的传染病院。他建议米兰公爵建造一座拥有 200 个小房间的设施，让房间全都面向一个巨大的方形庭院，就像威尼斯的传染病院一样。在疫情期间，这里可以容得下一个防疫村庄的茅屋。他还建议把这座医院建在克雷森查戈(Crescenzago)，那是一个距米兰约有 5 英里远的小镇，有一条运河与市里相连，故而可以沿着运河而下，将病人送往那里。可当时的米兰公爵詹加拉佐·玛丽亚·斯福尔扎(Giangaleazzo Maria Sforza)一反常态地留意到了当地人的抱怨,因而搁置了这个计划。在瘟疫肆虐的 15 世纪 80 年代,他的继任者接纳了这一计划,只不过将传染病院建在了离米兰城近得多的地方。这座医院于 1488 年奠基,然后花了 20 年的时间才完工,即便如此,它也直到 1524 年才全面投入使用。建在东门(Porta Orientale)的圣格雷戈里奥防疫医院(San Gregorio Lazaretto)有 288 个边长为 15 英尺的房间,而在其长为 413 码、宽为 405 码的庭院中央还建有一座开放式的弥撒祭坛。1587 年,天赐圣若望医院骑士团(Brothers Hospitaller of St. John of God)在那不勒斯修建了一座与和平圣母教堂(Santa Maria della Pace)相连的防疫医院;它是一个单独的大厅,宽 30 英尺、长 180 英尺,屋顶绘有壁画,天花板距地面有 36 英尺。

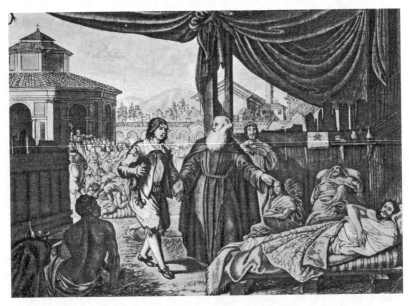

图 21　米兰的马焦雷医院在瘟疫期间的场景。出自国家医学图书馆。

小说家亚历山德罗·曼佐尼(Alessandro Manzoni)

对米兰防疫医院礼拜堂的描述

那座八角形的礼拜堂矗立在防疫医院的中央,比地面约高几步,呈独创性的结构,四面敞开着,除了数根柱子,并无其他支撑物——堪称一栋精美的建筑。每个立面的两根柱子之间都是一座拱门,而其内部,在可称为教堂的地方,是一条仅由8座拱门构成的拱廊,它们分别与立面上的拱门相对,上面为穹顶。如此一来,从四周每个房间的窗户,甚至差不多从整座医院的每一个地方,都可以看到矗立在中央的那座祭坛。

选自 Alessandro Manzoni, *The Betrothed*(New York: Dutton, 1951),p. 557。

法国已知最早的正规传染病院出现在 15 世纪晚期。1472 年,因济贫医院在 30 年前曾受到沉重打击的布雷斯堡,兴建了一座永久性的隔离设施,被称为"瘟疫患者之家"(maison de pestiférés)。该市这样做可能是受到了邻近的布鲁(Brou)的刺激,自 1472 年起,他们就一直把病人送到布鲁指定的防疫医院里去。1477 年,防疫医院里人满为患,布雷斯堡再次把许多患者送往布鲁;只不过这一次他们提出,会给患者供应食物。巴黎当局早在 1496 年就表示有必要建立一座防疫医院,但直到 1580 年才正儿八经地开始兴建。当时,巴黎还制定了许多的其他抗疫措施。那座医院是仿照米兰的防疫医院建造而成的,但一直没有完工,最终连地基都给拆掉了。然而,后来的亨利四世(Henry Ⅳ)还是带头努力兴建起一座新的防疫医院,并在 1607 年到 1612 年之间建成了圣路易医院(Hôpital St. Louis)。

乌特勒支的艾格尼丝·范·列文伯格（Agnes van Leeuwenbergh）曾将她的财产悉数遗赠给该市，用于救济穷人。该市的官员们决定，用这笔钱在距东边城墙不远的地方修建一座"白色房子"（pesthuis）。这座建筑如今仍然屹立着，其开阔的地面达5 400平方英尺，上面是两座山形屋顶，沿着整座建筑延伸开来，在一个将大厅分成两半的拱廊处汇合。大厅的一半用于安置女性患者，另一半则用于安置男性患者。没有收治鼠疫患者的时候，这里曾被用作收留穷人和旅行者的旅馆。相比而言，英国乡村地区的传染病院通常都比大型住宅大不了多少，比如芬顿（Findon）、萨福克（Suffolk）和汉普郡的奥迪厄姆（Odiham）等地存世的那些传染病院就是如此，它们都是当地人在1622年建造起来的。克罗伊登（Croyden）的传染病院坐落于距该市很远的公地上，是一栋两层楼的砖瓦建筑。如今，对于荷兰与德国城市里的防疫医院（pesthuizen）和疫病医院（Pesthäuser），我们也许只能通过其正面的牌匾和雕塑，或者通过临街大门上嵌着的小门才能注意到了。当时，人们会通过这些小门，把盛着食物和药品的盘子递给居于其中的隔离者。

人员与管理

在整个"第二次大流行"期间，那些直接与鼠疫患者打交道的人感染此种疾病的风险都极高，因而死亡率也极高。像医生、公证人或者神职人员等要暂时性地接触患者的人，都会用醋泡过的布或其他有过滤作用的东西捂住鼻子和嘴巴，或者用长棍的一端给患者递上圣餐、站在窗外检查患者的尿液，以此来保持距离。那些在传染病院里工作的人，无论是宗教人士还是世俗之人，无论是业已判决的罪犯还是无私的志愿者，都时时处处面临着死亡的威胁。托马斯·洛奇（Thomas Lodge）建议他们带上香盒、苹果、橙子或柠檬，把它们放在鼻子附近来进行预防，而1656年担任过罗马的瘟疫治安官（Plague Magistracy）一职的红衣主教杰罗尼莫·加斯塔尔迪(Cardinal Geronimo Gastaldi)则推荐使用范·赫尔蒙特医生鼓吹的那种干蟾蜍散剂。到了17世纪,在传染病院里工作的人,比如掘墓人和尸体搬运工,常常都穿着打了蜡或者用油布制成的长袍以防传染,可不管怎样,鼠疫还是蔓延开来了。这些工作人员都住在一起——米兰那座巨大的防疫医院里有288个房间,其中的8间是专门分给工作人员居住的——并且绝对不准与医院外面的健康人接触。1630年,佛罗伦萨那座位于地势较高处的圣米尼亚托(San Miniato)本笃会修道院的防疫医院里,工作人员由2名内科医生、9名外科医生、5位修道士和134名非神职人员组成,他们同时要照料差不多800名患者。在意大利,通常由托钵修士担任防疫医院里的管理人员和告解神父。

此外,防疫医院的工作人员中就算有内科医生,人数常常也是极少的。当佛罗伦萨卫生委员会要求内科医生学会派出两位医生时,学会回复说,这"相当于死刑判决",他们很乐意对卫生委员会推荐的来自托斯卡纳其他地区的任何人选进行考核并颁发合格证书。在同一场鼠疫期间,博洛尼亚的内科医生公会在死了8名同事之后发牢骚说,这种服务"无疑就是赴死"。25年之后,红衣主教加斯塔尔迪反省说,强制手段是当时为瘟疫医院提供工作人员的唯一办法,因为"高额的酬金和特殊的奖励并不足以吸引医生到传染病院里去照料患者"。⑨在日内瓦,候选者让·佩尔内(Jean Pernet)曾主动申请担任传染病院的内科医生,可他首先"得接受考核,看他是否拥有足够的智慧去安慰那些可怜的鼠疫患者,并为他们进行治疗"。佩尔内与一位理发师兼外科医生及一名牧师一起工作,得到了一栋房子和240个弗罗林*的年薪。可是,他在两个星期

---

　　*　弗罗林(florin),1252年由意大利佛罗伦萨首次发行的一种金币,后来英国的一种金币也曾采用此名。

之后就死了。3年之后,他们又雇用了一名来自荷兰的泽兰(Zeeland)、医术要差得多的理发师兼外科医生,年薪为360个弗罗林,外加一栋免费的房子;这就表明当时对医务人员的需求急剧增加。

除了阴郁悲惨的景象、无所不在的死亡威胁以及浓烈的恶臭气味,医务人员还与患者一样,深受跳蚤之苦。安特罗·马利亚神父(Father Antero Maria)曾在1657年描述了热那亚防疫医院里的情况:

> 要是不想被大量寄居在长袍之上的跳蚤吃掉,我就必须经常换衣服⋯⋯如果想躺在床上休息一个小时,我就必须垫上一条床单,否则的话,虱子就会尽情享用我的血肉。它们与跳蚤你争我夺——后者吸血,前者叮咬⋯⋯在防疫医院里必须承受的一切肉体痛苦都无法与跳蚤相比。

这位善良的神父起码还有一套换洗的衣服:

> 迪亚辛托(·格拉米尼亚)[Diacinto(Gramigna)]是托斯卡纳传染病院里的外科医生,他已经在那里工作了差不多8个月,为患者切开淋巴结肿块、烙灸伤口、实施放血疗法,然后染上了鼠疫,并从疫病中康复了——可他一直都穿着同一套衣服。

鼠疫平息下去之后,当局为了表示赞誉(recognitione),奖励了迪亚辛托15个达克特*,专门让他去买了一套新衣服。高明的医院管理人员会对那些尽职尽责、表现出色的人员进行奖励,比如伦敦圣巴塞洛缪医院

---

* 达克特(ducat),旧时流通于欧洲各国的金币或银币,尤指意大利、荷兰等国使用的金币。

（St. Bartholomew's Hospital）的护士长玛格丽特·布莱格（Matron Margaret Blague）。1665 年，在该院的 2 名内科医生都逃往了乡下之后，玛格丽特却一直坚守岗位，并且获得了大家的认可，"因为她在最近的瘟疫期间冒着巨大的生命危险，不离不弃、不遗余力地为穷人服务，为他们烹制肉汤、提供蜡烛和在食宿方面的其他舒适之物"。⑩

然而，史料中记载的关于罪人的内容，却远远超过了关于圣人的情况。1630 年，在托斯卡纳地区小小的蒙特卢波，主要的瘟疫官员德拉戈尼神父（Father Dragoni）不得不开除了防疫医院里的药剂师，并将后者关了起来，"因为此人喜欢玩牌，并且随意地与所有人打交道；我还发现，他竟然把蒙特卢波的女人招进传染病院里吃喝玩乐，晚上还让她们跟他上床"。巴塞罗那的制革匠米克尔·帕雷茨曾经描述了传染病院里的看护人员是如何欺骗漂亮的染疫女患者，并且与之发生性关系的："只有风骚的女患者才有好吃的。"他接着写道："确有传闻称，传染病院在女性这个方面淫荡得很；称那里就像一座小小的妓院。"在威尔士的哈弗福德韦斯特（Haverfordwest），有位女患者曾经抱怨说，她的待遇"比妓女还要糟糕"。在圣米尼亚托，人们曾经抓到医院里的助手费德里戈·特尔戈齐（Federigo Tergolzzi）偷走床垫、毛毯和枕头去倒卖。还有一些工人则因偷盗患者的财物而被关起来，受到了惩处。患者之所以随身携带财物，是怕窃贼会趁他们家中无人时将财物偷走——法庭案件与米兰大主教费德里戈·博罗梅奥都已证实，这是一种合情合理的担心。事实表明，锁、栅栏和铁链都只能算是挑战，而不是威慑。米克尔·帕雷茨告诉我们，巴塞罗那当局曾把已经判决定罪的小偷派到传染病院里去干活，以解决非技术人员短缺的问题——如果这些小偷原本不是在传染病院里工作的话。这位制革匠还抱怨说，传染病院里的整体环境糟糕得很："可以肯定的是，传染病院里死于组织不当和劣质食品的人，多过死于瘟疫本身的人。"在英格兰，人们曾经指控护士们用窒息或者下毒的办法杀死她们负责照管的病人，指控内科医生和外科医生玩忽职守或者恶意谋杀。正如 1630 年莱安德罗·奇米内利医生(Dr. Leandro Ciminelli)向佛罗伦萨的秘书长(chancellor)报告的那样，无能加上缺乏应对可怕情况所需的精神这两个方面，让许多的医疗专业人员都出现了严重的问题。奇米内利描述了那不勒斯圣博尼法齐奥医院(San Bonifazio Hospital)里的工作条件：

> 一群群感染了瘟疫的人正在往这里而来，没有习惯于目睹死亡的生手们根本无法阻止瘟疫肆虐的大潮，随着医生们自己日益害怕起来，情况也会变得越来越糟糕……现在，我们必须（确保）医院里的所有医生都懂得如何处理这种疾病，懂得如何帮助病人……⑪

最终，日内瓦传染病院里的许多护理者都在 1530 年遭到了指控，说他们曾把一种鼠疫药膏抹到健康人家的门上，以此来故意传播鼠疫。一名护理者在酷刑之下招了供。两名护理者先是受到了烧红的火钳折磨，然后又被斩首。两名女性在其"受害者"家门前被砍掉了双手，然后才被处决。杜福尔神父(Father Dufour)先被免去了圣职，然后被市政当局处决了。

传染病院里的生活

尽管博罗梅奥大主教声称，大多数进入米兰那座大型防疫医院的人之所以前去，都是为了带着教皇赐予那里所有死者的全赦免⑫死去，但我们很难想象，人们会心甘情愿地陷入其中的种种恐怖中。在每一座大型的城镇里，每天都有一辆辆大车来接走患者和临死之人——常常还会拉走那些与他们一起生活的健康者。把接受治疗的病人与接受隔离的健康者安置在一起的做法在欧洲大陆并不罕见，但在英国却极少出现。

1644 年到 1646 年间,布里斯托尔市尝试过这种做法,可结果表明,这样做不但代价高昂,还引起了公众的强烈不满。据意大利的布雷西亚和马赛两地的报告称,在 1630 年那场严重的瘟疫期间,大车一次会拉走 10 到 12 个人,其中却只有 1 个人出现了染疫症状,可到了最后,所有的人都死了。在米兰,每次送到传染病院的都有 50 到 60 个人,其中只有 1 人生了病,被送去了医务室;其余的人都被隔离在别的地方,最终全部幸存了下来。博罗梅奥描绘了一幅病人前往防疫医院时的可怜场景。

> 经常可以看到这样的情形:儿子们背着父母前去防疫医院的院子里接受治疗,背的人哭得很伤心,在重压之下摔倒在地……父母把孩子背到防疫医院里去,亲手把孩子放到马车上,不允许尸体搬运工碰孩子。[13]

在 1603 年的伦敦,病人必须带着钱来维持他们在传染病院里的生活,即便大多数患者都很穷,家庭也需要为染病的仆人支付生活费。在 1651 年的巴塞罗那,大车用于运送的是患者的床垫与被褥,病人则由掘墓者本人背着。帕雷茨称,这里的传染病院人满为患,以至于"患者若是没有带来床垫与铺盖,就只能躺在(光秃秃的)地上"。在巴塞罗那与荷兰的莱顿,只能在夜间运送患者——其他地方无疑也是如此;这就意味着,工人们举着光影摇曳的火把或者在惨淡的月光之下辛勤工作时,经常会推推搡搡、磕磕绊绊。

1712 年,威尼斯的鼠疫患者都是被脚夫用专门的轿子抬到传染病院里去。一位官员将来到这里的人的资料(包括姓名、年龄、职业等)一一登记下来,还记下他们所坐的轿子的编号。一位外科医生对病人进行检查和问诊,神父们则会为那些信奉天主教的患者做临终祷告。接下来,患者会被安置到合适的病房里(分男女),他们的病历则贴在每个人

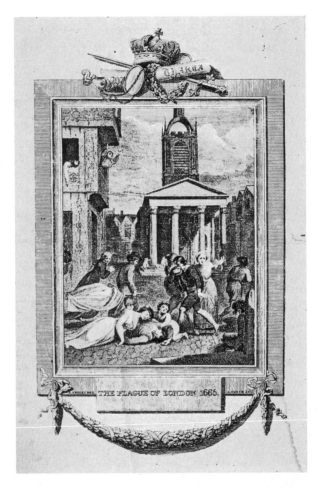

图 22　1665 年伦敦暴发"大瘟疫"时的场景。出自国家医学图书馆。

的床头。每间病房里始终都有两名值班看护,并且点着一堆火,以此净化其中的空气。根据病人症状的严重程度,一名内科医生和一位外科医生每天会探视病人两次,医生的脖子上都挂着含汞和砷的护身符,以便吸收患者呼出来的"毒素"。贫困患者接受的是免费治疗，较富有患者则被安置在收费的私人房间里接受治疗。官员们会把病人的所有物品统统烧掉。患者的家人在家里隔离，他们所需的食物则是定期放在离他们家前门有一段距离的地方。然而，这种相对文明的处置方式直到瘟疫快结束的时候才出现，而事实很可能也表明，在瘟疫极其严重的情况下，这种方式并不可行。

史料当中，描述鼠疫患者悲惨命运的证据既为数众多，又令人恐惧。在 1630 年博洛尼亚的那场瘟疫期间，红衣主教斯帕达（Cardinal Spada）曾报告说：

> 在这里，您会看到人们都在哀叹，有的人在哭号，有的人把自己的衣服脱得精光，有的人死去，有的人全身变黑、完全没了人样，还有的人疯了。在这里，您会被无法忍受的气味所淹没。在这里，您只能从一具具尸体中间走过。在这里，除了死亡不断带来的恐惧，您什么也感觉不到。这就是一个令人痛苦的人间地狱，这里毫无秩序，只有恐怖。

这场瘟疫过后，作为公证人的改革家罗科·贝内代蒂（Rocco Benedetti）曾向威尼斯卫生局报告说：

> 维奇奥防疫医院（Lazaretto Vecchio）⑭似乎已成地狱。难闻的气味从四面八方飘来，确定是一种无人能够忍受的恶臭，呻吟声与叹息声不绝于耳，无论什么时候，都可以看到焚烧尸体时的阵阵浓烟，高高地飘向空中……除了把死者从床上抬起来，扔进墓坑里，没人可以干别的什么事情。那些即将死去或者失去了知觉、说不出话也动弹不了的人被尸体搬运工抬起来，当成死人一样扔到尸体堆

上,这种情况经常可见。若是在看到其中有人动了动手脚或者发出了救命的信号之后,某位尸体搬运工动了恻隐之心,不辞辛苦地将其救下,那么此人就是真的幸运了……疫情最严重之时,维奇奥防疫医院里曾有 7 000 至 8 000 位病人奄奄一息,饱受煎熬。

弗朗西斯科·博罗梅奥(Francesco Borromeo)也指出了那座传染病院里的混乱状态:

> 一名妇人被疾病逼疯了,接连 5 天赤身裸体地到处乱跑,咬断了绑着她的绳索,并且同样暴力地撕碎了人们为了体面而给她披上的衣物。⑮

1630 年,皮斯托亚(Pistoia)的阿瑞吉医生(Dr. Arrighi)曾向佛罗伦萨卫生委员会提出申请,要求用皮带"绑住精神失常的患者"。博罗梅奥还讲述了另一种(几近滑稽的)情况:一名鼠疫患者竟然认为自己是教皇,若是修士们不亲吻他的脚,此人就会变得焦躁不安。这位患者绝食了 5 天以示抗议,直到修道院院长开玩笑地让一些修士亲吻了他的脚才作罢。此人平静下来,吃了东西,然后就康复了。

1629 年,米兰的卫生委员会会长 G. B. 阿尔科纳托(G. B. Arconato)视察该市的传染病院时,"那里的尸体和小房间散发出的恶臭竟然把他熏得晕了过去"。在佛罗伦萨的圣米尼亚托,由于设备不足,鼠疫患者都是 5 个人睡在一张床上。阿瑞吉医生也报告了同样的情况,还说在皮斯托亚,"我们所需的东西,这里全都没有:没有放血疗法所用的绷带,没有给敷扎肿处所用的纱布,也没有看护人员!"那里和其他地方都是如此,传染病院里的工作人员曾经挨家挨户地让人们捐赠被褥、衣物和其他必需品。在一次募捐活动中,负责人收到了 1 个旧的羽毛床垫、3个旧的羽毛枕头、3个木制床架、4条毯子和22条床单。有些足智多谋和务实肯干的管理人员则把官员们规定要烧掉的被褥和衣物收集起来：就算这些东西"被感染了"也没关系，因为患者也是如此。[16]

至于怀孕或者正在哺育婴儿的母亲，她们的境遇则最为可怜。"第二次大流行"期间提到了孕妇的所有史料都表明，她们在瘟疫时期的死亡率高得可怕。传染病院里的情况更加严重。比萨的官员们曾报告说，该市传染病院里收治的大约1000名孕妇中，没有一个人得以幸存，而在众多的新生儿中，也仅有3个孩子活了下来。博罗梅奥还描述过这样的情况：一名新生儿依偎在早已死去的母亲怀中，靠着吮吸了好几天的母乳而存活下来了。帕雷茨告诉我们说，在巴塞罗那，孩子们

> 胳膊或腿上都绑着一根丝带或者一个标签，上面标有其父母的姓名，以便他们出院时父母能够认出来；不过，由于送去的孩子太多，所以送到传染病院里的婴儿几乎没有几个存活下来。

在米兰的皮斯托亚，传染病院给存活下来的婴儿喂山羊奶，有时还让他们直接从母山羊身上喝奶；无疑，其他地方也是如此。博罗梅奥写道，有一头母山羊非常喜欢它哺育的那个婴儿，因此不准其他婴儿去吃它的奶。巴塞罗那的传染病院则雇用了平时一般都受雇于上层家庭的奶妈——每个奶妈要哺育5到6名婴儿。帕雷茨曾称，护士们"通常就像母牛一样，都是一些邪恶而冷漠的女人，宁愿孩子们死掉，而不愿他们活着……既不给他们换衣服，也不给他们洗澡"，他还写道，当中的许多婴儿其实都是死于疏于照料，而非死于疾病。那些幸存下来却父母双亡的孩子，则经常被遗弃于街头流浪，无人照管。[17]

曼佐尼对 1630 年米兰防疫医院中"营地"的描述

读者只能自行想象那座防疫医院里挤满了 16 000 名瘟疫患者的情景。整个那一片,到处都是小木屋和棚屋,还有马车和人。左右两排没有完工的拱廊里也挤得满满当当,一堆乱糟糟的患者与死人躺在床垫或者稻草堆上。在这个巨大的如猪圈一般的医院里,人们不断地走动着,就像海上的波浪般,到处都有正在康复的患者、疯子和看护,他们来来去去、停停走走、跑上跑下,此起彼伏。

选自 Alessandro Manzoni, *The Betrothed* (New York: Dutton, 1951), p. 544。

17 世纪发展起来的"意大利模式"中,也含有针对正在康复的鼠疫患者的规定,这些规定既在一定程度上认可了这些人对舒适的需求,也在一定程度上认识到他们仍然对社会具有威胁。以普拉托为例,正在康复的患者都是分批来到圣安娜(Sta. Anna)女修道院的,每批患者最多60 人,他们要在这里一起待 22 天。即将离开圣安娜修道院时,他们必须将全身上下彻底清洗干净,衣物都要烧掉,再换上一套新的衣服。他们还将收到 10 个索尔多*的救济金(但常常到不了手)。不管有没有救济金,也不论男女老少,这些人都是幸存者。诚如 19 世纪的意大利小说家亚历山德罗·曼佐尼在他那部伟大的小说《约婚夫妇》(*The Betrothed*)中令人信服地指出的那样,他们"在彼此的眼中,就像是死而复生的人"。[18]1656 年,在罗马的提布蒂纳岛(Tiburtina Island)上那座防疫医院的门口,官员们将死者的名单张贴出来,让死者的亲人看到后能够得到解脱;这个岛屿曾经是一个著名的异教徒疗愈圣地。

---

* 索尔多(soldo),意大利以前的一种铜币。

1468 年,威尼斯元老院兴建了一座鼠疫康复医院

众所周知,(传染病院)拿撒勒(Nazareth)在保护此城免遭瘟疫之害方面一直发挥着巨大的作用,如今也是这样;但它无法做到全然有效,因为那些治愈之后离开拿撒勒医院的人会马上返回威尼斯,将疾病传染给那些与他们接触的人。必须采取措施来纠正这些问题。

据此决定,我们的盐务处(Salt Office)应当根据本议会的授权,于维格纳穆拉塔[Vigna Murata,即"有围墙的葡萄园",位于圣伊拉斯谟岛(Island of Sant' Erasmo)]择一合适之地,建立一家医院(就字面意思而言是指一个有特定用途的场所),凡是离开拿撒勒的人,须先到这座医院里待 40 天才能返回威尼斯。兴建此医院所需的费用当由出租属于政府财产的商铺与码头所得的收益来支付。而且,由于维格纳穆拉塔属于圣乔治(San Giorgio)的修道士们所有,故本议会决定,(盐务)官员每年当向这些修道士支付 50 达克特的租金。盐务官员当完全有权支出任何费用,包括兴建前述医院与其他事务所需的费用,就像他们在拿撒勒传染病院所做的那样。

到了 1541 年,建于 1468 年的那座"新"设施就被称作"新防疫医院"(the Lazaretto Nuovo)了,而威尼斯也设立了卫生局,并且颁布了下述法令:

必须指出的是,为了避免所有可能出现的危险,凡已在维奇奥防疫医院(即拿撒勒)康复(即其淋巴结脓肿已经刺破

并且愈合)的人,都应当送至新防疫医院,且不得随身携带任何物品。康复者当在新医院里待 30 日——在其中称为"普拉"(prà)的区域待上 15 日,再在其中称为"保健"(sanità)的区域待上 15 日——然后当送回家中,并在家中禁足 10 天。不过,若是患者的脓肿并未刺破却自行愈合了,那么此人当在新防疫医院里留观 40 天,也就是说,在"普拉区"和"保健区"分别待上 20 天。然后,此人当被送回家里,并在家中禁足 10 天。

选自 David Chambers 与 Brian Puller, eds., *Venice: A Documentary History*, *1450 - 1630* (New York: Blackwell, 1992), pp. 115,116。

传染病院里的死亡

瘟疫时期拥入传染病院的患者,数量多得令人震惊。史料记载中人数最多的两次都出现在米兰那座巨大的防疫医院里:1629 年一次收治的患者多达 1 万人,而 1630 年瘟疫高峰期则达到了 15 000 人。在疫情最严重的时候,佛罗伦萨圣米尼亚托医院里的 175 个床位挤了 900 名患者,帕多瓦的防疫医院里收治了 2 000 多人,而维罗纳的防疫医院里则收治了 4 000 人左右。汉堡的全科医院在 17 世纪晚期曾被用作防疫医院(Pesthof),那里一次就收治了 850 名至 1 000 名患者;而在一群修道士建立了另一座医院时,塞维利亚那家管理有方的防疫医院里则挤满了 2 600 名患者。

就算是在如此人满为患、常常还很糟糕的条件下,传染病院里患者的生存率也相当高。有史料表明,从 1630 年 9 月 1 日至 12 月 20 日,佛罗伦萨附近的圣米尼亚托和圣弗朗西斯科这两座防疫医院里一共收治了 5 886 名患者。其中有 2 886 名患者死亡,存活率(起码是出院率)达到了 50% 左右。在同一时期意大利的其他城镇中,比如皮斯托亚、普拉托、恩波利(Empoli)、特伦特和卡马尼奥拉(Carmagnola)等地,历史学家卡罗·奇波拉也发现了类似的情况,患者的存活率介乎 50% 到 60%。这些数据与现代未经治疗的腺鼠疫病例大约 50% 的死亡率相当,但与 18 世纪 70 年代乌克兰的情况形成了明显的对比,因为当时乌克兰传染病院里的死亡率达到了 76% 到 80%。

对丹尼尔·笛福而言,回首一生中伦敦"大瘟疫"的恐怖情景和传染病院里的可怕现象时,会觉得它们存在的必要性仅仅是上帝对卑鄙的人类进行惩罚的一部分罢了。他认为:

> 在这么大的一座城市里,竟然只有一间传染病院[19],这是一个巨大的错误。若不是只有一间传染病院……一次充其量只能收治 200 或 300 人……而是有数间传染病院,且每一间都能容纳 1 000 人,无需两人共用一张床或者一个房间里放两张床;假如每个家庭的户主发现家中有人(尤其是仆人)病了之后,就把病人送到附近的传染病院里去……那么,就不会死那么多的人,不会有成千上万的患者死去。[20]

笛福反对强制隔离,支持传染病院,他对伦敦防疫设施的局限性的描述也相当正确。在 1665 年那场夺走了伦敦 10 多万人性命的"大瘟疫"期间,市内和威斯敏斯特所有传染病院的死亡名单中仅仅列有 312 名鼠疫死者,也就是说,大约占该市所有鼠疫患者死亡人数的 1% 的 1/3。与伍斯特(Worcester,25%)和诺威奇(10%)两地相比,这一数据可以说是小

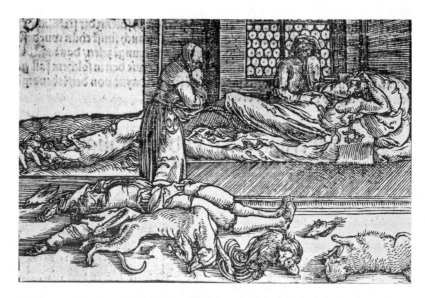

图23　16世纪的一幅木刻版画。图中有一个男人正躺在床上，由一男一女照料，这两人都遮着脸；躺在床上的那个男人左侧身有个开口的、正在渗脓的疮。房间里遍布着男人、孩子和各种动物的尸体，都是瘟疫的受害者。出自国家医学图书馆。

巫见大巫。在意大利的普拉托，1630年该市的鼠疫患者中，也有27％死于防疫医院里。

在较小的城镇和乡村地区，中央墓地通常都直接与传染病院相连。零星的报告中描绘了当时患者与死者一起坐着马车前来的情景。这种集中化运转使得用马车运送患者和为死者掘墓两项工作都变得效率更高了，而且将死者集中埋葬于长长的壕沟里的做法也在这些地区继续进行着。于是，在"第二次大流行"中，尸体搬运工的嘟囔声和马车笨重的轮子发出的嘎吱声，加上低沉的叹息声，还夹杂着患者因疼痛和临死前的痛苦而发出的尖叫声，日夜不停地在棚户区和防疫医院的庭院里回响着,过了一个又一个致命的季节。

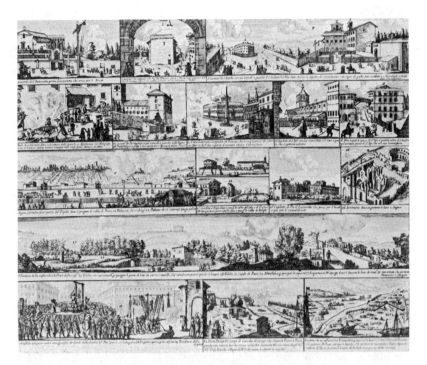

图 24　1656 年瘟疫期间罗马的场景。从中可以看到使用熏蒸等清洁方法的医院、搬动死者尸体、管制河流交通等情景。出自国家医学图书馆。

反抗与怨恨

除了笛福的支持,欧洲各地还有很多人谈及过传染病院里的可怕政策与环境。虽然患者本身常常体衰力弱,无法反抗,可康复中的病人和被强制隔离的家属经常逃跑,或者给传染病院里的工作人员带来麻烦。1631 年,诺威奇还为这些闹事之徒设立了一座专门的监狱。1666 年,传染病院里也配备了鞭刑柱和枷锁。无疑,阿瑞吉医生的皮带不但压制住了反抗者,也约束住了疯子。对于医院将健康人与患者混在一起和让家人分离的做法,以及医院里像监狱一样的环境、劣质或者匮乏食物和富人可以不去传染病院的事实,人们都深感不满。管理人员和卫生委员会首当其冲地承受着民众发泄的这种不满,但实施强制隔离措施的决定,通常却是由市政领导做出的。英格兰索尔兹伯里的市长试图执行强制隔离的法令时,有人曾向他质疑道,"我究竟是女人所生还是野兽所生,不然怎么能在这种情况下如此残忍地对待可怜的百姓"。㉑在 18 世纪匈牙利的泰梅什堡(Temesvár),当地人因为极其憎恨那里的传染病院,所以把医院周围的房子全都烧掉了,想要将其彻底毁掉。当地传染病院的关闭和清理,标志着对整个社区(无论大小)而言是可怕考验的时期正式结束了。它为群体和个人提供了一个时机,让他们能够心存希望,虔诚祷告,决心做得更好和变成更善良的人,以免上帝再度发泄其可怕的烈怒。

近代初期国家手中掌握的强制力量日益增强这一点从应对鼠疫患者的政策中很容易看出来。在各类传染病院里实施强制封闭和强制隔离的做法,侵害了许多传统权利,就连中世纪的国王与神职人员都尊重这些权利。基督教的慈爱观念可能仍然影响着许多在有如地狱一般的社会上的瘟疫防治机构里工作者的心灵,可一旦瘟疫暴发,从实用角度而言,必须切实阻止瘟疫蔓延这一点就变得至关重要了。此外,我们也绝对不要忘记,有 50% 的人进入传染病院且遭受了可怕的经历之后,努力回到了"正常的社会"之中。所以无论多么不人道,隔离都是一条必由之路,唯有隔离才能彻底消除流行性瘟疫,建立起一个强烈保护人性尊严及其各种相关权利的西方社会。

注释

① Robert Latham and Williams Matthews, eds., *The Diary of Samuel*

Pepys，vol. VI（Berkeley：University of California Press，2000），June 11 and August 25，1665.

② W. R. Albury and G. M. Weisz，"Erasmus of Rotterdam（1466 - 1536）：Renaissance Advocate of the Public Role of Medicine"，*Journal of Medical Biography* 11（2003），p. 132.

③ William Kelly，"Visitations of the Plague at Leicester"，in *Transactions of the Royal Historical Society* 6（1877），pp. 403 - 404；Katherine Duncan-Jones，*Shakespeare's Life and World*（London：Folio，2004），pp. 92 - 93.

④ Barbara Howard Traister，*The Notorious Astrological Physician of London: Works and Days of Simon Forman*（Chicago：University of Chicago Press，2001），p. 13.

⑤ Paul Slack，"Responses to Plague in Early Modern England"，in *Famine，Disease and the Social Order in Early Modern Society*，ed. Walter R. Schofield（New York：Cambridge University Press，1989），p. 182；John Fealty and Scott Rutherford，*Tears Against the Plague*（Cambridge，MA：Rhwymbooks，2000），p. 9.

⑥ Rosemary Horrox，ed.，*The Black Death*（New York：Manchester University Press，1994），pp. 55 - 56；Katherine Park and John Henderson，"The 'First Hospital among Christians'：The Ospedale di Santa Maria Nuova in Early Sixteenth-Century Florence"，*Medical History* 35（1991），p. 183.

⑦ N. K. Borodi，"The History of the Plague Epidemic in the Ukraine in 1770 - 74"，*Soviet Studies in History* 25（1987），p. 41.

⑧ 尽管当时的人并不知道，但腺鼠疫并不具有传染性，肺鼠疫才具有传染性。

⑨ Carlo Cipolla，*Public Health and the Medical Profession in the Renaissance*（New York：Cambridge University Press，1976），p. 78.

⑩ Carlo Cipolla，*Fighting the Plague in Seventeenth-Century Italy*

(Madison: University of Wisconsin Press, 1981), p. 12 n. 12; Carlo Cipolla, *Cristofano and the Plague* (London: Collins, 1973), p. 118; Liza Picard, *Restoration London* (New York: Avon Books, 1997), p. 93.

⑪ Carlo Cipolla, *Faith, Reason and the Plague in Seventeenth-Century Tuscany* (New York: Norton, 1979), pp. 20 - 21, 82; Miquel Parets, *A Journal of the Plague Year: The Diary of the Barcelona Tanner Miquel Parets, 1651*, trans. James S. Amelang (New York: Oxford University Press, 1991), pp. 57 - 58, 67.

⑫ 教会对免除某个人其他未获赦免的罪孽的精神惩罚的保证。这个人还必须将所有的财产遗赠给教会。

⑬ Federico Borromeo, *La peste di Milano* (Milan: Rusconi, 1987), pp. 80, 81, 85; Parets, *Journal*, p. 55.

⑭ "老防疫医院"(Old Lazaretto)曾是威尼斯市主要的传染病院。

⑮ Cipolla, *Cristofano*, p. 27; David Chambers and Brian Pullen, eds., *Venice: A Documentary History, 1450 - 1630* (New York: Blackwell, 1992), pp. 118 - 119; Borromeo, *Peste*, p. 67.

⑯ Cipolla, *Cristofano*, pp. 27, 88 - 89, and *Fighting*, pp. 61, 62.

⑰ Parets, *Journal*, p. 61.

⑱ Alessandro Manzoni, *The Betrothed*, trans. Archibald Colquhoun (New York: Dutton, 1951), p. 584.

⑲ 实际上当时有好几间传染病院,其中包括威斯敏斯特的两间。

⑳ Daniel Defoe, *A Journal of the Plague Year* (New York: Norton, 1992), pp. 63 - 64.

㉑ A. D. Dyer, "The Infl uence of Bubonic Plague in England, 1500 - 1667", *Medical History* 22 (1978), p. 319.

第七章
在市政厅

欧洲城市的管理

早在"第二次大流行"的很久以前，欧洲的城镇里就已形成了各种管理机构和管理规则，这些机构与规则满足了城镇的规模、城镇与其所在的较大公国、王国或帝国之间的关系所需。大多数政府采用的都是古典罗马模式中的某种形式，机构中包括一个或数个通常由富有市民组成的立法委员会，以及一个或多个主要行政人员（市长或执政官），由他们负责监督法律和司法的执行。二者都有记录者与书吏提供协助，他们被称为公证人，这是古罗马时期兴起的一种职业，在12世纪随着罗马律法的复兴而再度出现了。这种公证人既没有上过大学，也没有律师的身份，却在"公证技艺"方面接受过良好的培训。这些技能中包括了读写拉丁文，并且运用拉丁文来创作正式的私人文件（如遗嘱与合同），以及像特许令、法律、外交函件、议会会议记录与刑事诉讼记录等公文。公证人常常还充任着当地历史学家或者编年史家的角色，如今存世的大部分关于中世纪欧洲城市政府的活动记录都是由他们撰写的。

与其他大多数需要技能的行业、手艺和职业中人一样，公证人也组织成立了特定的行业公会。这些经过官方特许且有誓言约束的组织机构都起源于古罗马，管理着其成员工作生涯中的方方面面：受雇在能手的铺子里当帮手、接受学徒培训、逐渐变成熟练工,然后开业,成为独当一面的能手。行业公会确定了可以接受的工资、价格、培训期限以及准入资格等方面的标准。它们还规范着产品的质量,约束着行业成员之间以及成员与外人之间的竞争。当时的人要想成为商人、面包师、银行家、木匠、律师、药剂师、内科医生、金匠,甚至是当法官,就必须是一个自我规范的行业公会里的一员。反过来,城市政府常常也由行业公会管理,并且为它们服务,其中的职位会在每一个较为重要的行会中进行分配。在 14 世纪 40 年代,伦敦的总人口不过 35 000 人左右,却有 1 200 个不同的行业公会和互助会(兄弟会);而人口多得多的佛罗伦萨(约为 10 万人)只有 73 个。

市议会里经由选举产生的议员可能直接代表了"中产阶级"(即市民、自由民、公民)的经济利益,但在欧洲的许多地方,贵族和地主也在其中占有一席之地;在某些地区,当地的主教或其代表也是如此。连制定地方法律的权利,也须经由王国内的最高权力机构授予。这种最高权力机构通常是君主或者君主手下的议会。随着伦敦、巴黎、维也纳、教皇直辖的阿维尼翁以及后来的罗马等城市逐渐发展成为国家的首都,君主的议会也对地方事务和法律产生了直接影响。在相对独立的意大利,像米兰的维斯孔蒂和佛罗伦萨的美第奇之类的有权有势者和家族攫取了政权,统治着包括无数城镇在内的领土所属国。与北欧一些逐渐发展起来的民族国家一样,总督或其他官吏代表着中央的权威,他们在瘟疫时期影响了地方市政当局对瘟疫的反应。

在瘟疫流行期间,死亡与逃跑削弱了大多数城市政府的工作效率,但学者们已经得出的结论是,一般的公民生活仍在继续进行,而城市政府至少也仍在发挥着最基本的行政职能。起初,黑死病导致中世纪晚期的城市政府不堪重负,但随着时间的推移,这些政府都逐渐适应了瘟疫反复暴发的现实。通过立法和卫生委员会的发展,它们确立了直接消除瘟疫最严重影响的一些应对模式。它们雇用了医生和掘墓人、守卫和验尸官、护士和传染病院的管理人员。它们规定了消毒、检疫、封闭、监管、检举、隔离、熏蒸与焚烧等措施。它们创建了死亡人数记录册,兴建了医院,发起了种种宗教仪式,还在瘟疫消退之后鼓励人们重新回到城市里生活。当瘟疫这个幽灵在沉寂了几年之后又卷土重来时,城市政府的这种反应也随之周而复始。

鼠疫对管治的影响

死亡与逃跑

议会成员与行政管理人员的死亡就像鼓声一样,在"第二次大流行"早期的官方记载中不断地回响着。1348 年,巴塞罗那的市议会里有 4/5 的议员死亡,而在"百人议会"(Council of One Hundred)中,几乎所有的议员也都染疫而亡。在意大利的奥维多(Orvieto),"七人议会"(The Seven)中死了 6 位,"十二人委员会"(The Twelve)中的 12 人无一幸存——其中有 4 人还是在不到 1 个月的时间里死掉的,而全城的半数人口也是如此。伦敦的 24 位市议员中死了 8 位,意大利皮斯托亚的市政府在 1348 年 6 月 30 日到 10 月 18 日之间也因死亡人数太过庞大,干脆停止了召开会议。由于早期的这些政府里几乎没有什么劳动分工,所以公证人承担了很大一部分行政职能,常常为各个行政部门提供重要的延续性。公证人还会定期探视患者与垂死之人,协助后者准备好遗嘱。这些主顾是鼠疫患者时,公证人的任务实际上就变得非常危险了,许多人都在履行职责的过程中染病死去了。幸免于难的公证人当然可以提高他们的收费标准,但这种金钱回报很难弥补他们所承担的风险。在死了

20 多名公证人之后,奥维多的法官与公证人同业公会(Guild of Judges and Notaries)曾宣布,只有正式登记过的成员才能获准从事公证人的业务。很显然,当时还有一些人是在没有获得这种授权的情况下从事着公证人业务。到瘟疫结束之时,这里只有 7 名执业公证人幸存了下来。在意大利的锡耶纳,只有一位公证人存活下来,其业务记录簿(即登记簿)记载了 1348 年那个致命夏季从头到尾的情况。由于公证人不足,市政府决定允许神职人员公开担任公证人,这可是一个多世纪以来的头一次。在法国南部的佩皮尼昂(Perpignan),117 名法律专业人士中至少死了 68 人,死亡率高达 58%,很可能超过了整个人口的死亡率。

就算公证人并不是一座城市里的富有市民——他们通常都不是——但当选进入市议会里的人一般都是富有的市民。面对不断逼近的死亡,这些人自然会努力保护自己和家人,并且通常都有能耐做到这一点。自瘟疫第一次暴发直到最后,市政领导人经常与其他人一样逃离鼠疫肆虐的城市。这种情况让城市政府陷入了瘫痪,其严重影响跟死亡所造成的一样,因为在这两种情况下,城市政府都达不到行使职能所需的法定人数。留下来的民众对那些逃离之人——医生、神职人员和市政领导人——感到愤慨,因为瘟疫时期他们更需要这些人。人手不足的政府曾一再对那些试图逃避职责的人处以罚款。在 1665 年的鼠疫期间,南安普敦的副市长约翰·斯特普托(John Steptoe)就曾因为逃跑和"未能提供援助"而被罚款 20 英镑。与此同时,该市的 4 名教会执事、3 名贫民税收官、城镇主管、主要执达吏(chief bailiff)、水警、3 名市场吏以及 3 名法庭吏,也因为擅离职守而分别被处以 3 英镑到 10 英镑不等的罚款。14 世纪时,佛罗伦萨秘书长科卢乔·萨卢塔蒂(Coluccio Salutati)曾把这些人斥为叛徒。或许,西塞罗(Cicero)所引发的和萨卢塔蒂所倡导的"公民人文主义"(civic humanism)中体现出来的地方爱国主义崇拜,在当时已经发展成了一种让那些任性的领导人在瘟疫面前坚强起来的手段。

效率

死亡与逃跑都削弱了地方政府的力量。凡是政府分崩离析的地方，既无法制定新的法律，而现有法律的实施也被抛到了一边。没有高效的政府，各部门的空缺职位就无法填补、税收就无法征取、记录就无法留存、人员就无法雇用、薪资就无法支付、罪犯就无法受到惩处、遗嘱就无法得到证明，而关键的决策也无法做出了。没有公证人和遗嘱，孤儿常常继承不了遗产，或被"虚伪的朋友"，肆无忌惮且如寄生虫一般的成年亲戚或者家庭的朋友夺走遗产。不诚实或者经验不足的"公证人"会创建有缺陷或者无效的法律文件，怀有恶意的人则会利用混乱的局面窃取公共资金和其他资源。瘟疫过后，行业公会与城市议会常常不得不降低像年龄和经验等方面的资质要求，以便填补空缺职位并充实行会人员。

现代学者似乎一致认为，尽管瘟疫对市政管治造成了破坏性的影响，但当时的总体情况远远说不上是灾难性的。欧洲各地进行的研究与历史学家克里斯托弗·代尔（Christopher Dyer）得出的结论相呼应；此人曾写道，当时的英格兰"给人留下的主要印象，就是一个文明且有组织的社会在极其艰难的形势下尽力做出了不错的安排"。[①]政府没有被推翻，也很少受到严重的质疑。如今存世的史料表明，当时的政府还是支付了账单、雇用了人员、惩处了罪犯。法国的图卢兹市在1348年9月至12月间给97名新任公证人颁发了执照，在1349年又批准了108人从事法律业务。在马赛的官方记录中，甚至到1349年5月才提及那场瘟疫——那里的疫情在1348年夏季最为严重。公证业务似乎一直没有间断过，只是当时颁发的新执照异常之多。历史学家丹尼尔·斯梅尔（Daniel Smail）评论说："可以找到公证人以及公证人愿意处理死亡过程中的各种事务发挥了至关重要的作用，最大限度地降低了死亡率最严重的后果。"事实上,马赛的法庭继续履行着职责,不过,有位公证人曾记载说,因为"阿库勒斯圣母教堂(Notre Dame de Accoules)公墓里的死尸发出可怕的恶臭",所以法庭换了个地方。② 法国、西班牙和意大利的研究都表明,就算是在行政事务因疫情而受到了严重影响的地方,它们也能迅速且相当彻底地恢复过来。菲利普·多林格(Philippe Dollinger)在他那部论述汉萨同盟 * 的作品中指出,尽管城市市政委员会的名录中出现了一些新人,但在黑死病暴发之前和过后,德国的各座城市仍是由相同的显贵家族统治着。瘟疫过后,接踵而来的似乎是统治的延续与社会的稳定,而不是动荡和变革。事实上,在接下来的 3 个世纪里,欧洲各地的城市政府经常相互借鉴彼此的理念,在面对瘟疫及其影响的同时,取得了缓慢却又巨大的进步。

市政当局对疫情的普遍反应

宣布瘟疫暴发

到了 16 世纪和 17 世纪,城市政府最不想做的事情,就是正式宣布出现了鼠疫。积累了两个世纪的经验之后,不管他们是多么有必要做出这种声明,城市里的行政官员都很清楚这种声明的影响。首先,它会立即让外地人注意到,来自染疫城市及该地区的人员与货物有可能受到了污染。购买该地产品的订单会立即减少,边境或者城门的守卫会将该地的市民拒之于外,而外国港口也会对装载该市货物的船只进行隔离。其次,它会引发当地市民的恐惧,无论他们身处本地还是外地。店铺关门、

---

* 汉萨同盟(Hanseatic League),西北欧和中欧的商人行会与集镇组成的商业、政治联盟。从 11 世纪晚期几个德国北部城镇发展起来的联盟逐渐发展而来。

富人逃离，人们也不再向当局报告自家有病人了，因为人人都害怕自己会与患者关在一起，或者跟患者一起被送到传染病院里去。第三，这意味着当地必须实施特殊的法律——通常都相当令人反感——其中既有历史悠久的法律，也有千奇百怪的新法律。这种立法起初旨在遏制瘟疫，后来则是为了遏制瘟疫的传播以及瘟疫导致的死亡。第四，宣布瘟疫暴发之后，政府必须雇用专门的人员来应对这种危机，从治疗患者的市政医生到埋葬死者的掘墓人，不一而足。第五，到 16 世纪晚期，做出此种声明还意味着政府需要购买新的墓地，为瘟疫患者（常常还有他们的家人）兴建特殊的设施、配备人员。总体来说，这就意味着来自进口税和其他贸易的市政收入减少了，而花在病人、临死的人、死者以及那些没有工作或其他生活来源的人等方面的支出却增加了。毫不意外的是，即便面对着瘟疫暴发的明确证据，当时的各地政府也一再不愿宣布进入瘟疫状态。1630 年，米兰大主教费德里戈·博罗梅奥曾谴责当地政府，说后者任由瘟疫长驱直入，因为政府一直敞开大门，"只想着收取进口税和关税"。③随着时间的推移，确定瘟疫正在"降临"某个特定城市并将这个消息公之于世的方法也变得更加正式和复杂起来，因为各个政府都认识到了极其迅速而准确地判断出潜在瘟疫源头的重要性。

1651 年鼠疫时期巴塞罗那的地方商业

巴塞罗那暴发鼠疫之后，该市的官员们在城市四周挖掘了许多深沟。制革匠米克尔·帕雷茨告诉我们：

壕沟中央置有 3 块长木板，横跨壕沟两侧，中间有一根杆子，连在牢固的金属轮轴上，金属轮轴支撑着中间的那块木板，使之能够像玩具轮子一样转动。农民带着货物、鸡、蛋、水果或其他东西前来时,会把货物放在木板的一端,然后将它们转到壕沟的另一边。如果买家想要,双方就会议定一个价格,然后城市买家会把钱放在木板上,再次转动木板。农民则会把收到的钱币放到随身携带的一罐醋里(给钱币消毒)。

选自 Miquel Parets, *A Journal of the Plague Year* (New York: Oxford University Press, 1995), p. 51。

记录

16 世纪以前,任何种类的人口记录都很罕见,并且常常纰漏很多。在信奉天主教的欧洲,公开登记死者的做法几乎没有什么意义,除非死者在遗嘱中要求举行弥撒、祷告或者其他特殊的纪念活动。由于每一个信奉基督教的欧洲人在理论上都隶属于一个教区集体,因此定期的记录也首先出现在这个层面上。除了在行政管理上做出了许多的创新之举,意大利诸城邦还率先要求对墓葬进行登记:1373 年,阿雷佐(Arezzo)开始实行,锡耶纳是在 1379 年,佛罗伦萨则是在 1385 年开始的。佛罗伦萨的粮食处(Grain Office)保持着死亡记录,起初是因为需要估算市民的粮食需求量:死的人越多,需要的粮食就越少。记录死因这一点直到 1424 年才增添进去。米兰在 1452 年开始记录死者的死亡日期、姓名、年龄、住址、死因以及患病时间等信息。曼托瓦直到 1496 年才效仿此种做法,威尼斯则是 1504 年开始的。1520 年,巴塞罗那市议会深受瘟疫谣言之苦,便下令所有教区记录死者的情况及其死因,以此来澄清这些谣言。

(实际上,那一年里有1 519人死于鼠疫。)自1537年起,亨利八世要求英国的所有教区开始详细地记录死亡与墓葬情况,两年之后法国王室也提出了类似的要求。尽管在开发商业记录方面取得了长足的进步,但荷兰人直到17世纪才开始进行死亡登记,而德国的天主教教区则是在特伦特会议(1543—1562)之后开始的。

当然,良好的记录需要在登记过程中小心谨慎,而且经常还需要必不可少的细致入微。例如,英格兰当时依靠没有别的工作、由教区供养的老年妇女来确定死因,这些"调查员"经常受到人们的批评。她们的年纪、无知、"懒惰"以及喜欢受贿的习气,让许多人都信不过她们做出的结论。雅茅斯(Yarmouth)有过一份可怕的报告,是1664年瘟疫正在阿姆斯特丹附近地区肆虐之时写就的,其结尾如此声称:"就算调查员的报告……是真实的,可她们都是一些酒鬼,十分贫穷,可能会因为这项工作获得的大量津贴(即工资)而进行虚报。"④ 其中最大的一个问题与这些调查员针对死因所做的结论有关。现存史料中所列的"死因"当中,不但包括了像鼠疫或意外事故之类的确凿死因,而且还有像发烧之类的症状、佝偻这样的小病,以及"精神错乱"这类的特质等方面的死因。还有一些"死亡原因"则包括"情场失意""突如其来""被诅咒""受行星影响"和"年迈"。威尼斯在17世纪30年代初期创建的死亡记录很可能是那个时代最可靠的。在瘟疫时期,每个病人都必须去看医生,而每一位死者——包括犹太人和其他的非天主教徒、外国人和婴儿在内的人常常被排除在死亡记录之外——都会出现在死者名册(Necrologi)之中。公证人用一种固定的格式,记录每个死者的情况:名字、年龄、姓氏、职业、死因、死前患病的天数,以及住址。

伦敦的死亡名单之所以是这些记录中最著名的,部分原因就在于它是定期发布的。从16世纪30年代起,每个圣公会教区的执事都会负责雇用调查员,起初每查验一具尸体,就付给调查员2便士,且每周会收取一次报告。到 16 世纪 60 年代时,王室官员将调查员报告查验结果的形式与程序标准化。每个星期二,执事都会收取报告,并将它们放到市政厅台阶顶上一个锁着的盒子里。到了星期三,市政官员会统计总数,将结果排好版以供印刷。每周的结果会先行呈送市政与王室部门,然后以一两个便士的价格出售给公众。每个教区的死亡总数与死于鼠疫的人数,都会一栏一栏地列在旁边。全市当周的死亡总数与死于鼠疫者的总数则列在名单的底部;1629 年,当局还在其中增添了性别比例一项。到了 17 世纪初,政府曾授权由私人印刷商来印制这种名单;其中常常附有图表、祷词、解毒剂配方,最终还会加上丸剂或饮剂的广告。在 1618 年,订阅一年这种名录的价格是 4 先令,单买一份则要 3 便士。商人和城市里的官吏都变得极其倚重于这些信息来源。即便是轻微的变化,也有可能引起他们的极大关注。1665 年的"大瘟疫"过后,伦敦的塞缪尔·佩皮斯曾在 1666 年 2 月 23 日的日记中写道:"让我们极感不安的是,(因)一般性疾病(而死的)增(加)了 3 人,但死于瘟疫这种特殊疾病的人却增加了 10 人。"⑤商人们都拒绝接待那些从死亡人数增加了的教区或城镇而来的顾客或者供应商,他们也不会前往那些统计数据令人觉得不安的城镇。在这座拥有 5 万人口的城市里,个人要决定自己究竟是留在伦敦还是逃离该市,官员们则要根据少量的死亡病例来决定是否关闭该市的剧院和开放传染病院。最后一份记录鼠疫死亡的名单出现在 1679 年,但其中的"瘟疫"一栏又保留了 30 年的时间。这就是瘟疫的威力。

人员

尽管伦敦的教区执事承担着诸多职责,调查员最终也变成了全职人员,但随着瘟疫暴发,对市政雇员队伍的需求也不断增加。1603 年 7 月 25 日,英格兰的伊普斯维奇大法院(Great Court of Ipswich)曾命令 4 名执达吏到镇上找出 4 位体格最为健壮的男子,让他们去照料染疫家庭,埋葬死者、为患者送去肉和水,还要找两名女性,负责死者(准备埋葬尸体),并在他们生病时进行看护和照料。⑥

即便是对一个小镇而言,这支队伍也很简陋。伊普斯维奇有城门需要守卫,有一家传染病院需要医务人员、厨师、洗衣女工、一名专职教士以及稳定的食品与药物供应。"疫病来访"的患者家里,需要有清洁人员进行熏蒸或用消毒剂进行擦拭。他们和其他工作人员一样,都有感染鼠疫的危险。在奥地利,则是由不同天主教团体中的修道士从事着这种危险的工作。这样做另有一重好处,即他们不太可能偷盗患者的财物。佛罗伦萨的防疫工作者——包括熏蒸员、清洁工、护士、掘墓人和守卫——曾经遭到人们的鄙视,被戏称为"尼比"(nibi,即食腐掠夺者的意思)。在17 世纪 30 年代初,他们还遭到过指控和审判,罪名从偷窃到暴力恐吓和强奸,不一而足。在卡莱尔,尸检员和房屋清洁工每周的工资达 10 个先令,在当时算得上高薪,其目的就在于防止他们犯罪。1583 年,伦敦又增设了"监督员"一职,负责监管调查员,确保后者诚实做事。16 世纪90 年代出现了手持棍棒的哨兵和看守,他们白天守卫着"疫病来访"的患者家和封闭隔离的房屋,防止有人破门出入。1609 年,这项工作还变成了 24 小时值守制。他们有封闭隔离房屋的钥匙,负责给其中的居民送去饮食,故而首当其冲地承受着公众与官方的埋怨。1630 年,英王查尔斯手下的枢密院曾正式谴责伦敦市的市长,称他在调查员的选择方面不当,对看守人员也疏于警惕和监督。然而,正如一位伦敦人在 1665 年指出的那样,当时就算是善意的举措,也会引起普遍的愤怒:"死亡此时变得极其常见,民众对危险变得极其麻木,以至于他们将这些维护公共安全的人视为暴君与压迫者。"⑦

市政医生

从古代晚期开始,家庭之外的医疗护理一直就是由教会负责,尤其是由修道院负责。到13世纪初,紧随着医科学校的发展,意大利的城市政府开始雇用社区医生来满足穷人的医疗需求。最早的社区医生是雷焦的波谷(Po Valley)镇在1211年雇用的,只不过其中更有名的却是3年之后博洛尼亚所雇的医生,即卢卡的乌戈·博尔戈尼奥尼(Ugo Borgognoni of Lucca)。到那个世纪末,市政医生在意大利已经相当常见了:1288年米兰雇用了3位,到13世纪90年代时,威尼斯支付给市政医生的薪水达到了每年2 000英镑。到1324年时,威尼斯已有13名内科医生和18位外科医生为该市工作。其中,许多医生都在威尼斯的殖民地服务,或者在其帆船舰队工作,他们还照料着穷人和遭受了酷刑的囚犯(目的是确保囚犯不会在接受酷刑时死去)。1301年,威尼斯的拉古萨迎来了第一位市政医生,其任期为两年,还得到了一栋房子兼诊所。此人应当为所有人看病治疗,但不得向任何拉古萨人收取诊金。在佛罗伦萨,雅各布·德·乌尔布大师(Master Jacopo de Urbe)曾在1318年至1348年间负责为贫困者进行诊疗,而后由他的两个儿子接任。他每个月只有5个弗罗林的微薄收入,还要负责实施外科手术,为业已判刑的罪犯切除手、脚或者四肢。在意大利以外,德国、勃艮第和法国东北部等地也有历史最悠久的社区医生,其出现时间可以追溯到13世纪末和14世纪上半叶:布鲁日(Bruges)是13世纪,维斯马(Wismar)是1281年,慕尼黑是1312年,里尔(Lille)、伊普尔(Ypres)和敦刻尔克(Dunkirk)则较晚才出现。至少在一定程度上是由于鼠疫反复暴发,到15世纪时,法国的大多数城镇里都有了常设的市政医生。实际上,从这一时期开始,我们所知的、有名有姓的内科医生当中,15%的人都是市镇当局雇用的。

在瘟疫时期,社区医生和外科医生的作用尤为重要,因为许多私人医生都逃走了,而且不管逃与不逃,私人医生中也没有几个人愿意为穷人看病。通常,城市会雇用额外的——或者替代性的——医生来应对这种可怕的负担。1348 年,教皇克雷芒六世曾雇用了数名医生来照料染疫的阿维尼翁人,法国许多城市的议会也是如此。1349 年,威尼斯的 18位公共医生中仅有 1 人还留在名册上,可其中记载死于鼠疫的只有 5位:其他那 12 位医生,是不是干脆逃走了呢?1348 年 10 月 24 日,奥维多雇用了马提奥·福·安吉洛(Matteo fu Angelo),其年薪达到了以前的 4 倍:该市支付给市政医生的年薪,以前一直都是 50 个弗罗林。1479年,意大利的帕维亚用 30 个弗罗林的月薪雇用了乔瓦尼·文图拉(Giovanni Ventura),此人还获得了完全的公民身份和一栋免费的宅子。教皇和许多城市的政府当时都允许市政外科医生和内科医生自由地对鼠疫死者进行尸检,把这当成寻找治疗方法的一部分,在其他情况下,尸检曾是一项受到严密保护的特权。随着时光流逝,公立医生和防疫医生(意大利语称之为"physici epidemie",荷兰语称之为"pestmeesters",德语称之为"Pest-medici")在欧洲城市里开始变得相当常见起来——并且变得相当重要了。1650 年,巴塞罗那派了两名内科医生前去帮助鼠疫肆虐的托尔托萨(Tortosa)。游击队员在半路上抓住和扣押了那两位医生,并索要赎金,巴塞罗那立即就支付了这笔赎金。英国和意大利的观察家都指出,当时的防疫医生往往经验不足、医术平庸,人数也很少。1665 年,威廉·博格斯特曾抱怨说,在伦敦

> 瘟疫时期竟然只派了两三名最年轻的医生去照料三四万病人,这种时候哪怕有四五百位医生,也都不够,但在别的时候,每周只有两三百人死去时,假如病人穿金戴银,您就会看到,有五六百位(医生)跟在他们身后。天使们守护的,其实只是富人。⑧

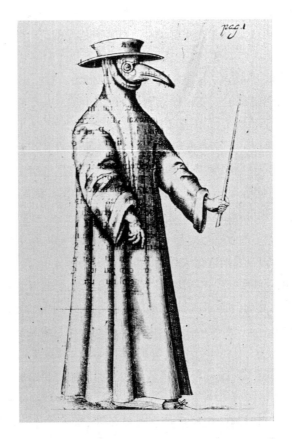

图 25　17 世纪法国的一套十分考究的防疫医生套装，配备了一根必需的木棍。选自 Thomas Bartholin, *Historiarum anatomicarum*，17 世纪 50 年代。出自国家医学图书馆。

防疫医生的主要任务就是照料病人和临死之人，并且为了公共记录的需要出具瘟疫死亡证明。当时，法国和荷兰的防疫医生有时既不是训练有素的外科医生，也不是内科医生，而是非专业性的"江湖郎中"

（empirics）——在荷兰的一个例子中，防疫医生竟然是一个卖水果的。为了保护自己，17世纪的许多行医之人都穿着独特的套装，那种套装由蜡布长外套和带有鸟形面具的帽子组成。"鸟喙"里填满了气味芬芳之物，旨在过滤"污浊的空气"，其中一种配方里包括了鸦片酊、琥珀、玫瑰花瓣、苏合香、没药、香薄荷叶、丁香和樟脑。

对市政医生的鼓励：不来梅（Bremen），1582年

这些人当（由卫生行政官员）以适当的津贴雇用，向自治城邦宣誓并受到誓言的约束，以便他们不会因为害怕患者数量剧增而趁机逃跑（这是人性的弱点），其中每个人都须明确自己的职责：也就是说，他们须勇敢地摆脱畏惧死亡的心理，须勤奋工作，证明他们对上帝和人类的忠诚，以及为之服务的精神——鉴于无论在不懂（医学）这门技术的普通人看来多么隐秘，上帝都会见证与评判他们所做之事。他们若是做了错谬或者诡诈之事，就必须受到惩处，但是，如果他们规规矩矩，在工作中勤勉而忠诚，那么他们在来世得到的回报，将远远超过他们在此世能够获得的。

（……）

卫生行政官员须私下向医生指出，医生当经常考虑到自己身上承担着所有民众的巨大希望，因此所有市民都将钦佩他、尊重他，仿佛他是上天派下的神灵一般。

改写自约翰·斯托克伍德（John Stockwood）于1583年对城

镇医生约翰·伊维奇(Johan Ewich)的《论忠诚睿智之行政官员的职责》(*Of the Duty of a Faithful and Wise Magistrate*,1582年)一书的翻译,见于 Peter Elmer and Ole P. Grell, eds., *Health*, *Disease*, *and Society in Europe*, *1500 –1800: A Source Book* (New York:Manchester University Press, 2004), pp. 98 – 99。

卫生委员会

尽管当时的私人医生与社区医生都为个人提供了大量建议,可直到很久以后,医疗建议才进入市政规划和决策之中。1348 年意大利诸城邦遭到瘟疫重击的时候,著名的内科医生金泰尔·达·福利尼奥曾向佩鲁贾的"尊者大师学院"(Venerable College of Masters)提出劝谕(consilium),或者说专业的医疗建议。他劝告说,为防感染瘟疫,人们应当祈求上帝的宽恕,饮食要有节制,要通便与放血,要服用特定的药物,要对疑似出现了传染病的地方进行消毒。他还建议,由"重要公民"和一群医生组成一个专门的小组,共同"做出安排,保护全市百姓的健康"。意大利的大多数城市都曾任命临时性的特别公民委员会来应对紧急情况。1348 年时许多城市都是这么做的。佛罗伦萨任命了一个 8 人委员会(balìa),锡耶纳则任命了一个 3 人委员会。1347 年,威尼斯的大议会(Grand Council)派了 3 名"学识渊博者"[即"智者"(savi)]前往亚德里亚海(Adriatic Sea)对岸属于威尼斯领地的伊斯特里亚(Istria),去研究这种新的流行病。1348 年 3 月 30 日,大议会又成立了一个由 3 位智者组成的新小组,"负责维护卫生,以及消除环境中的污浊"[9]。由于这些智者接受了瘴气理论,因此他们提出的法令强调了应将死者深埋于遥远之地,并清理街道上的污秽之物。同年 7 月 10 日元老院制定的新法就反映出他们对鼠疫有了一种微妙却很重要的理解:官员们应当控制入境的人员与货物,阻止任何疑似感染了鼠疫的物品与人员入境。

由于这些人对鼠疫的理解很不全面,因此市政当局往往是既运用了瘴气理论,按照其建议采取卫生措施,也运用了传染理论,并且据其倡导隔离患者,以便保护健康的人。然而,在一个多世纪的时间里,意大利并没有设立永久性的卫生委员会,而在此后的一个多世纪里,也没有任何医疗专业人员在临时设立的委员会里任职。1486 年 1 月,威尼斯成立了一个常设的公共卫生委员会(Commission of Public Health),其任期为 12 个月,这给远至荷兰各城的市政委员会提供了一个典范。随着"公共卫生"这一概念的拓展,到 1540 年时,公共卫生委员会的权力已经涵盖了教区内的穷人救济、取缔乞讨和控制卖淫等多个方面。佛罗伦萨的常设行政机构称为"八人卫队"(Otto di Guardia),这是政治警察的一种,在 1448 年被赋予了"维护公众健康、防止瘟疫蔓延与避免暴发传染病"的职责。他们为穷人供应面包,兴建了属于欧洲最大医院之一的新圣母马利亚医院,还雇用了 4 位内科医生和 4 位外科医生,外加 40 名女性和 12 名男性,来照管染疫的患者。然而,这些特别的权力只授予了 3 个月的时间。一直要到 1527 年鼠疫暴发之后,佛罗伦萨刚掌权不久的大公政府才成立了一个由 5 人组成的常设卫生机构,由其运用强制手段,在佛罗伦萨全境强制执行其法令。不过,这个机构的成员当中竟然没有一位是医疗专业人员。在 1630 年至 1631 年间那场被人详细记载下来的瘟疫期间,卫生行政署(Health Magistrates)任命了 5 位"总专员"(Commissioner-General),由他们监管托斯卡纳大公国(Grand Duchy of Tuscany)的 5 个行政区。每位总专员都会带着一名公证人、一名军官和数名警卫,在自己负责的那个地区进行巡察,并且在该区拥有凌驾于生活的各个方面的"无上权力"。专员须在一名号手的带领下,巡察每一座村庄和城镇,宣布卫生行政官制定的防疫法令。接下来,专员须确定一处驻所,定期巡察整个地区,兴建传染病院,隔离鼠疫患者及其家人,强制让医生们按照他觉得合适的方式提供医疗服务。在一个经常与科学崛起联系在一起的时代,卫生行政官员们还补充规定说:假如某位专员认为有必要更改自己即将执行的法令,"那么您当在信函中向我们提出此种建议,具体说明您欲撤销或者更改某项法令的原因,以便……我们可以参考您的意见,努力做出更好的决定"。在佛罗伦萨市里,卫生行政官派出的官员不但要监管患者,还要"巡察穷人的家,令他们彻底清理并重新粉刷房屋,以便消除任何有可能产生恶臭之味的东西,因为污秽是空气污浊的根源,而污浊的空气又是导致瘟疫的源头"。[10]

在欧洲其他国家中,呈现出来的模式大抵与此类似:先是设立监管权力有限的临时性公民委员会,然后出现常设的委员会,其监管市民的权力也日益增加。但是,这些机构并不是无所不能的。神职人员不满和藐视当局对教会服务的限制,旅馆老板无视对客人的禁令,商人则违反隔离规定走私货物,且人人都对当局在城门和住宅设立的守卫颇有微词。17 世纪,在法国的圣洛镇(St. Lô),其首席医疗官曾被当成巫师关进了监狱,原因竟然是此人成功地阻止了一场鼠疫,这让人们觉得很可疑。

应对鼠疫的立法

市议会、卫生委员会和地方行政机构所采取的防疫措施分为 5 大类。尽管它们全都与预防鼠疫(预防法)或者应对并结束鼠疫的影响有关,可市议会采取的行动经常带有复杂的动机。早期的大多数法令都是零散地制定出来的,并不是一个全面性计划中的组成部分。到 1437 年时,拉古萨制定了最早的完整法令之一,其内容多达 35 篇。在数十年的时间里,意大利多数较大的城市都制定了类似的法规。到了 16 世纪初,法国的许多城市也是如此。1531 年,巴黎将该市采取的措施编制成了法典,伦敦则是到 1583 年时编制的。在 16 世纪晚期,欧洲东北部的许多城市也纷纷效仿了这种做法。

卫生立法

中世纪城市制定的历史最悠久的公共卫生立法里,包括了铺设和维护干净清洁的街道和小巷,以及消除散发恶臭气味的源头,比如腐烂的动植物和人类的排泄物。在盖伦派医学理论中,恶臭一直都与空气"腐坏"有关,而腐坏则与疾病及其传播有关。自 1267 年获得特许建立以来,英格兰的剑桥大学城就源源不断地颁布了许多反污秽法令,而数年之后的佛罗伦萨也是如此。佛罗伦萨人不但监管着肉、鱼和水果的销售,而且规定该市的下水道每年都应清理两次。1319 年的佛罗伦萨法规禁止人们在城中的某些地方屠宰牲畜,其中解释说,如果继续允许这样做,会"让城中居民因为牲畜散发的传染性气体而得病"。从根本上来看,臭味会让人生病,城市有权进行干预。

在瘟疫时期,这些措施都大大增强了。在 1348 年 3 月佛罗伦萨制定的卫生立法中,充斥着像"物品与尸体的腐坏与溃烂"和"空气的腐坏与污染"之类的措辞,以及"将所有可能(继续)污染空气、感染疾病的腐烂之物、染疫人员和类似者彻底从佛罗伦萨市内和郊区清除出去"之类的指示。[11] 1394 年,法国鲁昂政府制定了限制销售和处理鱼类的法律,10 年后禁止某些动物进入市里,3 年后又禁止市民将粪便扔到街上。1606 年,英格兰的赫尔(Hull)规定,鱼肝只能在离城至少有半英里远的地方进行保存和腌制。差不多就在同一时期,法国的佩里格(Périgueux)

也禁止市民每天在祈祷钟（Angelus bell）敲响（即正午前后）之后到街道上倾倒夜壶。很可能自那以后，街道上的污物每天都有人清扫了。

在市政当局和王室机构管辖之下的伦敦，鼠疫曾导致该市在 1353 年、1354 年、1356 年、1357 年、1362 年、1366 年和 1370 年相继出台了一系列禁止乱扔垃圾的法律。1354 年，英王要求所有屠夫把屠宰场都设在泰晤士河沿岸，以利于垃圾处理。一家肉铺若是因为没有场地而必须搬到市里，政府就会要求肉铺用驳船在退潮时将动物的下水运到河中央，从而轻而易举地将其冲入海中。然而，伦敦最早的一套关于公共卫生的全面法律，即《街道规约》（Statute of the Streets），却到 17 世纪初才出现；这套法律也是由鼠疫催生出来的。除了其他诸多方面，这些法律还规定："每家的户主须将门前之路铺好并且负责清扫，每日须将自家的垃圾清走。"伦敦的 26 个区中，每个区都有清道夫来负责这一工作。此人会驾着一辆两轮大马车，在每家每户门前吹响喇叭，以示他的到来。粪便不能倒在花园里，必须清除到市外。被称为"执事"（beadle）的官员们则负责征收罚款或者把违法者关起来，并且监督在街道上巡逻的治安警员。⑫

道德立法

另一种"卫生"立法则是以天主教信仰为基础，此种信仰认为是人类的罪孽触怒了上帝，上帝便通过降下瘟疫来发泄神之烈怒。在历史学家安·卡尔迈克尔（Ann Carmichael）恰如其分地称之为"旧道德律的世俗化"这一过程中，城市政府都立法禁止不道德的性行为——尤其是鸡奸和卖淫，严惩官吏的腐败，最后还惩治所谓的堕落的穷人。⑬佛罗伦萨在 1348 年赶走了所有的妓女，后来又制定了针对街头妓女（1403 年，但允许存在妓院）、宗教修道院里的不道德行为（1421 年）、官吏渎职（1429 年）以及鸡奸（1432 年）的法律。威尼斯则从 1486 年开始对妓女进行极其严格的管控,而15世纪晚期意大利的其他一些城市,比如佩鲁贾、锡耶纳和曼托瓦等,也是如此。甚至早在那个世纪末欧洲开始出现可怕的性病之前,威尼斯人就注意到了这一点:公然可获取的性行为把一些可憎的外地人引到了城中,从而促生了一些有可能助长疾病传播的亲密关系。

1430 年鼠疫时期佛罗伦萨政府对贫民救济的讨论

洛伦佐·里多尔菲先生(Messer Lorenzo Ridolfi)……说,疫情恐怕会变得更加严重。贫民的处境极其糟糕,因为他们根本挣不到钱,将来还会挣得更少……

安东尼奥·亚历山德里(Antonio Alessandri)称,鉴于鼠疫迫在眉睫,故有必要维护我们的管理制度,牢记过去类似时期所采取的措施。首先,我们应当承认自己对上帝所负的义务,考虑众多市民的贫穷,即要向贫困者分发救济品,并且委任那些虔敬上帝、生活优裕的人来负责这项工作,而不是由那些积极参与国家事务的人负责。但是,由于并不是所有的人都平静克制,因此为了让一些人心存畏惧,我们应当雇用一些既非市民也非乡村(contado)⑭居民的步兵,让他们为市镇(Commune)的需要服务,而非服务于普通公民……

里纳尔多·詹菲利亚齐先生(Messer Rinaldo Gianfigliazzi)说,应当用公共资金去补贴穷人,因为他们快要饿死了。上帝会对此感到喜悦,而穷人们的那些(犯罪或者反叛的)邪恶想法也将消失。我们当以游行与祷告来安抚上帝。……

博纳科索·迪·内利·皮蒂(Buonaccorso di Neri Pitti)称,

穷人应当获得援助,让他们能够养活自己。应当招募那些有本领作恶的贫困市民为士兵,派他们到军队驻扎之地去,且应当增加他们的薪资。

选自 Gene Brucker, *The Society of Renaissance Florence* (New York: Harper, 1971), pp. 230 - 231。

中世纪早期的人都奉守基督教的教义,往往认为穷人理当获得援助和照顾,是值得帮扶的人,他们对上帝的祷告具有特殊的力量。然而,随着欧洲社会的变革和城市的发展,贫困开始与恶行和罪孽联系起来,认为这触发了上帝的愤怒,导致了瘟疫。由于缺乏经济和社会资源,城市里的贫民——这些人的数量在瘟疫时期常常会大幅增长,因为绝望的乡民会涌到城市里来寻求救济——开始被视为对更广泛的群体的一种社会和经济负担,并对后者的道德健康构成了威胁。1348 年,于泽什(Uzerche)镇干脆驱逐了所有的病人,就像 1370 年的巴塞尔和 1375 年的雷焦一样,任由那些贫困的鼠疫患者在沟渠和田野里死去。随着时间的推移,观察人士得出结论说,瘟疫患者往往都是穷人,比如流浪者、无业游民、乞丐和临时工,而瘟疫往往也始于城中那些最贫困的区域。防疫立法经常针对的也是贫民,无论他们是贫困居民还是流浪者。1630 年 10 月 22 日,就在鼠疫肆虐期间,威尼斯当局曾下令将穷人强制迁离圣洛可的附近地区。穷人们被船只运送到潟湖中一个遥远岛上的圣拉扎罗(San Lazzaro)医院,该医院专门收治乞丐。当 17 世纪鼠疫第一次降临到伦敦一个贫民区时,伦敦当局曾用路障堵住道路、用木板封住窗户,将那里的居民关在里面,希望通过封锁整个社区来遏制这种疾病。不过,这些措施往往以失败而告终。可悲的是,这些社会决心与穷人作斗争,而不是与贫困作斗争。

预防法

预防瘟疫的措施或称预防法,不仅意味着消除污浊的空气,而且要求人们避免接触已经受到感染的人和物品。诚如法国人奥德里克·雷诺(Oderic Raynold)所言:"想要避免感染瘟疫的村庄,会把所有的陌生人拒之于外。"不过,这也意味着必须禁止村民在有"污浊空气"的地区之间往返,还应当对来自可疑地区的所有货物进行检查。1348 年,皮斯托亚找到了一个简单的办法:"进入本城的任何布匹,都应在城中的主广场上烧毁。"⑮到了 17 世纪,预防措施中就包括了将那些暴发瘟疫的地方隔离起来,以免瘟疫蔓延到其他地方去。在一个著名的自我牺牲例子中,为了防止瘟疫进一步蔓延,英国伊亚姆村的村民曾自愿留在家中,承受了巨大的损失。另一方面,法国的迪涅(Digne)在几乎已经被瘟疫肆虐的邻近地区重重围困之后,曾认真地考虑过将整座镇子烧掉,来阻止瘟疫的蔓延。在没有燃烧弹的情况下,设置防疫警戒线就成了一种常规手段,以此将一个社区或小镇与明显的瘟疫源头隔离开来。

1348 年,佛罗伦萨和威尼斯两城都将来自热那亚、比萨和其他瘟疫肆虐之城的所有人员或货物拒之门外,可最终却无济于事。另一方面,米兰那种实质上的自我隔离措施似乎防止了大规模疫情的暴发。欧洲各地的港口城市都曾禁止来自可疑地区的船只入港,只不过这种措施还导致了秘密登岸和违禁物品走私的现象。随着意大利诸城邦开始在遏制瘟疫方面展开合作,它们之间开始相互交换鼠疫报告的信息,发展出了健康通行证或者"健康证"——它们可以证明一位旅行者来自没有暴发鼠疫的地区,并且在颁发该证明的时候身体健康。为防伪造,这些文件很快就被印发了城市的报刊上,成了欧洲最早的官方印刷文件之一。1630 年 5 月,在博洛尼亚报告暴发了鼠疫之后,佛罗伦萨要求所有来自北方的旅行者都出示健康通行证，并在北部边境部署了军队，每个驻扎位置之间相隔 3 英里。从 6 月 13 日起，当地居民都应当协助监视任何想要越过边境的人，若是发现了，居民应该敲响钟声，并且尾随偷偷越境的人，直到军队抵达。

最后，疑似染疫的货物与人员都进入了特设的隔离区（quarantine）。隔离区因普遍强制隔离 40 天＊而得名。这些地方包括了停泊于岸边的船只、沿海岛屿、人迹少至的修道院，或者城门之外的特设区域。隔离的目的就在于将明显健康的人与患者分隔开来，确保他们不会染病，并且清洗或熏蒸"受感染的"物品，或者将它们置于"有益的"清洁空气和阳光下进行净化。人们还曾用醋或者流水冲洗来自可疑地区的钱币，把信件放在火上烤、用烟熏或者置于特制的炉子里，以此来对它们进行消毒。尽管其中的一些措施看上去可能显得野蛮而愚蠢，但许多现代学者认为，它们可能在消除欧洲西部的鼠疫威胁方面发挥了至关重要的作用。

应对灾难

一座城镇里一旦暴发鼠疫，患者就需得到照料和进行隔离，健康的人就需得到保护，死者则需有人去埋葬。1374 年 1 月 17 日，在一些较为温和的措施失败之后，米兰的领主贝尔纳博·维斯孔蒂干脆下令，把他统治着的雷焦镇里的鼠疫患者全都赶到乡村，任凭他们或生或死，都由上帝的旨意来决定。城市里形成了两种将病人隔离开来的方法：一是把他们关在自己的家里，并且常常是跟所有住在其中的人一起隔离；二是提供专门的传染病院，患者在其中会得到一定程度的救援，最终既有可能康复，也有可能死去（参见第六章）。一座城市通常是两种方法兼用：传染病院虽然恐怖，却可用于照料较穷的患者；富有的患者则是关在他们的家

＊ "40"在意大利语中为"quaranta"。

中。与其他措施一样,将患者隔离起来的方法假设的是人们本身会传播疾病(传染)。这种理论曾促使政府限制人群聚集,不管是病人还是健康人。为此,受到鼠疫威胁之后,城市当局就会关闭戏院、阻止大型的宗教集会,并且取缔市场和集市。它们还禁止行会与其他公民团体进行集会、饮宴、社区游戏、音乐表演和民兵操练。

市政当局甚至对送葬队伍进行了限制,尤其是那些前往墓地或教堂的送葬队伍。比利时的图尔奈如今依然因其一年一度的"大游行"(Great Procession)而闻名;那里的葬礼非常典型,可能举办得相当隆重,会日夜不停地为死者鸣钟。市政官员对这种盛况进行了约束,规定送葬者的数量,限制只能在星期日做弥撒的时候敲响丧钟,禁止人们穿黑色的丧服,还要求简化丧葬仪式,对富人与穷人一视同仁。对丧钟加以限制至少在一定程度是旨在产生一种有益的心理影响:响个不停的丧钟和死亡提醒会让人们感到沮丧,据说这种情绪会让他们更加容易感染瘟疫。塞缪尔·佩皮斯曾指出,"听着我们的丧钟如此频繁地鸣响,无论是有人死去、还是举行葬礼,都是一种令人悲伤的声音",而阿拉贡的某些城镇还明确指出,这一禁令就是"为了避免让百姓感到害怕"。威尼斯曾禁止公开展示鼠疫患者的遗体,皮斯托亚则下令:"禁止将死者遗体移出他们死时所在的房屋,除非将死者装入棺材之内,然后用绳索绑住,以免散发出气味。"与其他城市一样,皮斯托亚也规定,尸体必须埋入距地表至少有 2.5 米深的地下。⑯

一旦鼠疫患者被送到传染病院或者墓地,他们的房屋和物品就必须进行清理,以便彻底根除掉瘟疫的"种子"。在将衣物、床上用品和家具一把火烧掉的情况下,患者或其子嗣有可能获得补偿:1630—1631 年间,托斯卡纳地区的普拉托政府曾按这些东西声明价值的 50% 进行补偿。在有些情况下,整栋宅子都会被付之一炬——想必都是穷人的房子,比如在 1495 年的特鲁瓦(Troyes),1499 年,这种烧房子的做法被禁止了。最常见的情况是，会用芳香木材加上硫黄之类的矿物质点燃之后进行熏蒸，然后再用醋或者其他的消毒剂进行擦拭。1636 年，法国布雷斯堡当局还花钱雇用了一些孩子，让他们住在经过熏蒸的房屋里，以确定经过处理之后没有了传染的危险。地方行政官员也有可能强制要求重新粉刷这种房屋，据说这样做会把瘟疫的"种子"困在油漆下面。那位

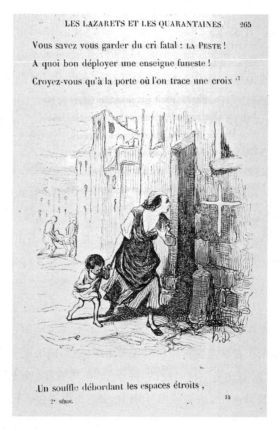

图 26　一位母亲带着自己年少的孩子站在一家有十字标记的瘟疫患者家门口。背景中有两人正在抬着一具尸体。出自国家医学图书馆。

杰出的伦敦官僚、日记作家塞缪尔·佩皮斯曾称，他对自己没有去一位友人家的二楼感到非常庆幸，那里原本常用于招待客人，可那位朋友的仆人死于鼠疫之后，还没有进行重新粉刷。拜访过那位朋友之后，他还喝了很多的酒。

犯罪

瘟疫时期的混乱局面为犯罪行为提供了丰富的机会，而防疫立法则引出了人们有可能违反的新法律。这些法律常常会将一些普通活动变成犯罪行为，比如在街道上走，甚至是打开一扇窗户。普通的犯罪分子若是偷窃了受到瘟疫污染的东西、闯入隔离的住宅或者对鼠疫患者进行性侵害，会受到更加严厉的惩处。患者及其家属的违法行为包括没有报告生病与死亡情况、处理患者的衣物或其他物品不当、擅自离开隔离的房子或在封闭隔离期间接待客人、拒绝按照命令转移到传染病院去，或者干扰防疫当局的指示或活动。防疫当局的违法行为则有滥用权力进入住宅或者虐待无助的百姓，倒卖本应烧掉的物品，窃取本应用于鼠疫患者的资金、食物或药品；受贿以提供特殊待遇，或者只是履职不力（他们的职责包括尸体照管、守卫、熏蒸、掘墓、管理资金、照料病人，等等）。其他市民则必须警惕，不能接触受到了污染的物品或钱财，不能非法与他人聚会，不能造访封闭隔离的家庭，不能侮辱防疫官员，不能参加非法葬礼，不能招待来自被禁地区的客人，不能出国旅行和不当地处理废物。诚如当时的许多人评论的那样，人们很容易无视、抵制甚至是藐视防疫法律。1603年，一位伦敦人曾写道："较穷的人，甚至带着小孩的女人，会（非法）聚集到葬礼上，并且（更糟糕的是）（故意）站在埋葬着各色人等的露天墓地上，以便（真的）让全世界的人都看到他们对鼠疫无所畏惧。"有些患者则是纯粹地心怀恶意，正如托马斯·米德尔顿（Thomas Middleton）向塞缪尔·佩皮斯报告时所言："朴次茅斯的人着实恶毒，据说他们会把疮疤上那种受污染的膏药(绷带)取下来,在夜间从新房子的窗户扔进去。"⑰

1400 年佛罗伦萨鼠疫时期最恶劣的谋杀案

佛罗伦萨的法院审理了弗朗西斯科与托玛西亚(Tomasia)兄妹密谋对付托玛西亚那位富有的继女一案:

> 弗朗西斯科带了一位公证人及其他见证人前往莉娜(Lena)家,当时莉娜正(因感染鼠疫而)卧病在床。在弗朗西斯科与托玛西亚的劝说下,莉娜接受了公证人的问询,同意让弗朗西斯科当她的丈夫。(他们迅速成了婚。)接下来,婚礼刚过两天,弗朗西斯科就与某些人交谈,向他们寻求建议,要让莉娜无法康复,因病而亡。由于当时疫病肆虐(如今仍然如此),所以绝对不会有人怀疑到他。得到相关的建议之后,弗朗西斯科亲自前往老市场(Mercato Vecchio)的药剂师莱昂纳多·迪·贝托(Leonardo di Betto)的铺子,从此人手中购买了8份砒霜,带回了家里。他与托玛西亚一起将砒霜撒在一小块面包上,给莉娜吃下,目的是毒杀她。莉娜吃了带有砒霜的面包,第二天就死了。

> 这对兄妹对罪行供认不讳,然后被判处了死刑。弗朗西斯科被处决,但有孕在身的托玛西亚的死刑先是被推迟,后来又被取消了。

选自 Gene Brucker, *The Society of Renaissance Florence* (New York: Harper, 1971), pp. 141-142。

惩处手段

由于刑事法庭在鼠疫时期经常暂停审理,因此疑犯有时要在牢房或者监狱里度过酷热难耐的数个月,等待审判。瘟疫若是降临到这种地方,就很少有人能幸存下来。在设有卫生行政官的城市里,常常是由特别法庭而非普通法庭来审理与防疫法律相关的犯罪案件:比如说,佛罗伦萨在1630—1632年的瘟疫期间,就审理了332起这样的刑事诉讼案件。许多受到审判的人被控犯有多项罪行,而几乎所有的人都来自工人阶层或者较贫困的社会阶层。在瑞士的洛桑(Lausanne),1536年瘟疫流行期间,业已醉醺醺的雅克·博瓦尔(Jacques Bovard)来到当地一位掘墓人的家里继续喝酒。他被抓住,并且被罚款25个弗罗林,罪名是酗酒以及与一个理应一直与健康者隔离开来的人在一起。对于像不报告瘟疫暴发、倒卖患者物品或者在转移患者的时候没有按照规定携带白杖之类的罪行,荷兰莱顿的市议会曾在1515年确定了一种适当的惩处手段:罚款2 000块砖,用以砌城墙;或者砍掉犯人的右手并将其流放。差不多就在同一时期,苏格兰也实施了从没收财产、打上烙印到永久流放或处以绞刑等惩处措施。到了16世纪晚期,一座城市的市议会在面对瘟疫之时率先采取的举措之一,就是在市中心的公共场所竖起绞刑架。日内瓦以及位于阿尔卑斯地区的周边城市在16世纪末和17世纪初似乎都曾深受一种古怪罪行的困扰——有人故意在门柱和其他公共场所涂抹一种据说会传播瘟疫的黏稠之物。审判笔录表明,这种脂状物是将死于瘟疫的人身上的肉煮沸之后制成的。无数人都曾被判犯有此种暴行,他们通常都是一些据说想要通过延长疫情来保住工作的防疫工人;对此种暴行的惩处手段就是"用烈火烧死,直至其化为灰烬"。[18]

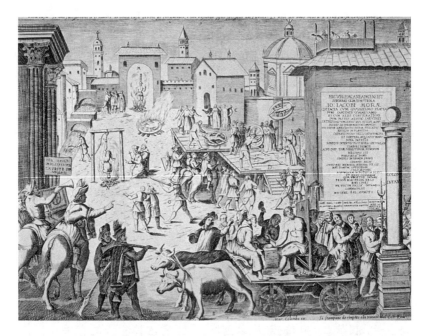

图 27　受惩罚之地,米兰,1630 年。背景中那些被指控犯有与鼠疫相关的罪行的人正在遭到严刑拷打和处决,前景中则是两个恶名昭著的"瘟疫传播者"正被绳之以法。这是 17 世纪 30 年代的一幅流行画。出自国家医学图书馆。

瘟 疫 之 后

瘟疫过后,公民政府承担着 3 项主要的任务:处理诸如孤儿、遗嘱和财产分配这样的私人事务,解决市场崩溃、税收基础薄弱和巨额公共债务导致的经济灾难,以及让民众重新回到人口业已减半的城市里生活,尤其是在瘟疫之后初期。

遗嘱、孤儿与财产

14世纪40年代末鼠疫的首次暴发让许多欧洲人措手不及,故而对死后如何处理自己的财产与子女,他们并没有做出明确的安排。那些做出了此种安排的人常常会让配偶、其他家人或者朋友充当遗嘱执行人,可这些执行人常常会在来不及起草一份新遗嘱的情况下迅速地相继离世。遗嘱中规定的继承人也纷纷死去,所以哪怕是最清楚明白的规定也毫无用处。瘟疫时期的遗嘱常常会在一段短时间里写就数个版本,或者带有长长的附录,说明遗嘱内容的变化情况。随着公证人相继死去,对遗嘱做出改变的机会也没有了,由此导致人们的财产在法律上陷入了困境。因瘟疫而变成了孤儿的孩子,一般是由其父母在遗嘱中明确指定的朋友或者亲戚监护,可这些监护人常常也会染疫死去。然而,其他亲属或者朋友有可能接管这种监护权,若是孩子继承了一大笔钱或者财产,就尤其如此了。不道德的监护人在意大利曾被称为"假朋友"(false friends),他们以挥霍或者干脆窃取被监护人继承的遗产而闻名,不过,这种行为一经发现,就会被视为犯罪。许多穷人家的孩子则只能由国家或者教会监护。为了帮助解决这个问题,托斯卡纳富商弗朗西斯科·达蒂尼(Francesco Datini,他本人在1348年成了孤儿)曾在1410年将其大部分财产遗赠给了佛罗伦萨和他的家乡普拉托,用于在两地兴建孤儿院。没有这种机构的时候,民事法庭和教会法庭都不得不做出许多关于遗产继承和监护权的裁决,而且必须在继承人的权益真正受损之前相当迅速地做出裁决。

1410年,弗朗西斯科·达蒂尼在其遗嘱中规定于佛罗伦萨

兴建孤儿院(Ospedale Degli Innocenti)

此外,为了让那些对被称为"弃儿"的男孩与女孩怀有同情之

心的市民、乡民以及其他人增加救济与关爱,以便这些孩子可以得到很好的喂养、改变和照看,以便救济可以发挥出无限的效果,并且以免他们担心救济会被挪作他用并被送到城外:他留下遗嘱并做出规定,按照以下载明的佛罗伦萨市负责人所希望的地点与方式,新建一机构,且应由新圣母马利亚医院之院长担任此机构的第一任负责人,不管到时在任的新圣母马利亚医院院长是谁。该负责人当以善良、勤勉而审慎的态度,为被弃于此的儿童提供食物或者命人喂养他们。应从立遗嘱人的财产中拨出 1 000 个金弗罗林,交与前述的新圣母马利亚医院院长,而该院长当以此资金开始兴建前述之新场所,而不得将其挪作他用。

选自 Cesare Guasti, ed., *Lettere di un notaro ad un mercante del trecento*, vol. II(Florence:Le Monnier, 1880)中的文件,由作者翻译。

经济影响与举措

在最早的鼠疫流行期间,一座城镇往往会出现半数人口死亡的现象,这种情况给幸存下来的人造成了大量的经济问题。手艺高超的专业人员和工匠都不见了,只留下为数不多的能手和许多未经训练的学徒。债务和税收都有所拖欠,许多商品和服务的需求大幅下降,农作物也无人照管或者无人收割。幸存下来的人常常有可能要求获得很高的工资,这是自由市场对行会经济的一种入侵。必须重新登记赋税清册,才能反映出哪些人死了、哪些人永远逃走了。它们还须体现出因死亡与继承而出现的多种不同的财产变化情况。随着城市开始更加积极地与瘟疫带来的影响作斗争,它们的支出大幅增加,而商业赋税带来的收入却减少了。人员、设施、贫困救济、药品,甚至是手杖、推车和铁锹所花的费用,都让这些城市难以负担。17世纪30年代,威尼斯人治下的帕多瓦在本地那座传染病院的维护方面花费的巨额资金达到了57 000个达克特,而在贫民救济方面又花了12 000个达克特。在1665年伦敦那场所谓的"可怕天谴"(Dread Visitation)期间,仅仅是圣玛格丽特的威斯敏斯特(St. Margaret's Westminster)这一个教区,就雇用了350名妇女来从事护理工作,至少每周向她们支付一次约4先令的工资。与此同时,这个教区还向药剂师洛夫迪·芬纳(Loveday Fenner)支付570英镑的服务费与药费,向内科医生纳撒尼尔·霍奇斯支付100英镑的诊疗费。护士利特尔约翰(Littlejohn)只有区区的3英镑8先令。1603年,伦敦市总计支出了153英镑的防疫费用,20年之后,这一总数则达到了1 571英镑。1518年,伦敦与牛津都开始向居民征税,以支持两地的抗疫措施。约克是英国第一个采取这种举措的地方城市,曾向每一位市议员征收10便士,向每一个"诚实"但从未担任过公职的人征收1便士。英格兰的议会从1603年开始对暴发瘟疫的城镇所在郡县征税,伦敦则是向其周边诸郡征税。每个教区都要缴纳一定数额的税款,而教区当局则让所有的土地所有者分摊税额。负责征税的治安官也须密切关注瘟疫的迹象。他们还获得了特别授权,可以没收那些拒绝缴税者的物品,并将它们出售。

1625年伦敦的抗疫支出

救济隔离的患者	171英镑
医务人员	290英镑
传染病院	315英镑
救济住院贫民	333英镑

救济布莱德维尔监狱(Bridewell Prison)里的贫民	400 英镑
巡回法官及其随员	111 英镑
印刷费	51 英镑

重返城市

瘟疫肆虐之后,重振城市生活的唯一可靠之道就是鼓励民众重返城市居住。每一座主要城市都经历过人口从乡村迁移到城市导致的自然增长,而瘟疫过后,城市人口则进一步激增,因为此时城市里的工资较高、租金较低、有贫困救济,并且生活条件普遍较好。许多经济机会较少的城镇再也没能恢复业已减少的人口,甚至有更多人口流入了那些新兴的城市。后瘟疫时代的城市需要有技能和抱负的人,而不仅仅是劳动力,许多城市都为来自其他城镇与乡村的移民提供了激励措施。例如,意大利的奥维多在 1350 年承诺给予所有定居于该城及其腹地的人以完整的公民权利,且这类人 10 年之内既不用纳税,也不用服兵役。其他城市里的行会通过缩短学徒期限或降低熟手可以开始从业、从事手艺或买卖的年龄,来鼓励移民定居。专业人员的需求量巨大,比如内科医生、药剂师和公证人,他们可以获得极高的工资和补贴,比如免除租金或者免除行会费用。

一首关于意大利城市阿奎利亚(Aquileia)后瘟疫时代鼓励生育政策的诗歌节选,由布乔·达·拉纳洛(Buccio Da Ranallo,卒于 1363 年)记载

瘟疫终结,人们复生:

本无妻子者，今已娶亲，

丧夫的寡妇，再婚嫁人；

无论老少，独身女性皆是如此。

不只是这些女性，还有诸多修女姐妹，

纷纷弃道袍，变为他人之妻，

许多修士为做此等事而身败名裂；

年届九旬之老者，迎娶大龄独身女子。

再婚冲动如此之强烈，

以至每天的成婚之人难以数计；

许多人也不再等到周日即行婚礼，

无论多么珍贵之物，他们都不爱惜。

人口变少，贪婪之心却日增：

自此以后，凡有嫁妆之女子，

皆有男子追逐与求婚……

更糟糕的是，有些女子竟被诱拐失踪。

节选自 Trevor Dean, ed. , *The Towns of Italy in the Later Middle Ages* (New York：Manchester University Press，2000)，p. 194。

　　增加城市人口的另一个办法，就是通过提高生育率来促进人口的自然增长。瘟疫过后，城市里的结婚率和生育率普遍很高，因为寡妇、鳏夫和刚刚获得了财产的年轻人很快都组建了新的家庭。1361 年鼠疫暴发之后，英国人雷丁的约翰曾抱怨说：

　　寡妇们忘掉了她们对原配丈夫的爱,匆匆投入了外来者的怀抱;在很多情况下,她们还投入了亲属的怀抱,毫无廉耻之心地生下了通奸所怀的私生子。甚至有人说,在很多地方兄弟竟然会娶他们的姊妹为妻。[19]

　　在加泰罗尼亚的维克(Vic),1338—1347年间的年均结婚人数大约为23对,可到了1349年,这一总数却激增到了73对。勃艮第的日夫里是一座约有2 100名居民的城市,1348年鼠疫期间死了615人,那里的情况也与此类似:其年均结婚人数从17.5对上升到了1349年的86对。1351年,卡斯蒂利亚(Castile)的一些地方政府曾向国王请愿,要求废除寡妇必须等待6个月才能再婚的规定,但没有成功。其他城市则采取了许多政策,它们统称为"鼓励生育政策"(natalism):一种鼓励结婚和生育的公共手段。例如,佛罗伦萨设立了一种嫁妆基金,由父亲投入资金,作为女儿日后的嫁妆。假如姑娘死了或者进入修道院当了修女,家中就会损失掉这笔投资。在14世纪下半叶,由于人们感受到了生育和繁衍后代的迫切需要,因此欧洲各地对男女修道院的捐赠以及进修道院去当修士修女的人数都大幅减少了。

　　随着瘟疫一波又一波地席卷欧洲的城市,各个城市政府也面临着种种恐怖的形势和巨大的挑战。城市政府遭到了选民、教会和王室政府的批评,理由是它们做得太少、太多或者采取的措施不对。然而,我们偶尔也会看到一些罕见的溢美之词。1652年,西班牙萨拉戈萨(Saragossa)的外科医生何塞·埃斯蒂切(José Estiche)就曾认可并且赞扬说:

　　在如此风雨飘摇的一年里,因上天的特别眷顾,人们怀着极大的热情、关爱、虔诚与慷慨之心治理这个国家。这些人堪称世间罕有的父爱榜样,他们优先考虑的是公众利益而非自身的安逸;他们在议会里决定不遗余力地对抗如此凶恶之敌的入侵,无论投入多大的努力,无论付出多大的代价,都在所不惜。[20]

注释

① Christopher Dyer, *Making a Living in the Middle Ages* (New Haven: Yale University Press, 2002), pp. 272 - 273.

② Richard L. De Lavigne, "La peste noire et la commune de Toulouse", *Annales du Midi* 83 (1971), pp. 413 - 441; Daniel L. Smail, "Accommodating Plague in Medieval Marseille", *Continuity and Change* 11 (1996), pp. 14 - 17, 20.

③ Federico Borromeo, *La peste di Milano* (Milan: Rusconi, 1987), p. 50.

④ A. G. E. Jones, "The Great Plague in Yarmouth", *Notes and Queries* 202 (1957), p. 108.

⑤ Robert Latham and William Matthews, eds., *The Diary of Samuel Pepys*, vol. VII (Berkeley: University of California Press, 2000), p. 52.

⑥ A. G. E. Jones, "Plagues in Suffolk in the Seventeenth Century", *Notes and Queries* 198 (1953), p. 384.

⑦ Paul Slack, "Metropolitan Government in Crisis: The Response to Plague", in *London: 1500 - 1700*, ed. A. L. Beier and Roger Finlay (New York: Longman, 1986), p. 73.

⑧ William Boghurst, *Loimographia: An Account of the Great Plague of London in the Year 1665* (New York: AMS Press, 1976), p. 60.

⑨ 关于金泰尔,参见 Jon Arrizabalaga, "Facing the Black Death: Perceptions and Reactions of University Medical Practitioners", in *Practical Medicine from Salerno to the Black Death*, ed. Luis Garcia-Ballester et al. (New York: Cambridge University Press, 1994), p. 271;关于威尼斯,参见 Luigi Parentin, "Cenni sulla peste in Istria e sulla difesa sanitaria," *Archeografo triestino* 4th ser. 34 (1974)，p. 11。

⑩ Carlo Cipolla，*Public Health and the Medical Profession in the Renaissance*（New York：Cambridge University Press，1976），p. 13；Carlo Cipolla，*Faith，Reason，and the Plague in Seventeenth-Century Tuscany*（New York：W. W. Norton & Co.，1981），p. 98；Carlo Cipolla，*Fighting the Plague in Seventeenth-Century Italy*（Madison：University of Wisconsin Press，1981），p. 15.

⑪ Ann G. Carmichael，*Plague and the Poor in Renaissance Florence*（New York：Cambridge University Press，1986），p. 96；John Henderson，"The Black Death in Florence：Medical and Communal Responses"，in *Death in Towns*，ed. Steven Bassett（New York：Leicester University Press，1992），p. 143.

⑫ Robert Gottfried，"Plague，Public Health，and Medicine in Late Medieval England"，in *Maladies et société（XIIe- XVIIIe siècles）*，ed. Neithard Bulst and Robert Delort（Paris：Editions du C. N. R. S.，1989），p. 351；E. Sabine，"City Cleaning in Mediaeval London"，*Speculum* 12 (1937)，pp. 19 - 24，40.

⑬ Carmichael，*Plague*，pp. 107，123.

⑭ 指佛罗伦萨周围的乡村地区。

⑮ 引自 Monique Lucenet，*Les grandes pestes en France*（Paris：Aubier，1985），p. 49；Henderson，"Black Death"，p. 143。

⑯ Latham and Matthews，*Diary*，vol. VII，July 30，1665；J. Gautier-Dalché，"La peste noire dans les états de la couronne d'Aragon"，*Bulletin hispanique* 64 (1962)，p. 71；Henderson，"Black Death"，p. 145.

⑰ Slack，"Metropolitan"，p. 75；J. Taylor，"Plague in the Towns of Hampshire：The Epidemic of 1665 - 1666"，*Southern History* 6 (1984)，p. 117.

⑱ William G. Naphy，*Plagues，Poisons，and Potions*（New York：

Manchester University Press，2002），p. 129.

⑲ Rosemary Horrox，ed. ，*The Black Death* （New York：Manchester University Press，1994），p. 87.

⑳ Miquel Parets，*A Journal of the Plague Year: The Diary of the Barcelona Tanner Miquel Parets*，*1651*，trans. James S. Amelang（New York：Oxford University Press，1995），p. 101.

第八章
在欧洲的大街小巷

　　平时,道路和小径、街道、巷子、桥梁以及广场让欧洲各地的农村与城市中人能够互通有无。不但让人们可以在各地之间来去、进行贸易和交流,而且让这种联系变得日益安全、快捷和可靠。中世纪晚期和近代初期的欧洲人继续改进和拓展了1000多年前古罗马人建造的道路和桥梁。在城市里,街道与小巷让人们和货物能够在住宅、店铺、教堂,以及一些日益专业化且当时正在重新塑造欧洲城市的建筑物之间往返流通。市民生活的大部分时间都是在街道和广场上度过的,街道和广场界定了一个个街区,规范了那些生活于其中的居民之间的多种关系。这些开阔之地经常举行各种盛大的典礼:有神圣的和世俗的,有宗教的、王室的和市政的,有宣传行会、家族和兄弟会的,有纪念圣人、处决罪犯和庆祝订婚的。街道与广场两旁房屋的墙壁上,回荡着有规律的马蹄声、辚辚的马车声和缓慢而庄重的教堂钟声,以及人们交谈与协商、争论与训斥、开玩笑与辱骂等普通的喧嚣之声。大街小巷里流淌着欧洲社会的生命血脉。

　　然而,在瘟疫时期,这个网络却扮演了其他的——比较不吉利的——角色。旅行可能是迫不得已的,也可能是非常恐怖的。死神沿着道路缓慢前行,在人们的想象中,它化身为一团团瘴气,幽灵一般的老妇人或年轻姑娘,装载着染疫物品的马车,抑或大肆杀害无辜之人的投毒者。整个地区的患者与垂死之人都通过巨大的石门进入城镇,想到城里寻求救济和医疗救助;富有的城市居民则与他们擦肩而过,迅速逃出城外,前往没有受到污染的乡村或者没有暴发瘟疫的城镇。无精打采的送葬队伍和因恐惧而进行旨在寻求神灵宽恕的宗教游行的队伍,在城市街道里蜿蜒穿行。患者及照顾他们的人带着有色棍子行走在街道上,这种棍子的作用在于提醒所有冒险进入大多空无一人的荒凉市区的健康人不要靠近。朝圣者与鞭笞苦修者、士兵与逃兵、小偷与杀人犯、难民、江湖郎中与行政官沿路而行。城市居民、村民与旅行者所面临的都是极高死亡率的恐怖情景。在城中的街道上,两轮马车隆隆驶过,上面堆满了送往传染病院的患者和要埋到万人坑的死者遗体。死者被其父母和子女、兄弟和姐妹、雇主和房主随随便便地堆在巷子、沟渠和庭院里,其中一些还有微弱的气息。许多躺在大路和小径边一动不动的人,只不过是在拼命地寻求帮助,或者是因瘟疫而变得精神错乱,在漫无目的地游荡时筋疲力尽地倒下了而已。在后来的几年里,由于城市规定,所以街道上到处都是据说"受到了感染"的床垫、家具、床单和衣物,等待着熏蒸或者一把火烧掉。近代初期,许多城市的街道上还出现了一堆堆篝火,因为地方行政长官试图净化染疫的空气。人类的污物与腐烂的肉体散发出来的恶臭在狭窄的街道、宽阔的林荫大道和偏僻幽暗的小巷飘荡着,同时还不断回响着沉闷的教堂钟声,以及掘墓人用欧洲各种语言和方言发出的吆喝之声:"把你们的死者送出来!"

城 市 街 道

环境卫生

古罗马时期的城市街道上都铺有石子,且其铺设方式有利于排水。

古典文明没落之后,这些精工细琢的石头常常被用于其他的建筑项目,或者被埋到了中世纪数代人的残骸之下。数个世纪以来,在这些曾经伟大的城市中,街道上全都是污垢。12 世纪晚期和 13 世纪的经济和人口繁荣,让欧洲那些古老的城市重新焕发出了活力,并且催生了新的城市。到了 1300 年,在像巴黎和佛罗伦萨这样的主要城市里,街道上再次铺上了石头,但一些较小的城镇里只有主要的街道上才有这种令人舒适的设施。用石头铺路,既可以让街道在夏天不扬尘土、冬天没有泥巴,还可以让运货马车、推车以及后来的四轮载客马车能够在地基更稳固、更安全的道路上行驶。除了排走雨水,铺有石头的街道也排走了各种其他的城市污物,其中包括人畜粪便,以及被宰杀的动物的血水。在没有铺过的路面,这些污物通常都只是被踩踏成硬邦邦的泥土,或者变成了搅在一起的淤泥。

　　所有的大城市和许多较小的城镇,都在 13 世纪开始努力减少城中聚积的污物;只不过,它们的大多数举措都收效甚微。与黑死病相关的理论强化了"恶臭导致死亡"的思想,于是,欧洲人便开始更加重视街道的清洁了。王室和公民政府都要求管理或者彻底清除"污浊空气"的源头,比如成堆的粪肥、露天污水坑或者排水沟。从事屠宰、制革和卖鱼等散发恶臭气味之行业的人,经常被命令搬到河边或市镇郊区去,或者必须更加有效地处理他们产生的垃圾。城市里一再制定强制实施此种卫生措施的法律,这一现象并非说明它们很有效,反而说明当时的人们都无视了这些法律。到了 16 世纪,像伦敦之类的城市已经出现了专门清理街道污物的方法。伦敦的每个城区都指定两名"清道夫",他们属于不收报酬的房主,宣誓监督"清扫工"清理街道。每个星期一、星期三和星期五,领取工资的清扫工都会穿过所在城区的每一条街道,在每家每户门前吹响喇叭,让住户把废品和垃圾送出来。后来,这种工作变成了一项日常任务,必须在每天下午的 6 点钟之前干完。

当然,这些便利措施在瘟疫时期消失了,因为公民政府的优先事项有所改变,收集尸体的任务变得比捡拾垃圾更加重要了。当各座城市开始把疑似染疫的家庭统统"封闭起来",且一次就要隔离六七个星期之后,问题就变得更加严重了。那些被关起来的人别无选择,只能将生活垃圾和粪便从窗户中扔出去,扔到街道上。由于平时城市的街道上就已经没有了猪,而瘟疫期间人们又有意杀光了狗和其他食腐动物,故公共卫生问题只会变得更加糟糕。

1630 年,米兰大主教费德里戈·博罗梅奥论尸体搬运工

尸体搬运工会把尸体带走,放到他们赶着的运货车上。由于数量太多,他们既没法用东西盖住尸体,也不能把尸体摆放齐整,因此在运送过程中,死者的双腿和胳膊都是往下耷拉着的。有些死者的身材要是比普通人高大,他们连头也会垂下来。然而,不太能说出口的是,尸体搬运工已经惯于此道,能够相当娴熟地处理死者和尸体,他们会坐在尸体上,同时继续喝酒。按照习惯,他们会将尸体像背包或者麻袋一样扛在肩上,从死者家里运走,然后扔到运货车上。经常出现的情况是在把某具尸体从床上移走时,搬运工可能会抓着死者的一条关节已经腐烂松脱的胳膊,就这样把这条胳膊从死者的肩膀上扯下来,然后,尸体搬运工就会抱着这具可怕的遗体放到运货车上,仿佛他们搬运的是其他什么货物似的。有的时候,人们可以看到 30 辆运货车排成一列,接连不断,上面堆满了尸体,连驾车的马儿几乎都拉不动。……没有了生命的尸体腐坏得何其迅速,而一旦腐烂,尸体散发出来的臭味又是何其令人作呕啊。

选自 Federigo Borromeo, *La peste di Milano*（Milan：Rusconi，1987），p.73。

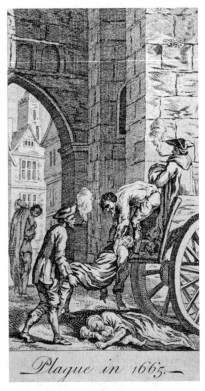

图 28　尸体搬运工正从街上抬走染疫死者的遗体,他们抽着烟斗,对吸入的空气进行熏蒸消毒。选自当时的一幅英国版画。出自国家医学图书馆。

死亡笼罩着街道

在《上帝在城中发出的可怕声音》(1667 年)一书中,托马斯·文森特描绘了伦敦笼罩在瘟疫之下的荒凉景象:

> 伦敦的街道,凄凉而寂寥。……如今,店铺全都关了门,人烟稀少,没有几个人走动,以至于有些地方开始长出杂草,城墙之内尤其如此;耳边所闻,没有了辚辚的马车声,没有了腾跃飞奔的马匹嘶鸣声,没有了招徕顾客的声音,没有了推销货物的叫卖声,也没有了伦敦人的吆喝声;就算听得到什么声音,那也一定是临死之人呼出最后一口气时的呻吟,以及准备将他们送往墓地的丧钟声。①

那些准备将死者送走的人发出的叫喊声也清晰可闻。据米兰的木匠詹巴蒂斯塔·卡萨莱(Giambattista Casale)记载说,1576 年的夏天"除了'掘墓人赶着马车前来'时的吆喝,米兰城里什么声音也听不到。当时,病人和死者都是用这种马车送到传染病院里去的"。在 1651 年 6 月 5 日巴塞罗那市议会的会议记录(Barcelona City Council Minutes)中,有这样一段话:

> 这些掘墓人将马车停在市里的一个街角,然后大声吆喝,要大家把自己家中的死者送出来……经常看到这样的情况:掘墓人会把死去的婴儿或其他一些感染了瘟疫、病得很重的孩子背在背上。

巴塞罗那的制革匠、日记作者米克尔·帕雷茨则描述说,尸体"常常被人从窗户中扔到街上,然后由掘墓人放到马车上运走。掘墓人会弹着吉他、打着手鼓、玩着其他乐器来去,以便忘掉这些巨大的苦难"。实际上,当时的人都认为,保持积极乐观的精神是预防感染鼠疫的一种好办法,无论在这种场合下保持乐观有可能显得多么不合适。帕雷茨还更加充分地描述了尸体搬运工从事的那种可怕工作:

> 他们必须用马车运送死者,掘墓人会亲自用帆布床抬着患者(送到传染病院里去)。每辆马车上,都有防疫督察员的一名副手陪同,其职责就是在马车经过时,让人们都远离街道。……看着他们穿行于到处都是死人的街道上——其中有些死者穿戴齐整,有些死者赤身裸体,有些死者用床单裹着,有些死者身上只穿着内衣——简直是一幅可怕的景象。[②]

这些马车通常都是两轮运货车,很容易向后倾倒,把其中的可怕"货物"直接倒进墓穴里。1680年前后,维也纳一位作家在反思瘟疫的平等性时,曾如此写道:

> 可以看到,一辆辆马车上装满了死去的贵族与下等人、穷人与富人、年轻人与老人,其中男女都有,它们穿过了一条条街道,驶出了一座座城门。如果一具尸体从马车上掉落下来,尸体搬运工就会像扔木头一样把尸体扔回去,让那些在街道上等待着和看着这幅景象的人都恐惧不已。[③]

到了17世纪晚期,欧洲开始用四轮大马车将鼠疫患者送往传染病院,甚至用轿子抬送他们。随着时间的推移,各座城市都制定了保护民众不被染疫车辆感染的措施:维也纳批准使用了一种带有帘幕的特制椅子,帘幕上印着用于辨识的号码;伦敦则规定,凡是运送过鼠疫患者的马车,都须通风5天至6天。为了保护拉车的马匹,马车主人有时会在马鼻子里塞上一些芳香的药草,旨在过滤掉污浊的空气;1603 年,伦敦有一个人还在他的马车上涂满了芸香,"以防皮革与钉子染疫"。④

　　尽管到了 16 世纪晚期,欧洲许多城市都采取了"隔离"措施、设立了传染病院,但人们仍然有可能接触到染疫患者和疑似感染者。其中,很多人都是被朋友或亲戚抛弃的,还有一些人则是从周围的乡村而来,想寻求医疗援助和向较为富裕的城市居民寻求救济。在 16 世纪和 17 世纪,伦敦曾规定染疫患者和照管他们的人都须携带一根手杖才能上街,这是一种长约 1 码的短棍。这些手杖上都带有显眼的颜色(1583 年以前,患者与照管者的手杖都是白色的,此后,防疫工作者携带的就是红色手杖了)。1582—1583 年间,伦敦圣迈克尔康希尔(St. Michael Cornhill)这个小教区,曾经为验尸人员购买了 50 根红色手杖。英格兰和欧洲大陆上的其他城市也都制定了类似的规定。携带这种手杖的通常都是无家可归且感染了鼠疫的乞丐,他们会向路人寻求慈善施舍。有的时候,身体健康的乞丐也会耍耍诡计,携带这种手杖。"进城门的时候,我碰到了一男一女,他们手中都持着白色的瘟疫手杖,在那里乞求施舍;但有些人认为,这不过是他们敛财的一种伎俩而已。"1580 年,威尼斯派驻巴黎的大使曾如此指出。⑤与此同时,在伦敦的人曾声称,带着这些手杖的人竟然咄咄逼人地威胁说,要"感染"那些拒绝拿出钱来施舍他们的人。

　　许多的历史记录者都记载过一些神志不清的鼠疫患者在街上乱跑的例子。民众对这些人的恐惧感日益强烈起来:到 1636 年时,那些在伦敦到处走动且身上带有明显鼠疫疮疤的人会被当成十恶不赦的重罪犯即刻处死,而到处游荡的流浪汉一经发现,就会遭到鞭笞并用枷锁锁起来,好让他们变得"规规矩矩"。阿姆斯特丹的规定没有那么严厉,只要求感染者及其家人在公共场合携带一根 4.5 英尺长的白色手杖,并且他们只需尽可能地避开其他的行人,不去狭窄的巷子里。荷兰的其他城市则对那些正在康复、希望到郊区小路上或者沿着城墙和护城河畔散散步来锻炼身体的人进行了限制。被遗弃的人当中，最可怜的就是儿童了。塞维利亚的店主安德烈斯·德拉维加（Andrés de la Vega）曾在1649年叹息说，他不得不

> 看着街上许多父母双亡的小孩子，他们得不到救助，只能四下寻点儿东西吃；人们就算施舍什么东西，也会像喂狗一样丢给他们。我们可以在城门附近看到这些孩子，他们不是饿死，就是病死。

米兰那位尽职尽责的大主教费德里戈·博罗梅奥也见证了瘟疫时期成为孤儿的可怕结果：

> 有一天，我看到一群小孩经过城中的十字路口，其中有一个七八岁的姑娘病得很重，走起路来东倒西歪，要弟弟扶着才站得稳。就这样，他们费力地一起走向传染病院，走向死亡。⑥

在长达300多年的时间里，瘟疫时期的记录者们带着恐惧之情记载了街道上那些奄奄一息者和死者的情况。在神父们尽职尽责的天主教国家里，他们至少会给临死之人举行临终忏悔、领受圣餐和受膏等临终涂油圣礼的仪式。在16世纪和17世纪的欧洲，许多版画和油画作品都颂扬了这种英勇无私的行为，帮助神职人员恢复了不久前被宗教改革运动损害的声誉。其他一些"善良的撒玛利亚人"（Good Samaritans）可能也帮助过那些可怜的不幸穷人，但很少有关于他们的史料留存下来。英国海军官员、孜孜不倦的日记作者塞缪尔·佩皮斯提醒我们说，瘟疫能够极其迅速而无情地让患者丧生。在1665年那个大疫之年的6月中旬，佩皮斯和他的车夫驾着马车一路嘎吱而行，直到"最后（马车）突然停

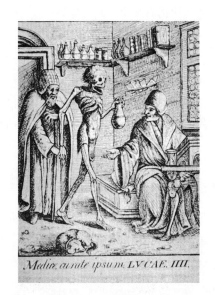

图29　死神正一手提着尿壶,一手牵着
一位老人;坐在一张小桌子旁的年轻人
正伸手要接过尿壶。背景的架子上放着
好几个瓶子和好几本书。汉斯·荷尔拜
因所作。出自国家医学图书馆。

了下来,(车夫)走下(座位)时,几乎站立不稳了。车夫告诉我说,他突发
重疾,双目几乎失明,什么都看不到了"。虽说佩皮斯一如既往地"为这
个可怜的人感到难过",但他更加担心自己的健康,"唯恐自己也染上了
瘟疫"。[7]

　　在实施了封闭隔离措施的城市里,染疫患者的家人都希望避免和患
者接触,无论患者死了还是活着。仆从、客人和学徒通常都住在城市家
庭里,其中有人生病之后,主家就会把他们藏到阁楼上或外屋中,不让当
局发现。他们若是死了,遗体很有可能被主家偷偷地处理掉,且一般都
是在夜里处理。他们的遗体有可能被主家小心地放在草毡上或者掘墓

人的推车上，或者被随便扔到某个开阔之地，那样一来，尸体第二天就很容易被人发现和埋掉。在掘墓人的人手不足或者工作过度的时候，每条街道上都有可能散落着腐烂的尸体，它们膨胀、腐坏，而食腐动物的啃食则让染疫者尸体的模样和散发出来的气味变得更加可怕。与恶臭气味的其他源头一样，这种腐烂也被人们认为是导致"污浊"和瘟疫的一种持续不断的源头，任何路过的人都应当避而远之，而这种尸体也应当立即清理掉才行。

瘟疫的迹象

在瘟疫期间，很少有人在不必要的时候上街，但我们有可能在街道上碰到市政官员、医生、神职人员、公证人和犯罪分子。有些人会穿独特的服装来防止感染瘟疫。很多地方的医生都穿着一件打了蜡或者用油布制成的袍子，他们认为鼠疫病菌无法附着在这种衣服上。法国的医生还戴着一种像鸟首一般的头罩，其"喙"里填充着芳香药草，可以用作空气过滤器。有些人声称，西欧上层社会数代人脖子处的那种圆形褶领，最初就是作为一种空气过滤器，也就是为防空气传染而设计出来的。费德里戈·博罗梅奥曾在瘟疫时期警告手下的神职人员们说，应当把他们穿的袍子剪到很短（以免搅起具有传染性的尘土），并且应在袍服外面套上光滑的黑色亚麻布衣物。外出办差回来之后，他们应当立即换鞋、换衣服，他也把这一建议传达给了所有的教众。医生、护士、药剂师和其他为患者服务的人，在外出之时也应按照规定携带有色手杖，以便警告健康的人离远点儿。有的时候，我们会看到一小群人聚集在染疫患者家一楼的窗户旁边。他们都不敢进去，其中有可能包括：一名医生，他会检查患者递出来的汗液与尿液；一位神父，他会聆听忏悔，并且把圣餐放在一柄长长的银勺上从窗户中递进去；一名药剂师，他会记下医生给出的医嘱；一位公证人，他会做好记下患者遗嘱的准备，并让其他人做见证。

市政官员和那些照顾隔离者的人也会在街道上游走。验尸员必须去确定死因。其他人需要确保隔离患者一直留在家里，或者把新的患者隔离起来。有些人必须给隔离者送去食物、药品和其他必需品，要从一楼的窗户里递进去，或者把它们放在桶内，用绳子从较高的窗户中吊下去。在 1665 年的伦敦，监督这些活动的男性"督察员"每周可以挣到 5 先令。治安官或者市民巡夜队会在街道上巡逻，威慑和阻止犯罪行为。瘟疫时期的社会混乱导致了机会犯罪和出于绝望的犯罪，因为人们能利用一些经常会让他们容易得手的管理混乱。运送尸体的掘墓人臭名昭著，因为只要弄得到手，他们什么都偷。职业窃贼，甚至是邻居，都会把那些因为主家逃走或者染病死亡而变得空无一人的房子洗劫一空。在帕雷茨笔下的巴塞罗那，制造麻烦的人常常都是驻扎在城里的士兵。在这里，学徒们必须在夜间的街道上巡逻，维持治安；他们为了保护自己，常常是 18—20 个人组成一队，并且带着武器。"一个人不能在晚上离家外出，"帕雷茨写道，"因为抢劫、盗窃、凶杀以及诸如此类的无耻行径高发，甚至治安队自己也在很多晚上遭到了枪击。"⑧还有一些暴徒装扮成士兵，欺凌他们遇到的每一个人。到了 15 世纪晚期，每当瘟疫暴发，城市当局都常常在显眼的地方竖起绞刑架，提醒人们牢记法律的力量与严厉。

在瘟疫流行的早期，地方当局通常会减少公开的丧葬仪式，包括前往教堂或者墓地的送葬队伍。在 1348 年那场鼠疫刚刚暴发后的那段时间里，教皇的御用乐师路易·海利根（Louis Heyligen）就描述过阿维尼翁的出殡队伍。

　　每天都是如此：某位富翁由这些恶棍[即掘墓人："来自普罗旺斯（Provence）的山区的粗野乡巴佬"]抬到墓地去，只有几盏灯（即蜡烛），且除了他们，没有人送葬，他们运着遗体一路走过街道时，大家都躲在家里,唯恐避之不及。⑨

参加人数众多的大型葬礼既是地位与高贵的标志,在平时也体现了赋予死者及其家人的荣耀。在 17 世纪中叶伦敦一位著名人物的葬礼——佩皮斯称之为"表演"(The Show)——上,除了家人和朋友,还花钱为此人生前的每一岁雇用了一名送葬者。这些送葬队伍曾经是穷人的收入来源,因为死者通常会在遗嘱中留下钱财,在葬礼上分发给他们。一些城市禁止举行夜间葬礼,因为这样很容易让人们偷偷把未经检验的尸体下葬;还有一些城市禁止白天举行葬礼,目的则是防止出现各种未经授权的集会和盛大的排场。假如没人能看到花哨华丽的送葬队伍,那么这两种做法就没有任何意义了。擅自参加禁止举行的丧葬仪式的人,有可能受到严厉的惩处;例如,伦敦曾经有 11 名号手因为在肖尔迪奇(Shoreditch)为其同行音乐家塞缪尔·安德希尔(Samuel Underhill)的夜间葬礼伴奏而被关进了纽盖特监狱。早在 1348 年 9 月,比利时图尔奈的官员们就对葬礼进行了约束。本笃会的修道院院长吉尔斯·李·穆西斯记载了他们的决定:"……任何人都不得身着黑衣或为死者鸣响丧钟;棺材架上不得铺有罩布;虽说应像往常一样邀请众人参加葬礼,但只能有两人为死者进行祈祷、参加守灵与弥撒。"

在信奉天主教的国家里,还有一些旨在祈求上帝宽恕和消除疫情的游行活动,这更加难以约束。尽管认为瘟疫很容易在这样的集会中蔓延开来,但市政当局常常还是会需要举行这样的公开游行。不管怎样,当局都很难剥夺满城信徒的这种精神治疗。路易·海利根描绘了这种集会的早期场景:

> 据说,参加这种集会的有来自周围各个地区的 2 000 人;他们当中有男有女,许多人都光着脚,还有一些人则身穿苦修粗衣,或者

全身涂着灰烬（这是一种传统的忏悔标志）。他们一边唱着哀歌、流着眼泪，披头散发地往前行进，一边用鞭子无情地抽打着自己，直到浑身流血。⑩

统治着阿维尼翁这座城市的教皇克雷芒六世不但参加过这种游行，还曾下令举行这种游行，就像其前辈教皇"伟大的"格列高利（Pope Gregory the Great）在 7 世纪初罗马一场瘟疫当中所做的一样。随着后来对鞭笞苦修者运动的谴责，这种游行中较为过分的自残之举普遍消失了，但在那一时期，游行还在继续着，其常常以展示给世人的一个巨大的黄金圣体匣子为中心，该匣子里会装着一位主保圣人的遗物，一件"奇迹"绘画或雕塑，再或者是圣餐本身。这种大型展示中带有正常化的气氛，因为教会每年都会举行数场游行：在一些主保圣人节、复活节前纪念耶稣受难（Jesus' Passion）的"耶稣受难日"（Good Friday）以及 1320 年之后的"基督圣体节"（Feast of Corpus Christi）。

从 16 世纪开始，在大多数遭受瘟疫折磨的欧洲城市里，街道上还出现了另外 3 种明显的瘟疫标志：房屋上的标记、成堆的"染疫"布品和篝火。给染疫患者的房屋打上标记是一种由来已久的做法。在 1562 年的维也纳，患者家的前门会钉上一个白色十字架，在尼德兰地区的霍恩（Hoorn），患者家的门上会挂一束稻草以作标记，而在托斯卡纳，患者家门口只要挂上一个简单的十字架或者×形标记就行了。历史学家弗兰克·威尔逊（Frank Wilson）很好地总结了这种标志在伦敦立法过程中的历史。1518 年，瘟疫患者家要么是前门上标有一个红色十字架，并且写着"上帝保佑我们"几个字，要么就是前门外立着一根 10 英尺高的杆子，上面挂着一束稻草。1521 年，伦敦当局采用了与圣安东尼有关的 T 形十字架，将其绘于蓝色或者白色的纸上，然后贴到患者家的前门。这种标记在 1563 年和 1568 年再度出现，而教区执事的任务就是确保它们每天早上都贴在原处未动。1578年,该市官员选定了一种简单的标记,即"一大张纸,上面印有一个红色大圆,周长为1英尺,直径为2英寸,圆中印有'上帝保佑我们'几个字"。这种图像一直沿用到了1593年7月,此后就变成了在患者家的前门钉上红色十字架。1603年,当局决定使用一张纸为标记,纸上印有上述铭文,外加一个用红色油漆绘成、长宽均为14英寸的十字架。纸张虽然便宜,但油漆却很难抹掉,可谓是绝配。17世纪初一些诙谐的评论家曾借其笔下的人物对这些标记进行过评论;一名愚笨的乡下小伙子来到伦敦之后,曾对人们的极端虔敬大感惊叹,因为城中有那么多的十字架和种种虔诚的情感。诗人亚伯拉罕·霍兰德(Abraham Holland)较为严肃,他曾在1625年写到这些标记的无所不在:"你会在很多房屋处看到/此城宛如一条红色十字架的街道。"⑪

在瘟疫期间,近代初期原本没有垃圾的城市街道会突然变成垃圾堆。一堆堆的衣物、被褥、床垫和染疫患者的其他家具都被扔到了街上。诚如米兰的博罗梅奥大主教所言:"放眼所见,城市的街道上堆满了垃圾、桌子及各式各样的衣服和障碍物,到了没有留下任何一处空地的程度。"⑫据帕雷茨称,与患者住在一起的人会在夜色的掩护之下,把自己受到了污染的物品扔出来。在其他情况下,这些物品都是由城市里负责清理患者住宅的人丢弃的。在有些城市里,这些东西会通过熏蒸和/或仔细的清洗来"消毒",还有一些城市则是在公共场所用大火把它们烧掉。托斯卡纳当局曾在城中绞刑架附近的篝火上烧掉它们,这是在提醒人们,偷窃确实受到了污染的东西会受到严厉的惩处。然而,有些官员认为,焚烧染疫物品只会将瘟疫重新释放回空气当中,会延长市民承受的苦难,所以停止了这种做法。然而,其他类型的篝火却被人们认为有助于净化污浊的空气。1352年,俄国诺夫哥罗德的民众曾在他们认为瘟疫进入城中的地方附近点燃篝火。1563年7月,伦敦当局曾规定,每个星期一、星期三和星期五的晚上7点钟都应点燃篝火。1603年,点篝火的频率变成了每周 2 次,时间也改到了晚上的 8 点和 9 点之间;1625 年 7 月,巨大的户外木炭火盆取代了篝火,人们在火盆中焚烧大粒的没药、乳香或者石沥青。1665 年,伦敦人再次尝试了点篝火的办法,可仅仅 3 天之后雨水就把篝火浇灭了,而鼠疫却并未衰退。

道 路 与 旅 行

死神大道

尽管早期得到世人广泛认同和经久流传的那种理论认为瘟疫是由污浊的空气导致的,但欧洲人却始终认为瘟疫是一种从其他地方而来,经由某种载体传播的疾病。对瘟疫起初在欧洲南部暴发的最早解释奠定了他们的这种论调:是来自卡法的热那亚水手将瘟疫从黑海地区带了过来。热地亚的公证人加布里埃尔·德·穆西斯曾写道:

> 水手们到达这些地方,与当地人厮混在一起,他们就像带着恶灵一般:每一座城市、每一个定居点和每一个地方,都遭到了传染性瘟疫的毒害;每一个地方的居民,不论男女,都会突如其来地死亡。

在民众的想象中,任何一个染疫之人对生命本身来说都是一种威胁。德·穆西斯曾指出:"一个感染者可以把毒素传染给其他人,并且只需看上一眼,就可以让人们和地方染上此病。"具有代表性的是,1578 年英格兰科格索尔(Coggeshall)市政厅的登记册上曾记载说:"这位洛尔·史密斯[Lore Smith,约瑟夫·史密斯(Joseph Smith)的妻子]就是上帝用来将瘟疫带入城中的工具。"[13] 在热那亚、马赛和汉堡之类的港口城市里,在西西里、冰岛、爱尔兰和不列颠之类的岛屿上，编年史家——很可能还有全体民众——都曾把鼠疫的出现归咎于某一艘船只的到来，认为是船上的船员或者货物播下了灾难的种子。坐落在河流沿岸的城镇也把责任归咎于船夫和货物，不过，这种疾病的地理发展情况却常常表明，原因其实并非如此。当时的观察人士和现代学者都已得出结论，鼠疫似乎是沿着欧洲的陆路系统传播的。可在当时的人看来，瘟疫时期的每一位旅行者都可能是死亡的先驱：商人的货物中、难民的衣物里、陌生人的触摸和流浪汉的注视中，都可能带有死亡。妄想以及酷刑催生的一些证词，让人们在特定的地点与时间相信，有些人曾带着毒药在路上穿行，将这些毒药用在门柱、供水设施和圣水盆上，其中有犹太人、吉卜赛人（Gypsies）、突厥人（Turks）、巫婆、穆斯林、天主教徒、新教徒、小偷（任何一个心怀恶意的人都会干这样的事情）。

1348 年，教皇克雷芒六世对有关以在井中下毒为名迫害犹太人一事的谕旨

然而，最近的声名远播——更准确地说，是声名狼藉——引起了我们的注意。据说许多基督徒都将瘟疫归咎于犹太人在恶魔的怂恿之下实施了毒害行为，可实际上瘟疫却是上帝被基督徒的罪孽所激怒，故而降下来令他们受苦的。据说出于本身的鲁莽草率，他们已经不分男女老少，不虔诚地杀害了许多犹太人；据说犹太人受到了犯有此种暴行的不实指控，以便能够将犹太人带到合适的法官面前去接受合法的审判——这样做其实根本没有平息基督徒的怒火，反而更加激怒了他们。这种行为不但没有遭到反对，看起来反倒获得了批准。

万一犹太人真的犯下了此种罪行,或者认识到了这些暴行的严重性,那么,我们就很难想出一种充足的惩处手段了。然而,我们必须承认这样一种观点的力量:犹太人通过此种令人发指的罪行而成为瘟疫起因的这种说法不可能是事实,因为在世间各地,在上帝的隐秘审判下,同一种瘟疫已经且仍将折磨着犹太人自己,也折磨着许多从未与他们生活在一起的其他民族。

因此,我们以教皇的名义谕令,你们每一个负有此责的人[主教们]都应立即指示那些服从于你们的人,无论是神职人员还是平信徒,令他们在聚集起来做弥撒时,不得(擅自或出于鲁莽)逮捕、袭击、伤害或者杀害任何犹太人,也不得以这些理由禁止他们做礼拜……

选自克雷芒六世,*Sicut Judeis*,见于 Shlomo Simonsohn,*The Apostolic See and the Jews*,vol. I: *Documents*,492—1404(Toronto:Pontifical Institute of Mediaeval Studies,1991)。

不管鼠疫的降临是有意为之还是偶然而来的,它都沿着那些可以被封锁的道路、经由那些可以被拦住的门户传播开来了。15世纪,意大利的市政官员们率先向身体健康的旅行者发放"健康证明",允许他们不受阻碍地穿过城市自己所辖的区域和附近城邦所辖的区域。尽管这些城市常常都是喜欢争斗的竞争对手,但在防疫安全问题上,它们却不得不相互信任,它们这样做是带着一种"同归于尽"的感觉。每当邻近地区暴发瘟疫,它们就会在主要的干道和山隘设立岗哨。可疑的货物与人员要经过隔离或者熏蒸,以降低二者带来的威胁。随着时间的推移,权力渐增的政府开始利用军事力量来控制瘟疫时期人员和货物的流动;他们所用的方法常常是在染疫地区周围设立一条严格的防疫封锁线或者警戒线，以此遏制瘟疫向外蔓延。贸易和旅行受到了严格的限制，这种做法常常会带来极大的困难；不过，随着瘟疫的传播得到控制，并且最终彻底消失，更大的利益似乎获得了胜利。最常被认为消灭了西欧瘟疫的具体举措，就是奥地利人在 18 世纪沿着他们与突厥人之间的边境设立的那条了不起的防疫警戒线。通过谨慎地控制人员与货物的流动，他们似乎阻断了瘟疫的再度蔓延。

战争与瘟疫

在《圣经》的《启示录》当中，一名挥舞着剑的骑士会跨着一匹血红色的战马，在尘世间发动战争。人们普遍认为，在欧洲的道路上艰难行进的军队带来了瘟疫，接下来瘟疫又导致了饥荒；二者结合起来给村庄、集镇和城市里的无辜百姓带来了死亡。瘟疫让骑士们的宝剑都变钝了，因为在很多情况下，在士兵和海员们能够相互残杀之前，瘟疫就杀死了他们。在 14 世纪的一场场瘟疫中，交战中的威尼斯和热那亚舰队经常人手不足，双方的许多船只上都缺少船员。荷兰与英国分别在 1664 年和 1665 年暴发了鼠疫，之后两国舰队交战的时候，都遭受了人力枯竭带来的巨大压力。在陆地上，瘟疫常常导致围攻和入侵行动突然结束。1349 年秋，部署在北部与苏格兰之间边境地区的英格兰军队中暴发瘟疫之后，苏格兰人曾欢欣鼓舞，纷纷颂扬上帝的恩典。他们发动进攻并且也染上瘟疫之后，苏格兰人的态度就变了。据伟大的穆斯林历史学家伊本·赫勒敦（Ibn Khaldun）记载，差不多就在同一时期，西班牙南部一座被卡斯蒂利亚国王阿方索十一世（King Alfonso XI）围困的伊斯兰城市里暴发了瘟疫。许多穆斯林都把瘟疫当成上帝不悦的征兆，纷纷开始想要接受洗礼——直到那支基督徒军队因为染上了同一种疾病而土崩瓦解才作罢。

相比于其他任何一种人类活动,战争动员起来的人数要多得多。战争将人们集结起来,让他们在染疫地区四处流动,从而让瘟疫传播开来。一些学者,包括让·诺埃尔·比拉本和爱德华·埃克特(Edward Eckert)两人在内,都已证明鼠疫就是随着业已染病的军队蔓延开来的。[⑭]从英法两国间的百年战争(Hundred Years War)到18世纪晚期俄土之间的大战,一支行进中的军队若是染上了瘟疫,那么沿途各地都会遭到瘟疫的重击。各种各样的疾病有如野火,在军营和人口密集的要塞之中蔓延。米兰人塔迪诺医生(Dr. Tadino)描述了1629年逼近曼托瓦的德国士兵的情况:"由于放纵和肮脏,这些德国人中的大多数都染上了瘟疫。"从士兵们的军营中传来了"腐烂的稻草散发出的令人难以忍受的臭味,而他们就睡在这种稻草上面,并且死在上面……(他们)没有健康通行证却到处乱走,想待在哪里就待在哪里"。[⑮]士兵们在敌方的领土上一路搜刮、劫掠和欺凌百姓,有时染上了疾病,有时则是传播了疾病。生活在这些地方的平民百姓都遭受了深重的苦难,难民——其中也有染疫者——则纷纷逃往附近的城镇,或者在乡间游荡。士兵们奸淫妇女,偷走或者烧掉粮食,占领一座座村庄,然后又将整座整座的村庄毁掉。他们强征年轻人入伍,以取代死去的士兵。逃兵们也差不多一样坏。此外,他们还饥肠辘辘、愤怒不已,完全无人管束。士兵们残忍、狡猾、诡诈、不择手段,并且不怕平民百姓。这些人既不顾及"健康证明"、隔离措施或者防疫警戒线的种种好处,也不认可市镇或者城邦的其他抗疫措施。他们肆无忌惮、浑浑噩噩地横行于染疫地区,掠夺粮仓和布匹,让啮齿类动物及其身上的致命跳蚤都活跃起来了。前去签署《雷根斯堡协定》(Convention of Regensburg)的英国代表团曾报告说,多瑙河流域的一座村庄在两年之内就被路过的军队劫掠了18次。即便是那些有幸在战后返回家乡的人也有可能带来瘟疫;1563年的伦敦瘟疫,就是那1 500名在阿弗尔(Havre)战败的英国守军回国后引起的。光是在三十年战争

(Thirty Years War)中，就有数十万人流离失所；当时有 600 万到 1 400 万人死亡，可其中只有很小的一部分人是战死的。

瘟疫与逃跑

"迅速逃走，躲得远些，躲得久些"是瘟疫时期的一种标准建议。尽管瘟疫可能是沿着大路和在船只上传播的，但它通常与一个具体的地方有关，因此人们认为逃离那个地方就是最可靠的预防办法。不过，逃离是一种复杂的现象，含有经济、社会、道德，甚至是医疗等方面的因素。乔万尼·薄伽丘在他的《十日谈》一书中探讨过其中的一些问题，它是最早涉及瘟疫时期逃离现象的一部文献作品。薄伽丘谴责了那些"麻木不仁地坚称除了逃离，就没有更好或更有效的抗疫方法"的人。这种人"完全不顾及别人，只为自己着想"，抛弃了"他们的城市、家园、亲戚、庄园和财产"，把受苦的染疫患者留了下来。⑯这种人愚蠢地认为，他们可以通过动身上路来逃避上帝的烈怒。当时的人一致认为，正是上帝的烈怒导致了瘟疫。这种人不但没有取悦上帝，反倒用他们的放肆之举让上帝更加愤怒了。尽管如此，薄伽丘笔下的主人公们为自己的处境进行了一番辩解之后，还是问心无愧地达成了一致意见，逃离城市，前往山间的一座庄园，并在那里用讲故事的方法度过了 10 天的时间。

薄伽丘对逃离现象的暧昧态度，必定反映了那个时代许多人的感受。一代人过后，佛罗伦萨的秘书长科卢乔·萨卢塔蒂（此人的儿子死于瘟疫）痛斥了那些逃离家园的人：逃离是一种邪恶且不忠的行为，而且不管怎样，对许多人来说，逃离毫无用处。佛罗伦萨、威尼斯和其他城市都曾禁止市民逃离，并对那些胆敢逃走的人进行惩处。在法国的卡奥尔（Cahors），由于那里的税收基础在 1350 年后大幅萎缩，故该市的执政官通过对逃离者处以罚款，获得了急需的收入。在一波又一波的瘟疫席卷了欧洲各地之后，逃离带来的耻辱感就不再那么强烈了。巴塞罗那制革匠米克尔·帕雷茨认为："为了不目睹瘟疫肆虐之地所遭受的痛苦、不幸与贫困,逃离是一种完全正当的做法。"差不多就在同一时期,英国人威廉·博格斯特和许多神职人员都认为,逃离者应当用提供援助的方式,帮助减轻留下来的人所承受的痛苦。他还认为"柴多火旺"⑰,城镇里的人越少,疫情平息得就越快。1520 年前后,著名的意大利内科医生吉罗拉莫·弗拉卡斯托罗也建议人们逃离,并且指出应该只为那些必须留下来的人进行疫病治疗。

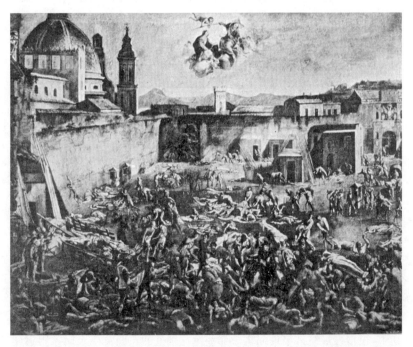

图30　1656 年那不勒斯发生大规模瘟疫时的场景。城市广场上遍布着瘟疫受害者的尸体。

　　在"第二次大流行"的 3 个世纪里,留下来的一般都是下层人士,且经常是留下来看家护院和看守店铺的仆人。那些在国外没有多少钱财或在未暴发瘟疫的地区没有家人的人，几乎没有逃离的机会。诺威奇主教约翰·胡珀(John Hooper)曾在 16 世纪 50 年代指出："有些人虽然想逃，却无法逃走：比如那些既无朋友也无地方可逃的穷人，就只能留在他们居住的破房烂屋里。"⑱可另一方面，富人却能避开瘟疫。许多富人都把家里的妇孺送到乡下，送到朋友和亲戚家里。在瘟疫暴发初期，路上挤满了载着逃难者及其物品的马车，它们变成了拦路抢劫者的首要目标。在 17 世纪的英格兰，许多家庭都发现，年景较好时欢迎他们前去的旅馆和整座整座的村庄，此时都把他们当成了潜在的瘟疫携带者，故对他们避之不及。由于别无选择，旅行者只好在路边宿营，直到抵达目的地。1625 年，作为诗人的教士约翰·多恩曾写信给托马斯·罗伊爵士(Sir Thomas Roe)说：

> 市民纷纷逃离，宛如逃出失火的房屋一样，把最值钱的东西都塞进口袋，冲到了大路上；可由于无人收留，他们只能寄居畜棚，最终死在了那是，有些人身上带着的钱财把他们死时所在的村庄买下来都绰绰有余。

据帕雷茨称，1651 年逃离巴塞罗那的贫困难民曾在蒙特惠奇山(Montjuich)或者瓦尔东泽拉平原(Plain of Valldonzella)宿营，住在"用泥土加木棍或者木材加树枝搭建而成的茅屋"里。⑲然而，吃完所带的食物之后，很多人又不得不返回那座鼠疫肆虐的城市去获取更多的粮食；其中，很多人最终都染疫而亡。那些逃往别处的在朋友或亲属家附近建造了一些小隔离棚屋的人则很幸运，他们的朋友或者亲属会谨慎地在不远处为他们提供所需的物品。

但是，恐惧也会让难民们自己互不往来，因为每一群人都担心另一群人携带着瘟疫病毒。威廉·布林的《对话》（*Dialogue*）一作中，那位乞丐的角色曾经回忆道："我碰到过满载着小孩子的运货车、马车和马匹，因为害怕黑死病，他们带着一箱箱药品和气味芬芳的香水。哦，天哪，他们成百上千，跑得飞快，他们害怕彼此，担心染病。"[20]此外，路上还有其他的危险。1534年，英国人与爱尔兰的反叛者"西尔肯·"托马斯·菲茨杰拉德（"Silken" Thomas Fitzgerald）作战时，都柏林暴发了鼠疫，迫使数百位贵族和富家子弟逃往乡下避难。菲茨杰拉德和他的手下抓住了其中的许多人，把他们当成人质，索要赎金，只不过，此举最终被一群愤怒的父母挫败了。

朝圣者与鞭笞苦修者

尽管数个世纪以来，欧洲的大路上经常可以看到朝圣者的身影，但黑死病促生出了种种特殊的精神需求和种种特殊的朝圣者。图尔奈的修道院院长吉尔斯记载了1348年时人们对瘟疫圣人塞巴斯蒂安的虔敬之心猛增的情况；此人的一些遗物曾保存在法国的修道院里：

> 在死亡率达到顶峰之时，大量的人（包括贵族、骑士、主妇、教士、修士与其他宗教修会的成员，以及普通男女）都朝埃诺（Hennegau）的圣彼得修道院涌去。

在这一点上，他又写道："瘟疫肆虐于法国之时，不同社会阶层的男女朝圣者也从法国各地而至，如潮水一般涌入了苏瓦松的圣梅尔达（St. Médard）修道院；据说，那里安葬着殉道者圣塞巴斯蒂安的遗体。"[21]这两种情况下，民众的狂热都为时很短。尽管如此，在每次瘟疫期间，许多信奉天主教的欧洲人还是会单独上路或者结成庞大的游行队伍，前去拜谒当地的神殿，祈求上帝怜悯并让这种祷告上达天听。就连身为王室御医的比利时人保罗·德·索尔拜医生(Dr. Paul de Sorbait)也曾带领一支朝圣队伍,前往距维也纳大约 50 英里的马里亚泽尔(Mariazell)去圣殿拜谒。朝圣者带来了疫病,让瘟疫在他们走后传播开来。还有一种独特的朝圣方式,就是 1399 年那种所谓的"白袍"(Bianchi)运动。当时,瘟疫正在再度逼近意大利,于是,忏悔的市民自发组成了一场为期 3 天的游行,他们在神职人员的带领下,一路迂回着前往邻近的城镇,从而引发了更多的游行,掀起了一波民众虔诚礼拜的浪潮。尽管人们的游行动机无疑是复杂多样的,但这场运动可以被视为他们看到再度降临于自身的可怕命运之后做出的一种积极反应。可惜的是,他们的祷告没有获得回应;第二年夏季,那个地区就遭到了瘟疫的重击。

"第二次大流行"的第一年所引发的"鞭笞苦修者运动",与其说是人们虔敬之心的普遍呈现,还不如说是一场巡回的忏悔盛会。这场运动起源于东欧或者中欧地区——有些人说它起源于匈牙利,当时,一小群男性忏悔者会在路上行走 33 天,一边默祷,一边用模仿基督受难的方式鞭笞自己和彼此。他们希望通过这种模仿基督的举动,获得上帝的怜悯,从而避免染上在他们行经之地肆虐的瘟疫。他们的活动主要集中在德国。诺伊堡(Neuburg)一位姓名不详的修道士曾经描述说,他们

> 虔诚地列队走过一座又一座教堂,两两一起徒步而行,全身赤裸,只有一块白布遮住腰部,往下直到脚踝,他们一边用母语吟唱着纪念(基督)受难的优美圣诗,一边用有结的鞭子狠狠抽打自己,路上都洒满了鲜血。

另一位德国人即多明我会的修道士海因里希·冯·赫尔福德(Heinrich von Herford)曾解释说,"这些人之所以被称为鞭笞苦修者,就是因为他们在公开忏悔中使用的鞭子(flagella)"。此人的记载是最详尽地描述了

这一运动的史料。他还细致地描绘了这种吓人的工具：

> 每条鞭子都由一根棍子和棍子一端系着的、3 条打结的皮鞭组成。两根像针一样锋利的金属物从鞭结两侧穿过其中心，形成一个十字，且金属物的两端都从鞭结上伸出约一粒小麦的长度，或者稍短。他们用这种鞭子抽打着自己裸露的皮肤，直到身上瘀青肿胀，血如雨下，溅到附近的墙壁之上。我曾看到，他们鞭打自己的时候，那些金属物偶尔会深深地扎入肉中，要尝试两三次才能拔出来。㉒

人们聚集起来，看着这些鞭笞苦修者一边吟唱、祈祷，一边抽打着自己和彼此。有些观看的人甚至把鞭笞苦修者流下的血收集起来，当成一种圣物。一两天之后，他们便动身前往下一座城镇，开始下一场表演。罗伊特林根的于戈（Hugo of Reutlingen）曾写道，有各种各样的人参与了这场运动："神父和伯爵、士兵和手持武器的人都加入其中，还有学校里的校长、修道士、市民、农民和学者。"㉓他们那种明显的狂热与虔诚显然鼓舞了很多人，但也招致了一些严重的盲信指控，甚至被指控为异端邪说。心存疑虑的亨利称他们为"傻瓜"，并且因为缺乏神职人员的领导而瞧不起他们。皇帝查理（Emperor Charles）和巴黎大学那个有权有势的神学院都曾要求教皇克雷芒谴责这帮人。1349 年 9 月，目睹过鞭笞苦修者运动的佛兰德斯的本笃会修士让·德·法伊特（Jean de Fayt）直接与教皇谈了谈，劝说教皇采取行动。1349 年 10 月 20 日，克雷芒谴责了鞭笞苦修者，说他们残忍而不虔诚，将他们与德国城镇中屠杀犹太人的行径直接联系了起来，并且禁止善良的基督徒参与或者支持他们。在吕贝克、埃尔福特和斯特拉斯堡之类的城市里，教会和市政当局本已自春季开始就用鞭笞苦修者运动造成破坏的理由禁止了他们的运动，而此时帝国和市政两种力量都开始大力镇压鞭笞苦修者，并且常常是用暴力镇压。1350 年年初,这场独立运动在图林根(Thuringia)转入了"地下",但还是有成千上万的人加入了由当地神职人员直接掌控且经批准成立的鞭笞苦修者兄弟会。

路上的瘟疫

瘟疫时期的旅行者面对着一个彻底改变了的世界。当时有许多人都描绘过路障、紧闭的城门、停业的旅馆、难民、恶棍、流浪汉、朝圣者、军队里的逃兵、乡间的游行队伍等方面的情况,尤其是描绘了死者的处境。在一个饱受战争与饥荒蹂躏的时代,瘟疫给世人带来了一种特殊的恐惧。虽然无人能够充分地概括出这种恐惧,但两位亲历者的描述可能有助于我们去感同身受。巴塞罗那制革匠米克尔·帕雷茨曾回忆说,在1651 年:

> 许多穷人在路途中病倒,但他们尽可能地继续前行,等到再也走不动了的时候,他们就在一条沟里躺下来,上气不接下气地直到死去。即便有人路过,路过者也会迅速逃走,因为没有人敢靠近,去跟他们说话或者给他们什么东西。

米兰主教博罗梅奥的描述,尤其生动形象:

> 在强自支撑着走向传染病院或者设于城外的避难所时,许多人都倒在了地上,由此加速了死亡,加入了沿路到处都是的尸体的行列,人们几乎不可能在不碰到死者四肢的情况下迈出一步,甚至都没有地方落脚。这些尸体,无论是因为雨水不断而沾满了烂泥,还是因为全身裸露、身上的痈疽溃烂,都让人们心感不安,让人们的心中充满了恐惧。㉔

注释

① Watson Nicholson, *Historical Sources of De Foe's Journal of the Plague Years* (Boston: The Stratford Co. , 1919), p. 29.

② Miquel Parets, *A Journal of the Plague Year: The Diary of the Barcelona Tanner Miquel Parets*, *1651*, trans. James S. Amelang (New York: Oxford University Press, 1995), pp. 90, 106, 55.

③ Boris and Helga Velimirovic, "Plague in Vienna", *Review of Infectious Diseases* 2 (1989), p. 820.

④ Frank P. Wilson, *Plague in Shakespeare's London* (New York: Oxford University Press, 1962), p. 98.

⑤ Susan Scott and Christopher Duncan, *The Return of the Black Death* (New York: Halsted Press, 2004), p. 81.

⑥ Parets, *Journal*, 100; Federico Borromeo, *La peste di Milano* (Milan: Rusconi, 1987), pp. 79 - 80.

⑦ Robert Latham and William Matthews, eds. , *The Diary of Samuel Pepys*, vol. VI (Berkeley: University of California Press, 2000), p. 131.

⑧ Parets, *Journal*, 40.

⑨ Rosemary Horrox, ed. , *The Black Death* (New York: Manchester University Press, 1994), p. 44.

⑩ Ibid. , pp. 53, 44.

⑪ Wilson, *Plague*, pp. 61 - 64; Scott and Duncan, *Return*, p. 92.

⑫ Borromeo, *Peste*, p. 74.

⑬ Horrox, *Black Death* , p. 19; Charles F. Mullett, *The Bubonic Plague and England* (Lexington: University of Kentucky Press, 1956), p. 68.

⑭ Jean-Noël Biraben, *Les hommes et la peste en France et dans les pays européens et méditeranéens*, 2 vols. (Paris: Mouton, 1975, 1976), pp. 140 - 145; Edward A. Eckert, *The Structure of Plagues and Pestilences in Early*

Modern Europe: Central Europe, *1560 – 1640* （New York：S. Karger Publishing，1996）；参见第 147 页对后来的三十年战争期间各种运动的概述。

⑮ Carlo Cipolla, *Cristofano and the Plague* （New York：Collins，1973），p. 15.

⑯ Horrox, *Black Death*, pp. 29 – 30.

⑰ Parets, *Journal*, p. 59；William Boghurst, *Loimographia: An Account of the Great Plague of London in the Year 1665* （New York：AMS Press，1976），pp. 58 – 61.

⑱ Roy Porter, *The Great Plague* （Stroud, Gloucs. , England：Sutton，1999），p. 5.

⑲ Wilson, *Plague*, p. 157；Parets, *Journal*, p. 64.

⑳ William Bullein, *A Dialogue against the Fever Pestilence* （Millwood, NY：Kraus Reprint，1987），p. 8.

㉑ Horrox, *Black Death*, p. 54.

㉒ Ibid. , pp. 60，150.

㉓ Richard Kieckhefer, "Radical Tendencies in the Flagellant Movement of the Mid-Fourteenth Century," *Journal of Medieval and Renaissance Studies* 4 （1974），p. 160.

㉔ Parets, *Journal*, p. 65；Borromeo, *Peste*, p. 77.

第九章
在书店与戏院

在意大利的维罗纳，一名时年 13 岁的姑娘把一个生死攸关的秘密托付给了一位教士，请教士转达给她那位正身处在一座遥远城市里的年轻恋人。教士很想完成这项使命，可刚走到半路，他就被当局隔离起来，与一户疑似染疫的人家关在了一起。那位毫不知情的年轻人返回维罗纳后，发现爱人躺在那里，准备入土下葬了。他伤心不已，不愿在没有她的情况下独活，便轻率地结束了自己的性命。姑娘从假死中苏醒过来，看到死去的求婚者之后，也悲痛欲绝地自杀了。于是，瘟疫又夺走了两条性命，至少是间接地夺走了。这就是莎士比亚笔下的罗密欧与朱丽叶这对"命运多舛的恋人"的故事。

在 16 世纪和 17 世纪欧洲各地的主要城市和外省城镇里，瘟疫为刚刚兴起的戏剧艺术提供了一种阴郁而不断变化的背景。在短短一代人的时间里，戏迷们就眼看着戏剧从中世纪的礼仪和宗教束缚中破茧而出，将古典的世俗主题、形式与一种新的自然主义融合起来，变成了文艺复兴时期富有质感的产物。无数戏剧的情节与背景中都出现了瘟疫的影子，还有更多的戏剧则经常提及占星术、医学和痘疹。在信奉新教的英格兰，道学家们曾经谴责说，戏剧演员们在下层社会的观众中传播了激怒上帝的放荡习气，而观众则传播了瘟疫。在当局出于公共卫生原因而关闭戏院之后，剧作家们常常不得不创造出其他的艺术形式。比如说，莎士比亚在 1592—1596 年间创作出了他那些不朽的十四行诗，而到了 17 世纪初，诗人、剧作家托马斯·德克尔（Thomas Dekker）也转而开始撰写一些论述瘟疫和伦敦社会的通俗道德小册子了。

在瘟疫第一次暴发期间，内科医生们曾用拉丁文撰写过一些论述此种疾病的专业性医学作品，其中有些作品后来被翻译成了地方语言，甚至进入了诗歌当中。由于医学理论与医疗建议当中几乎没有出现什么变化，因此直到 18 世纪初，医学人士还在继续撰写一些小册子，来"解释"瘟疫并向个人或城市政府提出防疫或抗疫措施方面的建议。这些作品日益开始使用地方语言，受众也越来越普遍。从乔万尼·薄伽丘创作于"第二次大流行"最初几年（1351 年前后）的《十日谈》，到丹尼尔·笛福在欧洲最后一个大疫之年（1722 年）出版的《大疫之年日记》一作，在此期间的文学作家们撰写了无数部涉及瘟疫的通俗书籍、诗作、对话体作品、戏剧、小册子、历书、宽幅传单和其他的文学材料。尽管大众化的瘟疫文学直到 15 世纪 50 年代古腾堡发明了印刷机之后才出现，但像乔叟的《坎特伯雷故事集》（Canterbury Tales）和威廉·朗格兰的《耕者皮尔斯》之类呈现了黑死病带来的社会影响的通俗作品却以手抄本的形式广为流传。到了 16 世纪 50 年代，在每一场瘟疫期间，识字的公众都会大量阅读廉价的医疗手册、祈祷书、死亡名单、占星术专著、道德教化作品、万能药配方，以及带有骇人插图的国内外疫情报道。药剂师、外科医生、江湖郎中、内科医生、诗人、传教士、神父和剧作家，纷纷将良莠不齐的建议、安慰、对下地狱的恐惧、引人深思的问题以及对瘟疫时期所谓有害食品的担忧灌输到人们的头脑之中。街头摊贩、书商、药剂师、旅馆老板、医生、咖啡店主，甚至是烟草商（据说烟草可以预防经由空气传播的瘟疫），都在兜售当时的通俗瘟疫作品，这帮助影响了普通百姓对瘟疫现象的理解，以及他们对瘟疫所做的诸多反应。

医学文献与瘟疫

1348—1350 年的中世纪瘟疫医案

历史最为悠久的瘟疫作品形式可以追溯到"第二次大流行"期间,也就是被称为"医案"(consilium)的专业性医学著作。长期以来,这些"建议"都是由执业已久的知名医生用拉丁文为患有疾病的特定患者撰写的。通常而言,医案作者都住在很远的地方,是通过信函得知患者的病情与症状的——这类信件常常是另一位内科医生或者外科医生所写。在充分相信所获信息都很准确的情况下,医案作者会做出诊断,并且提供一套他认为适合此病例的饮食与服药方案。1348 年和1349 年瘟疫突然降临到生活富足的欧洲人身上之后,他们纷纷向自己的内科医生寻求建议,后者则转而求助于他们所知的最好医生的专业知识。从西班牙的莱里达(Llerida)到神圣罗马帝国的都城布拉格(Prague),欧洲最优秀的医学人士都曾在纸上与大瘟疫作过斗争。

1348 年 6 月辞世的金泰尔·达·福利尼奥,就是率先应对这种新疾病的人士之一。此人也许是当时最著名的内科医生,他曾向热那亚、那不勒斯和他本人所在的佩鲁贾等意大利城市的市政当局发送过医案。他的医案遵循了传统医案的基本要点,其中包括:疾病的性质与原因,其性状与表现在人体之上的标志(症状),避免或预防疾病的方法(预防法),以及治疗疾病的手段(疗法)。他的理念与建议严格恪守盖伦派和当时的主流医学,因此没什么效果。在那不勒斯,大学医学教授乔万尼·德拉·佩纳(Giovanni della Penna)在他自己的医案中做出回应时,批评了金泰尔作品中的一些具体要素,从污浊的空气如何影响人体,到吃哪种水果最合适,不一而足。然而,由于局限于同一种错误的医学体系,所以乔万尼的建议比金泰尔的好不到哪里去。两人的医案都用拉丁文写就,以手稿的形式在意大利的医生与识字的外行人士中传阅,金泰尔的医案于1472年首次印行。

在布拉格,皇帝查理四世曾命令御医加卢斯大师(Master Gallus)撰写了一部医案,此人还为摩拉维亚侯爵撰写了一部题为《预防与应对疾病之措施》("Preventives and Measures against the Disease")的医案。加卢斯大师所用的范例和主要的资料来源就是当时最著名和最常被世人效法的一部医案,即巴黎大学医学院撰写的医案。该医学院共同撰写的《瘟疫纲要》("Compendium on the Epidemic")一文是应1348年10月法国国王的命令所撰,旨在帮助国王理解瘟疫并在其王国之内采取预防措施。可惜的是,巴黎的学者和医生当中,无人有过治疗瘟疫患者的经验,所以他们的专业知识完全是以流行性疾病的通用医学原理和他们从其他医生那里听到的情况为基础。法国现代文学史学家阿尔弗雷德·科维尔(Alfred Coville)曾称,由此撰写而成的作品"是由成见、异想天开的阐释以及巧妙有用的观察结果组成的,是一种以谨慎与虔诚的态度呈现出来的大杂烩"。[1]不到1年,这部作品就有了地方语言版本,并且流传开来。尽管这是巴黎大学刚刚成立的医学院撰写的第一部重要作品,但由于该校威望颇高,故其抄本迅速流传到了瑞士、西班牙、波兰和意大利等国,当然也传到了神圣罗马帝国。如今在欧洲的图书馆里,我们仍然能够查阅到14世纪的数份抄本。在其问世75年之后,法国诗人奥利维尔·德·拉·海耶(Olivier de la Haye)又将这部干巴巴的拉丁语作品翻译成了法语诗歌(还附有术语表),而到17世纪时,原作也仍在被人们传抄。

1348—1350年间的其他医案则是由一些医生群体所撰;比如说,斯特拉斯堡的5位内科医生撰写了一部标题起得很谦逊的作品——《智慧与艺术之宝库》(*Treasure of Wisdom and Art*)；他们根据自己应对疾病的经验，在这部作品中为斯特拉斯堡的领导人和民众提供了一些专业性的建议。然而，大多数医案都由个人写就，比如意大利医生托马索·德尔·嘉宝(Tommaso del Garbo)，诗人彼特拉克曾称此人能够起死回生，哪怕死者已经埋葬多年，坟头已经草绿。在阿拉贡，具有公民意识的哈克梅·达格拉蒙特大师向"莱里达市的各位大人和市议会"呈交了一份关于瘟疫的建议"信"，这封信件用加泰罗尼亚语写成，落款日期是1348年4月24日。他明确指出，撰写此作是"为了民众的福祉，而不是为了给医生提供指导"，且在别处又表明："此作是为共同的公共事业所撰。"差不多就在同一时期，西班牙人科尔多瓦的阿方索也在蒙彼利埃撰写了一部态度极其乐观的作品，题为《关于瘟疫的信件与养生法》("Letter and Regimen on the Pestilence")。他大胆地指出，人类可以对瘟疫的自然成因施加影响，而自然哲学——"科学革命"之前人们对自然界进行的学术研究——则赋予了人类掌控自然所必需的知识。然而，他也确实地指出，医学知识和技术既可以用于行善，也可以用于作恶；并且可悲的是，他竟然把当时已经持续肆虐了一年多的瘟疫归咎于犹太人与穆斯林在井水里下了毒。

中世纪晚期的瘟疫小册子与指南

据我们所知，1350年前后撰写的医案总共有18部；但在接下来的一个半世纪里，至少又有200部——或许还超过了900部②——类似的小册子问世，其中的大多数都是用欧洲的地方语言撰写的。这些作品虽然反映出它们全都源自医案这一传统，但其范围更加广泛，通常也是为公众而不是为特定的赞助人撰写的。有些作品除了提供医学建议，也含有严格的道德教化主旨。《瘟疫预防法》("Preventive Regimen against the Pestilence")那位姓名不详的葡萄牙作者，曾忠实地将瘟疫归咎于污浊的空气,建议人们清理死者遗体、动物死尸、污水池、下水道和粪堆。不过,此人向读者提出的首要建议,还是"摒弃恶行,拥抱善行,也就是说,人们必须先谦卑地忏悔自己的罪孽,因为神圣的忏悔与告解是一种了不起的疗法,比所有的药物都更加可贵和有效"。③1485 年前后,诺曼的内科医生托马斯·福雷斯蒂埃(Thomas Forestier)曾撰文指出,原罪就是瘟疫的起因之一;15 世纪中叶问世的鼠疫小册子《瘟疫论》则至少将暴发瘟疫的原因部分地归咎于人类"贪求女色"。

与医案一样,后来的医学小册子也严重依赖于当时那些标准的医学权威,其中有亚里士多德、盖伦、希波克拉底,古典时期的穆斯林医生阿维森纳、阿里·阿巴斯(Ali-Abbas)和拉齐兹(Razes),以及瘟疫时代西班牙的两位穆斯林,即哈提卜(Al-Khatib)和伊本·哈提玛(Ibn Khatimah)。引用上述权威人士的观点,显然是旨在让读者确信这些小册子的作者对医学了如指掌,确信作者是个货真价实的专家。许多小册子还强调了作者的实践经验。比方说,鼠疫小册子《瘟疫论》的作者提出了一句口号:"经验判定是有效性的最终保证",而 1360 年或 1361 年问世的遵循某种建议的法国的《达穆兹医案》("Damouzy Consilium")向读者保证说:"凡是使用此(疗)法的人,都不会死于瘟疫。"很显然,其中的一些小册子旨在为作者招徕新的主顾,不止一本小册子曾向读者保证说,其中所列的疗法甚至救过作者自己的性命。其中有位作者是意大利贝卢纳(Belluna)的内科医生狄奥尼修斯·西昆杜斯·科尔(Dionysius Secundus Colle),此人在其《论 1348—1850 年间的瘟疫以及同样致命的瘟疫性肺炎》("About the Pestilence of 1348—1350 and Pestilential Peripneumonia, and Malignant Likewise")一文中,竟然推荐了一种用人类和动物的内脏制成的令人作呕的合剂。

16 世纪的盖伦医学经典

尽管传统的盖伦医学无力影响瘟疫或者治愈鼠疫患者,但直到 18 世纪,它仍然属于当时的标准医学理论与医疗实践的基础。文艺复兴时期的医学文献因作者们能够读到希波克拉底与盖伦两人作品的更好版本而有所受益,不过,有缺陷的基础始终都有缺陷。医学作家们继续用拉丁文撰写作品,供其同行所用,但 15 世纪 50 年代印刷术的发展和整个欧洲地方语言读写能力的普遍提高,开创了一个极其广阔的新市场,让他们可以用日常语言来提供医疗建议。本地医生无力控制瘟疫,专业的医疗保健费用高昂,而且除了最富有的阶层,大家普遍无法获得专业的医疗保健:这一切就导致了近代初期的许多欧洲人都是从相对廉价的指南、小册子和其他书籍中寻求专业的医疗建议。

当然,鼠疫不过是 16 世纪和 17 世纪困扰着欧洲人的诸多疾病当中的一种而已。这些疾病包括各种形式的"痘疹"、痢疾、百日咳、无数种肠胃疾病、各种各样的热病、英国都铎王朝时期的那种神秘的"汗热病",以及像斑疹伤寒、流感和性病等(报告得越来越多的)新疾病。论述一般性健康与医学问题的书籍包括:"实践知识"(practicae),属于百科全书式的医疗参考书;"养生方"(regimens),以通过适当的饮食和锻炼来保持健康的盖伦医学理念为重点;"经验方"(experimenta),从中可以看到许多"业已证明的"可治一大堆疾病的疗法;"草药"(herbals),常常发源于古典时期或者中世纪,会列出数百种植物的药用特性;还有一些通用且极具实效的医疗手册,在英国曾因对内科医生或外科医生的流行称呼而被称为"医书"(leechbooks)。其中,有些文献属于早期拉丁语作品的译本,另外一些是其他地方语言的译本,还有一些则是用地方语言所撰,供同时代人阅读的。它们的译者通常都不是医生,而是其他人,比如律师、神职人员、药剂师、学者或教师。

英国都铎王朝时期流行的医学与瘟疫文献

托马斯·埃利奥特爵士(Sir Thomas Elyot)撰写于 1534 年的《健康堡垒》(*The Castle of Health*)是英国流行医学手册中的一个著名例子。埃利奥特的这部作品对盖伦的著作进行了极其严格的处理,他之所以能够看到盖伦的著作,是由于身为人文主义者的英国医生托马斯·林纳克在早期将它们从希腊文翻译成了拉丁文。埃利奥特阐述了体液理论和影响体液平衡的因素,以及治疗各种失衡问题即疾病的方法。1528 年,萨里(Surrey)的默顿修道院(Merton Abbey)的奥古斯丁派教士托马斯·帕内尔(Thomas Paynell)无偿地将《萨勒诺健康养生法》(*Regimen sanitatis salerni*)一书翻译成了英文,这是 14 世纪末意大利萨勒诺的内科医生乔万尼·达·米兰诺(Giovanni da Milano)*用拉丁语诗句所撰写的一部保健养生作品。④萨勒诺长期以来都是欧洲的医学教育中心,帕内尔则是指望着以萨勒诺的名气来促进其译本的销售。尽管完全是一部体现中世纪盖伦医学的典型之作,但帕内尔的养生译作却获得了巨大的成功,在 1528—1634 年间印行了 9 个版本。

在都铎王朝时期(1485—1603),英国至少出版了 23 部专门论述鼠疫的书籍——经常印行过多版——以及其他许多含有详细论述鼠疫的章节的综合性著作。最早论述鼠疫的英语医学作品就是原作用瑞典语撰写的《瘟疫论》这部小册子的译本。1485 年,此作以《一本探讨和详述应对瘟疫所需的诸多良法的小书》(*A Little Book the Which Treated and Rehearsed Many Good Things Necessary for the . . . Pestilence*)为题,问世印行。此书在 1488 年、1490 年、1510 年、1520 年和 1536 年都进行了再版,此外,1498 年前后在法国、1520 年在安特卫普,还分别出版了译

---

* 原指"来自米兰的乔万尼",此处从音译。

本。16世纪20年代,托马斯·帕内尔也翻译了《瘟疫论》这部经典作品,并且给他的译本取名为《一本极其有益的抗疫专著》(*A Much Profitable Treatise against the Pestilence*)。

鼠疫的持久蔓延显然推动了医学文献的普及,这一点从英国多明我会修士托马斯·莫尔顿(Thomas Moulton)的《健康之镜:每个人都需看一看,让身体免遭疫病之害:亦呈现了治疗多种有害于人体之疾恙的方法》(*The Mirror or Glass of Health: Needful for Every Person to Look in That Will Keep Their Body from the Sickness of the Pestilence: And Showeth the Remedies for Many Diverse Infirmities and Diseases that Hurt the Body of Man*)一书的标题中就看得出来。这部典型的医书被人们视为16世纪英国最流行的医学书,它从16世纪30年代到1580年间,总共印行过21版。莫尔顿很可能是在15世纪90年代撰写了此书,它基本上算是勃艮第的约翰(John of Burgundy)从1350年前后开始撰写的一本瘟疫小册子的翻版。此书之所以在16世纪30年代大行其道,至少在一定程度上是因为托马斯使用了严厉而带有谴责意味的道德训诫语气,甚至对瘟疫患者也不例外:他确信正是这些患者的道德败坏激怒了上帝,才导致降下了这种天谴。此外,托马斯最终把暴发瘟疫的责任归咎于"(罗马天主教的)教会领袖和负责人",即腐败堕落的教皇和红衣主教们;这种观点正好切合了亨利八世治下的英格兰所需。他的作品是为普通民众所撰,这一点在莫尔顿的开篇题记中就看得出来:"每个有学问的人和粗野的人,都可以更好地理解并在日后照此行事,在必要之时可做自己的医生,抵御瘟疫之毒素与邪恶。"⑤

16世纪欧洲其他地区流行的医学文献

1569年,吉尔伯特·斯凯恩(Gilbert Skeyne)出版了《瘟疫简述:成因、症状以及一些特殊的预防与治疗之法》(*A Brief Description of the*

Pest Wherein the Causes, *Signs*, *and Some Special Preservation and Cure Thereof Are Contained*）一书；这是最早用苏格兰方言所撰的瘟疫小册子，同样带有道德训诫的色彩。斯凯恩是阿伯丁国王学院（King's College）的一位医学教授，同时也是苏格兰国王詹姆斯六世（King James Ⅵ）的御医，此人提出的许多预防性建议全都围绕着个人道德和社会道德，其中包括人们必须无私、谦卑和忏悔罪孽。当然，欧洲其他地区也出现了许多的盖伦派医学书籍，比如荷兰人耶汉·戈欧特（Jehan Goeurot）所撰的《生活养生法》（*Regimen of Life*），此作品在 1549—1596 年间再版印行了 10 次。更为长盛不衰的则是意大利内科医生路易吉·科尔纳罗（Luigi Cornaro）撰写的《获得长寿与健康生活的可靠之法》（*Sure and Certain Methods of Attaining a Long and Healthful Life*）；从 1558—1724 年，此书再版印行了 12 次。在托斯卡纳的乡村地区，由于难以获得专业的医疗护理，故医学方剂类书籍极受欢迎。研究瘟疫的现代意大利学者朱莉娅·卡尔维（Giulia Calvi）曾称，印刷商的生产导致出现了论述瘟疫和其他疾病的"大量小册子文献"。[6]

在丹麦，1546 年哥本哈根大学（University of Copenhagen）的首位医学教授克里斯汀·莫辛（Christen Morsing）出版了一本简短的瘟疫小册子，以此致敬该大学的校长。德国早期印行的防疫小册子中，还有乌尔姆（Ulm）市的市政医生海因里希·斯坦霍维尔（Heinrich Steinhöwel）于 1473 年出版的《规则小书》（*Little Book of Rules*）。他提出了盖伦医学中常见的锻炼与节食等建议，但还特别注意到了动物和肉制品。比方说，斯坦霍维尔写道，牲畜应当放到室外散养，而不应当关在闷热、通风不良、散发着有毒气味的厩栏里；除了鸡肝、绵羊脑或山羊脑和公鸡睾丸，人们不应当吃其他的动物内脏——而在食用这些东西的时候，还应该多放生姜和胡椒。

在 1510—1600 年间，法国的印刷商出版了 48 部用法语撰写的原创性瘟疫专著,供普通大众阅读——占到了那个世纪出版的所有法语医学书籍的 1/4。这些论述瘟疫的作品,差不多有一半是由内科医生执笔撰写的;此外,教牧人员撰写了 3 部,外科医生撰写了 3 部,一名药剂师撰写了 1 部,还有 1 部是由一位地方行政官员所撰。这些作品的读者与英国医学作家的读者稍有不同。事实上,其中很多作品针对的都是普通大众,这一点从尼古拉斯·南塞尔(Nicolas Nancel)出版于 1581 年的那本小册子的序言中就可以看出来。他在序言中对自己用法语而非拉丁语撰写此书的做法进行了解释:"原因就在于,我希望平民百姓也能阅读和理解本书。"⑦有些作者还专门为外科医生和药剂师撰写了法文小册子,因为后者属于社会地位低于内科医生的阶层,一般都不懂拉丁语。许多论述瘟疫的作品都是针对市政领导的,其中含有大量采取公共抗疫措施的建议,而大部分建议都涉及采取严厉的治安管控措施,将鼠疫挡在城市之外。有些作者之所以用地方语言写作,是为了教导平民百姓对江湖骗子和庸医的建议和药剂敬而远之,因为他们已经成了一个日益庞大而讨厌的群体,在瘟疫时期曾大肆掠夺轻信者的钱财。洛朗·尤伯特(Laurent Joubert)是这种作者的先驱,他在 1579 年出版了《流行之谬误》(*Popular Errors*)一书,且此书不断再版重印,一直延续到了 18 世纪初。尤伯特对 4 类特殊的"流行之谬误"提出了疑问:源自神秘学及其践行者之谬误,源自魔法或戏法之谬误,源自一些有意误导或无知的作者所写的家庭手册之谬误,以及外科医生、全科医生与药剂师兜售的所谓"经验性知识"之谬误。尽管这些法语著作通常都不带有同时代的英国作品中那种沉重的道德说教色彩,但其中的大多数作品还是一开篇就提出了警告,要读者注意上帝的烈怒与惩罚,并且要求世人改变生活方式。在那个世纪的下半叶,这种主旨可能反映了信奉加尔文主义的胡格诺派教徒的影响,因为后者通常都属于生活优裕、买得起书籍的中产阶级。

17世纪流行的医学著作与瘟疫小册子

普及医学作品的趋势一直持续到了17世纪,甚至还有所扩大了。17世纪中叶,英国内科医生、政治激进分子尼古拉斯·卡尔培波(Nicholas Culpepper)曾写道:"全国上下,人人都已成医生:如若染病,凡是遇见的人,不论男女,都会为您开方抓药。"[⑧]与当时的绝大多数医学人士不同,卡尔培波确实想要看到这种效果。他曾努力让普通百姓也能了解专业的医学知识,甚至未经授权就翻译并印行了伦敦内科医生学会的《药典》(*Pharmacopoeia*)[⑨]。身为一名社会改革家,他的目标是把民众从神职人员、律师和内科医生的掌控之下解放出来,这些人让民众一直处于蒙昧无知的状态,从而控制民众。当然,还有一些人仅仅是为了逐利,而明显可觉察到的需求、费用高且难以获得的专业医疗服务等方面同样结合起来推动了瘟疫书籍的销售。一位名叫"A. M."的作者曾指出,他于1652年出版的《鼠疫与痘疹论》(*Treatise Concerning the Plague and the Pox*),就是为那些"处于必要之时,却找不到医术精湛的内科医生与外科医生"的人撰写的。[⑩]大多数论述瘟疫的文献中提出的建议,仍然遵循着盖伦派医学,而它们提出的预防和治疗措施,本质上也仍然主要是饮食疗法。不同于出售草药与成药的药剂师,17世纪大部分防疫书籍的作者都在他们的作品中强调了自制药方。像罗伯特·佩梅尔(Robert Pemel)的《穷人帮手》(*PTOCHOPHARMAKON or Help for the Poor*,1650年),或者朗斯洛特·科尔森(Launcelot Coelson)这位"医学与占星术学者"在1656年出版的《穷人的内科医生与外科医生:含有300多种罕见而精选之药方……为公众利益而出版》(*The Poor Man's Physician and Surgeon, Containing Above Three Hundred Rare and Choice Recipes … Published for the Public Good*)这样的书,都赋予了城镇和乡村百姓一定的自主权。[⑪]

在法国,反宗教改革运动导致人们日益强调平信徒应当救济他们的贫困邻居,其中也包括患病的穷人。与早期的封建观念强调"贵族义务"一样,上层女性也应当行善积德,照顾穷人的医疗需求,尤其是在医生匮乏的农村地区。像"普雷沃蒂乌斯"(Praevotius)所撰的《穷人的医学》(*Medicine of the Poor*,约 1620 年)、拉扎尔·梅森尼尔(Lazar Meysonnier)所撰的《穷人的医师》(*Physician of the Poor*,约 1650 年),以及"外科医生沃萨德"(Surgeon Vaussard)所撰的《穷人的手术者》(*Operator of the Poor*)之类的书籍,既是对慈善之举的激励,也是介绍基本医疗规程与疗法的指南性手册。在 17 世纪和 18 世纪,有 200 多本法文瘟疫小册子出版,篇幅从 4 页到 400 页不等。其中有近半数是在巴黎出版的,但随着时间的推移,外地出版物所占的比例也增加了。比方说,特鲁瓦就出版了 17 世纪特别便宜的"蓝库"(Blue Library)版本。与英国的情况一样,当时的趋势也是朝着把更强的自力更生精神和更好的道德观念灌输给读者的方向发展的。关于第一点,我们在 1635 年让·科廷(Jean Cottin)出版的手册中可以看到一个典型的例子,他之所以撰写此书,是"为了让每个人都能从本书中受益:因为据盖伦所言,每一个谨慎的人都可做自己的医生"。他的说法呼应了卡尔培波与纪尧姆·埃里塞(Guillaume L'Erisse)两人的观点。埃里塞曾在其出版于 1628 年的小册子《治疗与预防瘟疫的优秀常见之法》(*Excellent and Quite Familiar Method for Curing the Pest and Preserving Oneself from It*)中写道:"所有人自己都可以成为医生,在没有医生诊疗的情况下相互帮助。"关于法国瘟疫文献中的道德色彩,历史学家劳伦斯·布罗克利斯与科林·琼斯两人最近写道,其中的每部作品"与其说是医疗处方,还不如说是一种具有教育性的传教式文献,是一个关于基督教群体进行忏悔的寓言"。[12]保持良好的健康既是一个医学问题,也成了一个宗教问题。

一个典型的例子是由当时的一位研究帕拉塞尔苏斯医学（Paracelsianism）这种主要的非传统医学的学者所撰的瘟疫专著——《抵御瘟疫》（*Guardian Pestilence*），此作品是奥地利蒂罗尔（Tyrol）的英戈尔施塔特（Ingolstadt）的耶稣会教士希波吕托斯·瓜里诺尼乌斯（Hippolytus Guarinonius）于 1612 年所撰。帕拉塞尔苏斯是一位活跃于16 世纪中叶的德国新教医生，同时也是一位激进的医学思想家，自己还撰写过一部瘟疫专著。此人对待医学的态度大大不同于盖伦派医生。整体而言，帕拉塞尔苏斯认为人类的健康并不是一个体液平衡的问题，而是体内某些无机化学物质（比如盐与硫）保持平衡的问题。因此，他的疗法与药物在本质上较以化学物质和矿物质为基础，而非以饮食为基础，故常常会把炼金术与一些认为石头、根茎、种子中蕴藏着种种神秘精神力量的观念结合起来。在其本人的著作中，帕拉塞尔苏斯认为，自己激进地质疑传统盖伦派医学的做法可与同时代的马丁·路德对传统的罗马天主教信仰和惯例提出的挑战相媲美。他之所以在新教徒中广受欢迎，不仅是因为他开创了那种新奇的化学医学，也是因为他对路德教派充满感情，对天主教进行了公开抨击。反宗教改革运动时期的耶稣会教士瓜里诺尼乌斯摒弃了帕拉塞尔苏斯的反天主教元素，但接受了帕拉塞尔苏斯认为矿物质（尤其是盐）具有治疗和消毒作用的观点。他的《抵御瘟疫》一作就是对盖伦和帕拉塞尔苏斯两人理论与疗法的一种融合。读者会从中得知，与瘟疫有关的"瘴气团"中含有人们会吸入体内的毒素"种子"，而对抗这种东西的最佳疗法就是火与盐。他建议用盐水泡煮"染疫"的衣物与织品，而不是把它们烧掉，对于原本没有多少财物的穷人来说，这是一种真正的福音。面包要加盐烤制，瘟疫患者家中的木制品、家具和地板应用盐水冲洗，瘟疫期间做礼拜时，教堂的地板上也应撒上盐。他还进一步建议说，应当把含硫的火药填入火枪中，在瘟疫患者家里开枪，"直到墙壁变暖"。他的作品是用德语撰写的，旨在"供所有阶层的人阅读",结果,它就成了一种贴近百姓的瘟疫问答集,而作者的语气既坦率而带有说教性,又惊人地口语化。⑬

中世纪的通俗文学与瘟疫

中世纪的雕塑与绘画作品中描绘的地狱景象,旨在让中世纪的基督徒心存恐惧,而含有瘟疫时期的威胁或种种恐怖之处的文学作品与之类似,也带有一种严肃的道德主旨,涉及人类的罪孽、上帝的愤怒、忏悔以及改变生活方式的必要性等方面。正如中世纪的艺术家们传达出了罪孽会导致人类堕入地狱的观点一样,近代初期的瘟疫作家几乎也毫不例外地指出,罪人和罪孽深重的社会给他们自己带来了上帝的烈怒和黑死病,带来了真正的人间地狱。作家们利用自己掌握的每一种文学形式和技巧,将他们的道德训诫与瘟疫时期种种异乎寻常的经历联系了起来。他们的诗歌、戏剧、小说、医学建议、短篇故事、大事记、报告、布道词、历史作品,甚至可以说第一部近代英文小说,都轮番地告知、恐吓、正告和警告读者,令读者感到羞愧,引起读者的共鸣,因为对读者来说,瘟疫并不是遥远的末世,而是一种真真切切的经历。

中世纪的传统:薄伽丘

S. S. 约姆(S. S. Yom)在 1997 年发表于《美国医学会杂志》(*Journal of the American Medical Association*)上的一篇文章中写道,生活在瘟疫时代就是一场"与苦难和恐怖的终极对抗"。⑭据约姆称,撰文描述瘟疫的作者之所以这样做,是出于一种或者多种动机,包括纯粹的恐惧、见证事件的需要,或者是肯定人类那种生存意志的愿望。可能由于他是在现代艾滋病肆虐的背景下撰写了此文,故他有意忽略了"第二次大流行"期间作家的一个最明显也是最持久的动机：利用鼠疫以及与鼠疫流行相关的事件，来喻指人类的道德败坏和上帝的惩罚。乔万尼·薄伽丘的《十日谈》(约 1350 年)是一部广受欢迎、多由粗俗的短篇故事组成的集子。他在序言中生动而又令人作呕地详细描述了鼠疫、鼠疫患者的情况，以及佛罗伦萨社会对二者的反应。身为人文主义运动初期的成员之一，他很清楚自己正在为后人记录——或者见证——这一事件，因为所有读者都以某种形式经历过他所描述的那些内容。然而，薄伽丘将瘟疫的种种可怕之处与那些虚构的年轻幸存者、他们的逃亡、暂居乡间别墅时那种田园牧歌式的生活放在一起，却又向读者肯定了生命与生存的美好与欢乐。他不是在描写死者或为死者写作，而是为活着的人写作，因为活着的人当中，很多人无疑都心怀某种模糊的负罪感：那么多亲人悲惨离世之后，活下来的人常常会背负着这种挥之不去的负罪感。

中世纪的英国传统

经历了 14 世纪 60 年代与 70 年代的一波又一波瘟疫之后，欧洲人开始认识到，上帝降下的天谴并非一次性的，而是对人类罪行的反复惩罚。当观察人士注意到黑死病造成了很多的社会混乱，包括让许多富人和穷人的经济状况变得更好了、提高了劳动者的工资、瓦解了农民与其"上司"之间的封建纽带之后，他们便开始把上帝的烈怒与一些具体的社会"罪孽"联系了起来。在英格兰，人们曾把瘟疫、1382 年的一场地震等自然灾害与 1381 年农民起义导致的社会动荡关联起来。在广受欢迎的《富豪与贫民：需要注意的警告》("Dives and Pauper：A Warning to Be Ware")一文中，那位姓名不详的作者认为，两类事件的起因显然都是富人的贪婪，是他们对辛勤劳作的穷人的剥削激怒了上帝。另一方面，反教权的威廉·朗格兰在出版于同一时期的《耕者皮尔斯》里提出了范围更加广泛的批评。他谴责说,后瘟疫时期英格兰个人财富的增加,实际上已经导致医生、神职人员和一些土地所有者变得更懒惰、更腐败和更贪婪了。不过,懒惰而贪吃的乞丐同样是一个问题。他们的罪孽之举是那些敬畏上帝的富人对其施舍以及为最少的努力而支付很高的工资等做法造成的。虽然下层百姓可以兴高采烈地向精英阶层发出这样的警告,可下层百姓自己也不得不承受别人对他们的批评。朗格兰向读者提出的解决办法包括改变整个社会的态度,让富人与劳动阶层都变得更有责任心:下层百姓应当变得更加谦卑、更可信赖和更勤奋努力,上层人士则应当变得更加诚实正直和乐于助人。对于那些想要免遭另一轮瘟疫侵袭的人,他也推荐了一种遵循当时的盖伦医学模式的饮食。[15]他把神学的、社会的和实用性的要素结合起来的方法将成为英国瘟疫文学的标志。

在接下来的一个世纪里,读者想在作品中看到宗教元素的渴望逐渐减弱了。英国修道士、诗人约翰·利德盖特(John Lydgate)的《防疫之饮食与原则》("A Diet and Doctrine for Pestilence")一文就清楚地表明了这一点。就许多方面而言,这部作品都算得上是一位内科医生所撰写的中古英语韵文版防疫小册子;但它也表达出了一个重要的主旨,即社会秩序需要保持稳定与和谐。在论述身体健康依赖于保持体液平衡的过程中,这位诗人吟诵道:

> 一切疾病,都起于太多或者太少——
> 若无平衡这两个极端的自控能力
> 就会让人偏离中庸,走向多余或者不足;
> 因此,应当着眼于适度。[16]

与朗格兰一样,利德盖特也强调说,维持社会秩序与一个人自身各种关系之间的和谐对社会和个人的健康都很重要。利德盖特最初的赞助人可能一直是格洛斯特的汉弗莱公爵(Duke Humphrey)这位王室成员,但他的观点广为流传,有55份手稿抄本存世。他的观点之所以广受欢迎,很可能是源自其实用性,以及这样一个事实:直到15世纪80年代《瘟疫论》这本小册子被翻译成英文之前,几乎还没有出现其他用英语撰写的类似作品。

15世纪初约翰·利德盖特的《防疫之饮食》节选

作为天主教修士的作品,利德盖特的诗作没能完全摆脱道德说教:

[第16节]

衣着干净,符合身份;

不要逾界;信守承诺,

尤其不要与三类人不和:

首先,不要与上级相争;

不要与同伴相吵;

与下属争斗,并不光荣。

因此,我劝您终生追寻

生活平和,博得美名。

[第17节]

晨起与睡前,点火有利

可抵御黑雾与瘟气,

准时参加弥撒,更为有益,

> 每日晨起,礼敬上帝,
>
> 勤访穷人,
>
> 对所有贫者心怀怜悯与同情——
>
> 则上帝将赐您以恩典与支配力,
>
> 强您之身,增您之财。

节选自约翰·利德盖特的《防疫之饮食》,引于 Joseph P. Byrne, *The Black Death*（Westport, CT：Greenwood Press, 2004）, pp. 165–166。

瘟疫对宗教与道德文学的影响

中世纪的瘟疫还促进了其他很多文学类型的写作与出版。就像医疗行业的失败催生出了自助类书籍一样,神职人员未能充分安抚上帝以阻止瘟疫这一点也导致个人的虔敬和宗教活动增加了。有些人(尤其是富人)还使用过"时辰书"(books of hours),这是一天当中应做祷告的祷词集。这种书籍都效仿了圣本笃在公元 6 世纪规定的修士礼拜时间,其中含有专门为平信徒所写的祷词。书中的很多祷词都是祈求上帝宽恕,让信徒免于染病或者从一些疾病中解脱出来,比如癫痫,当然还有瘟疫,不过,其中也有祈求平安分娩或者接受放血疗法的祷词,最后则是祈求获得"善"终和圣洁死亡的祷词。修道会的善终观念自 14 世纪以来也已为普通大众所接受,而像"死亡(善终)艺术"之类的书籍也变得相当流行了。[17]它们提倡的生活方式将引领人们走向一种能够获得上天褒奖的死亡,其中规定了一些仪式和祷词,可以保护临死之人不为撒旦所诱惑,确保他们能够至善至美地辞世。时辰书和"死亡艺术"类书籍常常都相当昂贵,书中配有插图,并且很可能是在家庭中代代相传。

　　还有些把简短的道德教化诗句和醒目的插图结合起来的廉价小册子,不怎么经用,存在时间也较短。这种小册子有一个广受欢迎的主题,即3位生者与3位死者相逢,其描述的是3具正在腐烂的尸体提醒3位受到惊吓的年轻且生活优裕的贵族说,有朝一日,死亡的宿命也会降临到后者的身上。在"死亡之舞"这个相似的主题中,以骷髅模样出现的死神则是与惊恐不安的男女共舞,引领着他们放下日常俗务,进入阴间。⑱与杰弗里·乔叟的《坎特伯雷故事集》中的众多角色一样,这些舞者也反映着不同阶层的人,从教皇到农民,各色人等都有;这个特点就给这些作品赋予了一种平民主义的魅力。15世纪晚期,巴黎的马夏尔·奥弗涅(Martial d'Auvergne)所作的一个版本中只有女性,并且只有巴黎的女性。她们构成了一个相当独立的群体,其中有店主、一位女王、贵妇、修女、一名妓女,甚至还有一位女神学家。不同于那些较为常规的以囊括了七宗罪为特点的"死亡之舞",奥弗涅的版本重点刻画了女性的妒忌与贪婪这个老套的主题,其中的舞者都显露出了她们崇尚的一些物质主义的标志。

死神与女店员

死神:

过来,女店员,

不要再等。

你从未停下,日夜不分,

想要赚钱来获得别人尊重。

尊重不会久长；

须臾之间，便会消逝无踪。

世间万物，都不确定。

早上欢笑的人，晚上却哭泣悲痛。

女店员：

昨日我挣了两个埃居 *

方法巧妙，多收多取，

可我不知，何人已把它们偷走。

不正所得的钱财

一点益处也没有。

唉，我之将死，另当别论。

我应速速找来神父，

亡羊补牢，犹为不迟。

选自 Ann Tukey Harrison, *The Danse Macabre of Women* (Kent, Ohio: Kent State University Press, 1994), p. 100。经肯特州立大学出版社许可引用。

---

　* 埃居(ecu)，法国的一种古货币。最初为金币，铸造于 13 世纪，而后于 17 世纪改为银币。

近代初期的通俗出版物

历书与叙事诗

"死亡之舞"最著名的版本印行于1546年,其中所配的插图是德国大师汉斯·荷尔拜因创作的木刻版画。然而,与中世纪其他一些典型的讽喻作品一样,这个主题在动荡不安的16世纪迅速消失了。不过,当时的流行出版物一直在孜孜不倦地为普通读者提供各种新型的廉价阅读素材。在伦敦、牛津或者剑桥等地,经许可印制于廉价纸张之上,可以卷起来放进口袋里随身携带的历书,售价不过几个便士,并且很容易买到。到1600年时,公众期待的标准历书当中,既含有政治事件和节假日安排的日历,还有对星体运行的预测和可能出现的星体合相等内容。有的时候,历书中还会列有法律术语和医学术语,以及简单的"星座人"图表,它们指出了实施放血疗法和其他医疗手段的最佳时节。历书发源于15世纪中叶;从那时起,除了其他一些内容,历书还为人们预测天气和流行病等。1545年,马蒂亚斯·布罗蒂尔(Mathias Brothyel)就曾根据他列出的有可能出现的瘟疫,来敦促社会保持和谐与和平,以免上帝的烈怒以瘟疫的形式降临到那些"顽固不化和桀骜不驯者"的身上。属于伪科学的占星术也在这些小册子中得到了充分的展示,而一些精明的出版商则将星辰与瘟疫联系起来,因为自然哲学家和医学早已认为二者之间具有联系。他们还把民间医学、道德教化、瘟疫时期卫生与饮食方面的建议以及江湖药贩的行径结合起来,为兜售丸剂、饮剂和秘方的人提供了广告空间。由于历书与这些药物是在相同的地方销售——比如烟草店、药铺、咖啡馆和小旅馆——因此二者之间的自然关联助长了它们的销售量。17 世纪的英格兰确实发行过数百万份这种历书；在最火爆的那些年里，文森特·温（Vincent Wing）的《历书》（*Almanac*）每年能卖出 5 万份。而且，畅销的历书会年复一年地上架销售。当时最受欢迎的占星家威廉·利里（William Lilly）编纂的那些历书曾长销不衰，从 1644 年一直卖到了 1681 年。无疑，关于瘟疫的流言也推高了历书的销量，因为人们都想获得一些信息来帮助他们做出决定：究竟是逃出城去，还是留在城里。可惜的是，在 1664 年年底或 1665 年年初出版的历书中，只有一份预测出了 1665 年那场可怕的瘟疫，即伦敦的"大瘟疫"。不过，据没能预测出这场瘟疫的占星家约翰·盖布利（John Gadbury）称，上帝的意志毕竟是上帝的意志，不一定能够从天体的合相中预测出来。历书也是人们简短地就社会弊病、个人罪孽以及随之而来的上帝的烈怒等内容进行道德说教的主要论坛。盖布里曾经对瘟疫感到欢欣，认为瘟疫是"全能的上帝手中的一把扫帚，可以扫尽世间最肮脏、最丑陋的角落，其中较高尚的地方才可以安然无恙"。[19]

1695 年，亚当·冯·勒本瓦尔德（Adam von Lebenwald）提醒人们注意危言耸听的出版物

我们不应当信任何一位流浪汉、假先知和新闻报道者，因为他们会把每一朵乌云当成棺材，会把每一颗流星想象成飞龙或者彗星，会根据星光的反射预言我所不知的什么审判与苦难，会从每一种火红的天象中看出天堂已敞开，接下来他们又会毫无韵律可言地向民众反复诵唱这些奇迹，甚至印行谎话连篇的传单，让头脑简单者恐惧和忧虑不已，可这些人自己却在大把大把地赚钱。

选自此人的 *Town and Country Book of House Medicine*，见于 Johannes Nohl，*The Black Death*（New York：Ballantine Books，1961），p. 49。

单页的大开本报纸和印制出版的叙事诗也传达出了世人需要悔过自新和进行社会改革的主题。有些大开本报纸上印有借鉴"死亡之舞"这一传统创作出来的滑稽可笑的图画，表现出了对死神形象与鼠疫严重性的藐视。还有一些大开本报纸则较为严肃，一如既往地把罪孽与瘟疫关联起来。威廉·伯奇（William Birch）在 1565 年创作的叙事诗《对英格兰的警告，让伦敦开始吧：忏悔他们罪孽，远离他们的罪行》（"A warning to England，let London begin：To repent their iniquity，and fly from their sin"）中，对卖淫嫖妓、赌博和酗酒等现象进行了抨击。1593 年那个瘟疫之年里，有一首流传甚广的叙事诗，题为《上帝自天堂诏告世人，宣布他对伦敦降下大爱，宽恕所有的忏悔者》（"A heavenly proclamation sent from God，declaring his great Love towards London，and his mercy to all them that repent"）。这样的作品在很大程度上属于口头文化的印刷形式，而这种口头文化是受到了人们在乡村酒馆与旅馆里所唱歌曲的熏陶、影响，甚至是启发。

17 世纪初英国瘟疫文学中的道德维度

1603 年的瘟疫激发人们创作出了大量围绕着人类、上帝与瘟疫 3 个方面展开的文学作品。这场瘟疫发生时正值伊丽莎白女王结束其漫长的统治（她自 1558 年以来一直在位）和英王詹姆斯一世这位苏格兰君主登基，因而是一个尤其动荡不安的时期。巧合的是，一位名叫詹姆斯·戈德斯卡尔(James Godskall)的传教士在瘟疫时期发表了两篇布道词。其中的一篇布道词题为《让留守城中的伦敦人及其家人进入诺亚方舟，以防瘟疫侵袭》("Ark of Noah, for the Londoners that Remain in the City to Enter in, with Their Families, to Be Preserved from the Deluge of the Plague")，而在另一篇题为《国王之药》("The King's Medicine")的布道词中，此人提出了一种盖伦式的饮食与锻炼养生法，并在其中结合了基督教的美德与正直。其余的神职人员当中，罗杰·芬顿(Roger Fenton)以《圣经》里《民数记》的一节经文为基础，撰写了《抵御有害瘟疫的香水》(*A Perfume against the Noisome Pestilence*)一书，而尼古拉斯·鲍德(Nicholas Bownd)则根据《诗篇》中的第 20 节，撰写了《瘟疫之药》(*Medicines for the Plague*)。在《伦敦的丧服》("London's Mourning Garment")中，诗人威廉·马金斯(William Muggins)曾向首都的领导人建言：

> 改革这些方面，伦敦城的领导者们。
> 惩治淫荡之恶习，让美德崛起与生长：
> 则上帝的正义烈怒此时虽强，却将化为慈悲；
> 至于上帝的子民，你们也当知晓：
> 上帝将赐予你们往昔的健康，
> 他仍在降下的传染病与瘟疫
> 究竟是结束还是继续，全凭其圣意决断。[20]

接受过人文主义教育的内科医生托马斯·洛奇曾经承认他对这场鼠疫感到很困惑，并且抨击了那些声称他们已经发现了病因本质的人，其中也包括别的医生和占星术家。此人发表于 1603 年的那部《瘟疫论》(*Treatise on the Plague*)，就是对源自《圣经》中的《旧约》、新柏拉图主义者（Neo-Platonists）、阿维森纳、希波克拉底，甚至荷马（Homer）等在疾病与瘟疫方面怀有的传统道德与医学情感的概括。归根结底，这个问题很简单：上帝降下了瘟疫。为了帮助安抚愤怒的神灵，印刷商们制作了一种小而廉价的单页海报，也就是宽幅报，上面印有祷词，让人们可以贴在家中一面显眼的墙壁上。从 1603 年开始，出现了"一种说起来令人极感舒适和必要的祷词，供所有基督徒每日早晚与家人一起吟诵"，4 年之后，则成了"在上帝降下疾病，尤其是降下死亡之时，一家之主可吟诵的祷词"。还有一个例子是 1636 年迈克尔·斯帕克（Michael Sparke）印行的一种瘟疫药方。该药方从服用核桃、糖浆和莴苣水开始，接着就是"首先斋戒和祈祷，然后取 1 夸脱*'尼尼微的悔改'（Repentance of Niniveh）[21]，添加两捧对基督之血的信仰，加上尽可能多的希望与慈悲，装入无愧于良心的器皿之中"。在海报的一角，他还宣传了自己的书《些许安慰》（Crumbs of Comfort），上述"药方"就摘自此书。在信奉天主教的国家里，类似的单面海报上都印有献给圣母马利亚以及塞巴斯蒂安、洛可等瘟疫主保圣人的祷词，还绘有他们的画像。在英国，1625 年的瘟疫之后，海报上出现了头骨与尸体。

伦敦最多产和最著名的道德说教小册子作者就是诗人兼剧作家托马斯·德克尔。此人运用的是讽刺手法，而非直白的说教，在 1603 年戏院因为鼠疫肆虐而纷纷关闭之后，他便开始了职业生涯中的这个阶段。他创作或者与人一起创作了大约 60 部戏剧，对公众的品位了如指掌，将他那种尖锐的社会评论变成了一个个丰富多彩、引人入胜的故事。在他之前，还有讽刺作家托马斯·纳什；此人创作的《贫穷的皮尔斯》（Pierce Penilesse，1592 年）、《不幸的旅客》（Unfortunate Traveler，1593 年，描述了罗马的瘟疫）、笔法辛辣的《基督为耶路撒冷流泪》（Christes Tears over

---

* 夸脱（quart），英制液量单位，1 夸脱约合 1.14 升。

Jerusalem，1594 年)和《瘟疫时期》(*In Time of Plague*，1600 年)，都抨击了基督教美德与仁慈的失败及无能的政府，认为正是这些触怒了上帝，带来了瘟疫。不过，在绘声绘色地进行语言描述和运用压倒性的修辞方面，属于加尔文教派的德克尔却胜过了这位信奉英国国教的对手。在 1606 年创作的《伦敦的七宗罪》(*Seven Deadly Sins of London*)中，德克尔曾严厉地谴责说，伦敦市民犯下了他所描述的各种恶行：欺骗(伪造破产)、撒谎、点烛(隐秘的越轨行为，比如在夜幕的掩护下酗酒和赌博)、懒惰、装模作样(徒劳无用的时髦)、敲诈(诈骗)和残忍。随着瘟疫从城外不断逼近，每一种恶行都在城中轮番上演，故他给伦敦城重新打上了"巴比伦"(Babylon)的标签。《奇妙之年》(*The Wonderful Year*，1603 年)一书则以伊丽莎白女王驾崩和英王詹姆斯登基开篇，然后迅速开始描述瘟疫，称瘟疫让伦敦变成了

> 一座巨大的藏尸所；空荡昏暗的角落里挂着烛灯，朦胧而缓慢地燃着(让城中变得更加可怕)。所有的人行道上，原本应当长满翠绿的灯芯草，如今却到处是枯萎的迷迭香、凋散的风信子、致命的柏树枝和紫杉*，密密麻麻地与死人的尸骨混在一起。那里散落着养育过他(即作品的主人公)的父亲那光秃秃的肋骨，这里掉落着生下他的母亲那没有了颌颊的凹陷头骨。他的周围有 1 000 具尸体，有些笔直地放在那里，身上裹着打结的裹尸布，还有一些则躺在朽坏的棺材里，已经半腐，棺材出乎意料地敞开着，恶臭直冲他的鼻孔，而他的目光所及，除了爬动着的蛆虫，再无其他。除了蟾蜍的聒噪、猫头鹰的长嚎与曼德拉草的尖叫这种为了让这个可怜的家伙醒着的声音，也再无其他。

---

* 柏树枝曾是哀悼死者的标志，紫杉则有毒。

"这不就是一座阴间的监狱吗?"他反问道。德克尔怒斥了虐待穷人和把那些为贫穷所困、无权无势的瘟疫患者关起来的做法,猛烈地抨击了医生们的欺骗与怯懦,以及英国圣公会那"腐朽不堪的一代"神职人员。㉒后来,德克尔继续用一些瘟疫主题的作品进行了抨击,比如《格雷夫森德的消息无人知晓》(*News from Gravesend Sent to Nobody*,1604 年)、《逃跑者之杖》(*A Rod for Runaways*,1625 年)、《伦敦回望》(*London Look Back*)和《黑杖与白杖》(*The Black Rod and the White Rod*,二者都创作于 1630 年)。在《为军械士工作》(*Work for Armorers*,1609 年)一书中,伦敦城里那些无能的统治者浑身发抖,社会崩溃了。他把瘟疫时期贫富之间的斗争比作斗熊场上狂吠的猎犬与孔武有力的熊之间的较量,并且指出:这种较量的结局通常都是所有猎犬被熊踩死。

继德克尔之后,出现了一批瘟疫时期的作家,比如清教徒士兵、诗人乔治·威瑟;在篇幅长达 600 页的《追忆不列颠》(*Britain's Remembrancer*,1628 年)一书中,威瑟描述了 1625 年鼠疫暴发之后的种种恐怖景象,颂扬了诚实正直的民众,痛斥了那些精神软弱的人。在《可怕的夏季》("The Fearful Summer")一篇中,毕业于牛津大学的水手,即被称为"水上诗人"的约翰·泰勒抨击了那些利用患者与心存恐惧的人来获利,并且召集掘墓人和教堂司事来敲诈患者亲属的江湖郎中和药剂师。他看过德克尔的作品,也描述了 1625 年那些前往乡下避难的伦敦人的悲惨遭遇;他曾叹息说,那些人经常被弃尸旷野,没有一丝遮蔽。他把那些拒绝施以援手的人斥为"杀害你们的基督教兄弟姐妹的凶手"。英王查尔斯一世治下被流放的圣公会高级教士约翰·费尔蒂于 1646 年创作的《抗疫之泪》的措辞远远没有那么尖锐。一位女性友人曾经向他抱怨说,世间竟然没有一部女性题材的、虔诚的瘟疫作品,于是,费尔蒂便以一位无依无靠、逃离瘟疫的女性的口吻创作了《抗疫之泪》。此作品对《旧约》中提到的瘟疫进行了思考,提出了一些预示性的箴言,含有一些让人们从瘟疫中解脱出来的祷词,故广受欢迎,以至于 20 年之后再度出现在 1665 年"大瘟疫"带来的眼泪洪流之中。

瘟疫与英国的戏剧

欧洲的戏剧是在 15 世纪和 16 世纪由 3 种截然不同的传统演化而来的。第一种传统就是罗马天主教的礼拜仪式曾经利用戏剧,来让《圣经》中的故事和教会的历史变得栩栩如生。这种趋势导致了宗教神秘剧或奇迹剧和道德剧的出现,它们都是由宗教团体或者巡回演员在教堂的台阶上或者彩车上表演的。第二种传统则是通俗的模仿、插科打诨或者滑稽表演,由来访的专业演员或者本地一些有戏剧天赋的人进行表演。这种表演本质上具有高度喜剧性,崇尚挖苦讽刺,以及自然、俏皮和高度的娱乐性,除了让人们在由衷的笑声中"发泄发泄"之外,它们并没有什么社会价值。第三种就是古典时代希腊—罗马戏剧的传统,它在 15 世纪晚期复兴,通常是为社会精英阶层而演出。到了 16 世纪末,这 3 股潮流已经汇集起来,创造了西班牙与英国戏剧的黄金时代,而剧作家们则利用观众极其熟悉的瘟疫,把它作为前景、背景和影射。出于各种各样的原因,瘟疫也干扰了公开演出,促使当局取消了一个个演出季,由此改变了戏剧的历史进程。

中世纪晚期的戏剧与瘟疫

瘟疫戏剧性的恐怖特点与持续不断的暴发意味着没人需要创作一部专门描绘瘟疫、描述瘟疫导致苦难的戏剧。[23]瘟疫更像是一种若隐若现的存在,潜藏于背景之中,让所有人都面临着突然死去的危险,让邪恶者领略到堕入地狱的痛苦。一部道德剧,比如作者不详的英国戏剧

《凡夫俗子》(*Everyman*)，应当被放在这种背景下来看待：死神会突如其来地降临，而在尘世间这段朝圣之旅中的最后阶段，除了美德，没有什么会与凡夫俗子并肩同行，最后的清算时刻到来时，财富、美貌与知识等浮华之物都将毫无用处。布道词与通俗小册子都附和着这些观点，但让它们在活生生的演员身上体现出来却平添了一种直接性，甚至胜过了千言万语。重现《圣经》故事场景的奇迹剧或者连环剧，也有可能与当代息息相关，比如约克郡"基督圣体节"上表演的名为《摩西与法老》("Moses and Pharaoh")的戏剧就是如此。上帝的子民希伯来族人口大增，希望逃出埃及。他们的埃及主人对此的反应却是加重他们的负担和压迫，而不是释放他们，法老甚至密谋，要杀掉刚出生的犹太婴孩。摩西祈求上帝降下疮疖、黑暗与血河等灾难，惩罚不知悔改的埃及人。在那位姓名不详的剧作家所称的"大瘟疫"中，随着埃及人的每一名长子长女全都死去，该戏剧达到了高潮。㉔但在约克的这部具有平民主义色彩的戏剧中，上帝的子民成了英格兰的下等阶层，他们在人口与实力方面的增长对社会秩序构成了威胁。那些试图阻挠上帝的意志、压迫上帝子民且傲慢自大的精英阶层会发现他们变得一无所有，因为上帝的报应会将他们清除掉。如此一来，这出戏剧就体现了下等阶层的影响力与愿望，以及14世纪晚期与15世纪那一场场瘟疫中上帝用疫病大肆杀戮孩童时的烈怒等当代主题，瘟疫对当时年轻人的影响似乎最为严重。

瘟疫与戏迷

约克郡的宗教连环剧将大批民众吸引到了城里，到16世纪中叶，市政当局开始约束戏剧表演，以降低鼠疫蔓延到约克郡的危险。1551年，他们大幅削减了演出的规模，且在1550年和1552年取消了全部演出。新君伊丽莎白一世在16世纪70年代完全禁止了宗教剧，让伦敦的宗教剧遭受了更加致命的一击。她与英国圣公会的领导层都认为,道德剧与神秘剧中带有太多的天主教成见,无法适应英国新教徒的情感。新教主教埃德蒙·格林达尔甚至试图禁止在伦敦进行一切公共戏剧表演,无论是宗教剧还是世俗表演,但没有成功。他指责说,演员全都是一些亵渎神灵和声名不佳的人,年轻人为了看戏,会逃避他们的工作或者学习的责任,而观众本身还有可能成为反抗国家的温床。虽然格林达尔没有达到目的,但从 1563 年起,教会、市政或者王室当局都可以禁止任何一种表演,而且他们还密切关注着会馆与旅馆庭院中演出的新兴世俗剧。在伊丽莎白治下的政府看来,凡是主题下流粗俗或者涉及当时的社会与政治问题的戏剧,都可能完全与"天主教"戏剧一样危险。

　　对瘟疫的恐惧心理,加上公共道德方面的问题,都曾导致戏剧无法进入伦敦城里,只能在一些边远地区上演。1596 年,有人提出在"黑衣修士区"(Blackfriars)附近兴建一座固定的"公共剧场"时,当地人曾向枢密院提出不满,警告说"上述辖区麻烦不断、拥挤不堪,当使上帝乐于像以前一样降下疾病,因为上述辖区的人口早已变得非常稠密了"。[25]伦敦曾在 1569 年和 1572 年两度禁止演出;这样做虽然没有特别令人信服的理由,但教士与政客们一致认为,瘟疫就是关闭戏院的一个有力理由。在离伦敦不远且为王室所在地的威斯敏斯特,1577 年、1578 年、1580—1582 年间和 1583 年都曾禁止演出戏剧,或者关闭剧院。1584 年,伦敦市政府曾致函王室枢密院称:"在瘟疫时期演出将让瘟疫经传染而蔓延开来,在没有瘟疫的时期演出戏剧则会因为演出时的冒犯上帝之举而招来瘟疫。"[26]即便只有为数不多的人死于鼠疫,但也说明有多得多的人受到了感染,而染疫者很可能在到处走动。由于认识到了这一点,所以他们制定了一条法规:只要伦敦报告的瘟疫死者总数在"两或三"周之内持续少于 50 人,城里就可以演出戏剧。实际上,这条法规是一个名为"伊丽莎白女王之仆"(Servants of Queen Elizabeth)的剧团率先提出来的。伦敦的神父们曾经表示反对,提出应以城中死亡总数 50 人为基准,但这道门槛低得让人无法接受,于是基准变成了瘟疫死者总数。1603年英王詹姆斯差点儿染上鼠疫之后,他又把这道门槛降低到了 30 位瘟疫死者。不过,并非只有政府和教会的领导层瞧不起戏剧,诚如当时一位颇受欢迎的传教士在伦敦圣保罗十架堂(St. Paul's Cross)极具逻辑性地声称的那样:"假如仔细观察,我们当知瘟疫之源在于罪孽,而罪孽之源又在于戏剧,因此,戏剧就是暴发瘟疫的根源。"㉗实际上,当时的戏院已经变成罪孽与不法之举的汇集地:穷人和一些可能不那么遵纪守法的人,以及有酗酒、暴力、偷窃等行径的人和无所事事者,都被从他们的盘踞之地吸引到了戏院里。对道学家而言,瘟疫传播的威胁其实不过是锦上添花罢了。

瘟疫和剧作家

伊丽莎白时期和斯图亚特王朝时代唯一一部公开以一座暴发了瘟疫的城市为背景的戏剧,就是 1610 年本·琼森(Ben Jonson)创作的喜剧《炼金术士》(*The Alchemist*)。此剧的故事情节发生于因为鼠疫肆虐而在很大程度上消灭了有产阶层的伦敦:

> 疾病如荼,主人因害怕而逃走,
> 留下城中的宅子,由仆人去看守。㉘

与瘟疫时期伦敦的众多家仆一样,为富人洛夫威特(Lovewit)看家的杰里米(Jeremy)也变成了一位"暂时的贵族"。他用那座没有别人的空宅做掩护,与另外两个无耻之徒——其中一个名叫萨特尔(Subtle),此人接连化身为炼金术士、狡诈者和医生——密谋,去欺骗那些贪婪和轻信的人。一位骑士［即伊比鸠鲁·马蒙爵士（Sir Epicure Mammon）*］、一名药剂师和一群宗教分裂分子（Separatists）被这几个江湖骗子许下的诺言所蒙骗，付了一大笔钱，期待着获得财富、爱情和"贤者之石"（philosopher's stone），炼金术士信誓旦旦地告诉他们，贤者之石可以将任何一种金属变成黄金。这帮骗子令人信服地用炼金术中的晦涩术语在马蒙的耳边喋喋不休。为了继续搪塞马蒙爵士，炼金术士安慰他说：

> 孩子，不要性急，我们提升了医术，
> 将它（即"贤者之石"）挂在蒸汽浴（balneo vaporoso）中，㉙
> 将其溶解，然后凝固，
> 再将其溶解，再将其凝固，
> 瞧啊，我反复重做，
> 多次为它增色（virtue）。

这种石头不但有冶金作用，还具有医疗作用。马蒙称这位炼金术士是"一位杰出的帕拉塞尔苏斯派医生"，因为此人"不会听信盖伦的任何一句话，也不会听信盖伦那些单调乏味的配方"。马蒙还告诉一位心存疑虑的朋友，说那种石头：

> 就是奥秘
> 让大自然能够抵御所有流行之疾，
> 治愈各种原因导致的所有疾病……
> 我将用这种石头，承担起使命

---

　　* 文中提及的两个名字都带有双关义：上文的"Subtle"（萨特尔）本义指"微妙、难以捉摸"；伊比鸠鲁·马蒙（Epicure Mammon）中的"Epicure"有"美食家、享乐主义者"的意思，"Mammon"则有"钱财、贪欲"等意思。

在 3 个月之内将瘟疫驱逐出王国。

他们确信自己会早早得知房主回来的消息，

> 哦，不要怕他。每周若有一人
> 死于瘟疫，他也不会考虑返回伦敦。

于是，这些骗子的阴谋达到了高潮。可接下来，洛夫威特却突然回来了。其他人离开的时候，仆人杰里米在门口将主人拖住，声称由于一名女仆感染了瘟疫，宅子已经封闭了 1 个月之久，这个地方还需要进行熏蒸：

> 先生，当时我特意地，
> 焚烧了玫瑰醋、糖浆与沥青，
> 令宅中气味芬芳，您绝对不会觉察，
> 因为我知道这个消息只会让您烦恼，先生。

尽管他的诡计暴露了，可杰里米还是把很好地掩饰了自己的欺骗之举，获得了主人的谅解，让同谋者都两手空空地溜走了。虽然那位骑士获得了补偿，但其余的上当受骗者都被赶走，社会恢复了稳定。[30] 在 1603 年的瘟疫中，琼森痛失 7 岁的儿子小本杰明（Benjamin, Jr.），接下来，1605 年他又失去了好友约翰·罗伊（John Roe）；在某种程度上，后者原本已经取代了本杰明，深得琼森的喜爱。尽管从来没有轻视过这座城市遭受的苦难，甚至没有提及过那种苦难，但琼森确实用喜剧呈现了随着瘟疫而来的种种道德弊病，或许还呈现了伦敦的整个社会概况。

莎士比亚戏剧中的"瘟疫"

《雅典的泰门》(*Timon of Athens*,故事发生在公元前5世纪的雅典瘟疫时期,此剧显然从未上演;"瘟疫"一词在剧中出现了十几次)

泰门诅咒他所在的那个世界:

> 啊,赐福于孕育万物的太阳,从尘世吸走
> 腐朽的人性*;在你的妹妹月亮之下
> 将空气侵染!(第4幕,第3场:1—3)

泰门怂恿亚西比德(Alcibiades)毫不留情地进行杀戮:

> 像行星导致的瘟疫,朱庇特(Jove)
> 将在某座邪恶之城的上方,把令人染病的毒药悬于
> 混浊的空气之中。你的利剑,不要放过一人。(第4幕,
> 第3场:107—109)

泰门一边诅咒,一边祈求给那些排挤他的雅典人降下一场瘟疫:

> 瘟疫常常降于人身
> 你们种种猛烈而具传染性的热病

---

* 此处的原文为"humanity"(人类),但有些版本中的原文为"humidity"(潮湿)。

在雅典聚积,已到瘟疫暴发之时!

……气息相互传染,

他们的社会,如同他们的友谊,

可能只是毒药一剂。(第 4 幕,第 1 场:21—23、30—32)

《特洛伊罗斯与克瑞西达》(*Troilus and Cressida*,第 1 幕,第 3 场:95)行星

在诸种邪恶之中无序游荡

《李尔王》(*King Lear*,第 3 幕,第 4 场:69)

低垂空气中的瘟疫,悬在受命运支配的人类过错之上

关于苏格兰疫情的传闻,写于暴发瘟疫的 1603 年:

《麦克白》(*MacBeth*,第 4 幕,第 3 场:166)

不能

称之为我们的母亲,而应称之为我们的坟墓;那里什么也没有

只有一无所知者,人们曾看到他微笑;

那里,空中传出的叹息、呻吟与尖叫

虽声声不断,却未被察觉;那里,无比的悲伤也看似

时髦的狂喜：逝者的丧钟

从未有人问过为谁而鸣㉛，善良之人的生命

不待他们帽子上的鲜花凋零

不待他们患病，就已消亡。

剧中的修士称，瘟疫干扰了朱丽叶的计划：

《罗密欧与朱丽叶》（第5幕，第2场：5—12）

去找一位赤脚兄弟来，

找我们教派中的一个人，与我一起

在此城中探视患者

找到此人，因城中的调查员，

怀疑我们曾共处一宅

居于已染瘟疫之地，

故封闭宅门，不许我们离开，

我被耽搁，无法迅速前往曼托瓦（告知罗密欧）。

当茂丘西奥（Mercutio）死于街头决斗时，他诅咒蒙太古家族（Montagues）和凯普莱特家族（Capulets）说："愿一场瘟疫降临到你们两家！"（第3幕，第1场：87）

爱情是一种"瘟疫"：

《第十二夜》（*Twelfth Night*，第1幕，第5场：273—274）

奥丽维娅（Olivia）对爱情的开始感到惊喜：

怎么回事！

一个人竟会如此迅速地染上此种瘟疫？

《空爱一场》(Loves Labor's Lost，第 5 幕，第 2 场：420—424)

在那 3 人身上写下"上帝保佑我们"几个字；

他们已经感染，就在他们的心里；

他们已染瘟疫，于你的双目之中染疾：

疾病降于这些大人身上；你并不自由，

因为我看到，你的身上有上帝的印记。㉜

在 1609 年的《为军械士工作》一书中，托马斯·德克尔也描述了戏院因瘟疫而被关闭的情况：

戏院屹立在那里，诸门锁闭(就像老板被赶走了的小酒馆一样)，上面的旗帜(就像其中的灌丛一样)都已降下，更确切地说，它们就像最近染疫的宅子一样，居住其中的人都惊恐不已，纷纷逃离……直到此时，演员们才开始工作，他们的喜剧全都变成了悲剧，悲剧全都变成了夜间表演……他们的缪斯女神比年老的猴子更加沉闷。㉝

即便如此，一些剧作家也只是改变了他们的创作类型。在动荡期间，莎士比亚曾经避往斯特拉特福(Stratford)，开始为他的赞助人撰写诗作，其中就包括他那些著名的十四行诗。在 17 世纪初，德克尔与托马斯·

米德尔顿也开始了撰写道德小册子的职业生涯。对 3 位作家而言,这种有利可图的创作还让他们获得了公众的广泛追捧。相反,剧作家约翰·弗莱彻(John Fletcher)在 1625 年逃离鼠疫肆虐的伦敦时,却因为要等着裁缝给他做好一套新衣服而耽误了行程;衣服还没有做好,他就染病身亡了。

伦敦的戏院关闭之后,表演团体就转战到英格兰乡间的旅馆与简陋的大房子,或者一些较大城镇里食宿条件稍好一点儿的地方去了。1603 年鼠疫暴发期间,莎士比亚的"国王剧团"(King's Players)曾在巴思、考文垂和什鲁斯伯里(Shrewsbury)等地巡回演出。德克尔曾经毫不留情地嘲讽过外地人,说他们都喜欢成群结队地去观看那些已经在伦敦上演过的,"老掉牙和极其令人生厌"的戏剧。"国王剧团"也为宫廷进行表演,在 1603 年的大部分时间里,他们都在威尔顿(Wilton)和汉普顿宫(Hampton Court)表演。1609 年 4 月,英王还提供了 40 英镑,"供他们在瘟疫期间私下练习",以便该剧团能够做好充分的准备,为宫廷表演。㉞在"降下旗帜"以示关闭的时候,戏院老板的损失最为惨重。1608 年 10 月,威廉·波拉德(William Pollard)和赖斯·格温(Rice Gwynn)两人被关进了纽盖特监狱,"因为他们昨日竟然允许在当前的瘟疫期间到'白衣修士区'(Whitefriars)公开上演一出舞台剧,违反了陛下上次的通告"。㉟

尽管在舞台上将瘟疫造成的惨状表演出来会太过恐怖,但在印行的书报上,人们却经常用最残酷的语言将它呈现出来。不过,这种残酷并非没有必要。就像瘟疫本身一样,连最详细生动的文献也具有一种更深层的道德意义,且始终与中世纪一脉相承。人类不但需要教化,而且需要"现身说法",以免遭到灭顶之灾。

注释

① 参见他的"Écrits contemporaines sur la peste de 1348 a 1350", in

Histoire litteraire de la France，vol. 37（Paris：Imprimerie Nationale，1938），pp. 325 - 390。

② 1910—1925 年间，德国学者卡尔·舒德霍夫（Karl Sudhoff）在其期刊《舒德霍夫档案》（*Sudhoffs Archiv*）中刊登或者具体提及了 1348—1500 年间总计共 288 份医案。最近，历史学家塞缪尔·科恩提出了更高的总数，他说舒德霍夫漏掉了许多意大利医案。*The Black Death Transformed: Disease and Culture in Early Renaissance Europe*（New York：Oxford University Press，2002），p. 66.

③ A. H. de Oliveira Marques, *Daily Life in Portugal in the Late Middle Ages*, trans. S. S. Wyatt（Madison：University of Wisconsin Press，1971），p. 140.

④ 这是一部流传极广、融合了阿拉伯人与盖伦的两种医学的文献，欧洲各地的作者都曾使用或者翻译过。在 1474—1846 年间，仅在法国就出现了大约 300 个版本，并且售价往往很便宜。

⑤ G. R. Keiser, "Two Medieval Plague Treatises and Their Afterlife in Early Modern England", *Journal of the History of Medicine and Allied Sciences* 58（2003），pp. 298 - 299.

⑥ Giulia Calvi, *Histories of a Plague Year: The Social and the Imaginary in Baroque Florence*（Berkeley：University of California Press，1989），p. 26.

⑦ Colin Jones, "Plague and its Metaphors in Early Modern France", *Representations* 53（1996），p. 107.

⑧ Andrew Wear, "The Popularisation of Medicine in Early Modern England", in *The Popularisation of Medicine，1650 - 1850*，ed. Roy Porter（New York：Routledge，1992），p. 32. 也可参见 Benjamin Woolley, *Heal Thyself: Nicholas Culpepper and the Seventeenth-Century Struggle to Bring Medicine to the People*（New York：Harper Collins，2004）。

⑨ 指官方编著的草药、药品和其他药材所具药效的目录。

⑩ Doreen E. Nagy, *Popular Medicine in Seventeenth-Century England* (Bowling Green, Ohio：Bowling Green State University Press, 1988), p. 7.

⑪ Wear, "Popularisation", p. 29.

⑫ Jones, "Plague", p. 107; Laurence Brockliss and Colin Jones, *The Medical World of Early Modern France* (New York：Oxford University Press, 1997), p. 67.

⑬ Ailene Sybil Goodman, "Explorations of a Baroque Motif：The Plague in Selected Seventeenth-century English and German Literature" (Ph. D. dissertation, University of Maryland, 1981), p. 128.

⑭ S. S. Yom, "Plague and AIDS in literature", *Journal of the American Medical Association* 277 (1997), pp. 437 – 438

⑮ 关于概况,参见 Bryon Lee Grigsby, *Pestilence in Medieval and Early Modern English Literature* (New York：Routledge, 2004); on Langland see in particular, pp. 103 – 115。

⑯ Excerpts from "A Diet for Plague" by John Lydgate, translated by Margaret Monteverde, appears in Joseph Byrne, *The Black Death* (Westport, CT：Greenwood Press, 2004), pp. 162 – 166.

⑰ 相关讨论详见本书第三章。

⑱ 参见本书第四章中对这两个主题进行的更全面论述。

⑲ B. Capp, *Astrology and the Popular Press: English Almanacs, 1500 – 1800* (London：Faber and Faber, 1979), p. 112.

⑳ Charles F. Mullett, *The Bubonic Plague and England* (Lexington：University of Kentucky Press, 1956), p. 130.

㉑ 尼尼微就是《旧约》中的先知约拿(Jonah)不情愿地被派去的那座罪孽之城；该城悔过自新后,从上帝的烈怒中死里逃生。

㉒ George Richard Hibbard, *Three Elizabethan Pamphlets* (London：

Harrap，1951），pp. 179，185.

㉓ 历史学家鲁道夫·斯塔恩（Rudolf Starn）的评价十分贴切：“作为一出社会戏剧，瘟疫是‘旧体制’（Old Regime）的最高舞台，受苦群体的绑定关系与造成分裂的冲突、各种设想、仪式与象征，都在其中一一表演了出来”；见于 Calvi，*Histories*，p. xi。

㉔ Grigsby，*Pestilence*，p. 122.

㉕ Andrew Gurr，*Playgoing in Shakespeare's London*（New York：Cambridge University Press，1996），p. 219.

㉖ F. P. Wilson，*Plague in Shakespeare's London*（New York：Oxford University Press，1999），p. 51；也可参见 Mullett，pp. 99 - 100；J. C. Robertson，"Reckoning with London：Interpreting the Bills of Mortality before John Graunt"，*Urban History* 23（1996），p. 337。

㉗ Liza Picard，*Elizabeth's London：Everyday Life in Elizabethan London*（New York：St. Martin's，2004），pp. 276 - 277.

㉘ 引文全部出自 *Ben Jonson：The Alchemist and Other Plays*，ed. Gordon Campbell（New York：Oxford University Press，1995）。

㉙ 此处的"balneo vaporoso"指蒸汽浴；下文的"virtue"指把贱金属转化成黄金的能力。

㉚ C. L. Ross，"The Plague of the Alchemist"，*Renaissance Quarterly* 41（1988），pp. 439 - 458.

㉛ 30 年后，诗人约翰·多恩重复了这句诗："莫问丧钟为谁而鸣，它为你们而响。"

㉜ 这些字里行间充满了瘟疫语言："上帝……"一句曾写在染疫患者家的门上；当时的人认为，瘟疫的"毒素"会直接影响心脏；他们还认为某个人只要瞥上一眼，就能传播瘟疫；"降于"是一个指感染鼠疫的术语；"上帝的印记"则指患者身上的淋巴结肿块和其他症状。

㉝ 引于 John Leeds Barroll，*Politics，Plague，and Shakespeare's Theater：*

The Stuart Years (Ithaca: Cornell University Press, 1991), p. 176。

③④ F. P. Wilson, "Illustrations of Social Life. 4. The Plague", *Shakespeare Survey* 15 (1962), pp. 125, 126.

③⑤ Barroll, *Politics*, p. 190.

第十章
在村落与庄园

　　瘟疫曾经在欧洲那些人口密集的城市中心迅速蔓延。最近人们对近代早期文献的研究相当清楚地表明,这种疾病先是在小范围内暴发,然后沿着街道与小巷传播开去。现代流行病学家面对的问题之一在于:假设当时的"瘟疫"就是腺鼠疫,那么它究竟是怎样传播到乡村地区,又为什么似乎完全放过了一些地方,却摧毁了另一些地方呢? 另一个很有意思的现象就是,随着时间的推移,瘟疫似乎变得更像是一种城市疾病,而不像是乡村地区的疾病了。尽管公元 1400 年之后,欧洲的小城镇和乡村里无疑暴发过瘟疫,但其传播范围和致命性都大大降低了。将那些出现了几个瘟疫患者的村庄隔离起来,这种局部性或者地区性的做法在减少瘟疫传播方面似乎收到了一定的效果,不过,假如迁徙的老鼠以及它们身上的染疫跳蚤是最终的罪魁祸首,那么,无论对人类的贸易和旅行进行何种程度的干预,应该都不可能阻止瘟疫的传播。可事实上,这些封锁措施似乎起到了作用,因此一些研究人员认为当时的"瘟疫"并非由老鼠传播的腺鼠疫:它也许是由人类身上的跳蚤传播的瘟疫,或者直接由患者传播给别人的肺鼠疫,或者并非由鼠疫杆菌而是由某种在人群之间直接传播的其他病原体导致的(参见本书的"引言"。)

　　无论是哪种情况,瘟疫都在 14 世纪下半叶给乡村生活带来了最严重的影响。农村人口因疾病而减少,农村劳动力纷纷前往人口稀少的城镇里去寻找薪资更高的工作和更多的机会,二者结合起来就导致乡村劳动力供应方面出现了巨大的流失。留在农村地区者的经济状况有所改善，因为地主必须为劳动者提供较高的工资，并且做出一些有利于他们的安排。在英格兰和该国的其他一些地方，政府曾进行干预，管控过这些对工人有利，但政府认为破坏了社会结构的新经济条件。反过来，下层社会则组织起来，反抗这些新的管控措施，因为在他们看来，这些措施干扰了他们的传统权利与惯例。随着农民的选择日益增加、地主的权力日益减少而来的，就是我们常常所称的封建制度的瓦解，英国的情况尤其如此。随着中世纪晚期城乡人口逐渐达到平衡，以及新的经济制度在15世纪开始大行其道，欧洲进入了历史上的一个新时代，也就是近代早期。尽管瘟疫不断卷土重来，但它对乡村地区的影响减弱了；至于原因，不但是那些看似的自然原因，也是因为欧洲社会适应了瘟疫的各种破坏性。

乡村地区的瘟疫

信息来源

　　近代世界有别于中世纪的特征之一，就在于近代人看待数字和量化时的态度。在中世纪的西方，人们常常是象征性地而非写实性地使用数字。这个特点是从柏拉图主义和《圣经》中借鉴得来的。当然，人们都知道并且很容易理解一户农民家庭具体耕作了多少弗隆*的土地、生了多少个孩子，或者还有多少天的道路维护服务没有完成，但在日常经历以外的事情上，追求数字的精确性几乎没有什么用处。庄园和修道院里负责收税的管理人员，对数量和记账具有更好的认识，而较大城市里日益崛起的商贾阶层则发明了会计制度，在簿记与计算中用阿拉伯数字取代

---

*　弗隆（furlong），英国的一种长度单位，相当于220码或者201米，亦译"浪"。

了罗马数字。即便如此,在需要提供参战人数、一座城市的人口或者一个地区死于瘟疫的人数时,欧洲 14 世纪或 15 世纪的记录者还是力有不逮。他们通常会使用那些并不能准确地反映现实情况,而是会在读者心中引发情绪反应的数字。到 18 世纪初"第二次大流行"结束时,量化已经变得复杂得多,而准确记录也变成了近代政府的一种标志。然而,尽管有150 年记录死亡名单的经验,1665 年伦敦"大瘟疫"期间及以后的评论人士却完全信不过伦敦官方的最终统计数据:瘟疫学者、小说家丹尼尔·笛福认为,实际死亡人数应当高出官方统计数据的 50%,而据当时的一位内科医生估计,实际死亡人数可能比官方统计的 68 596 位死者多 3 倍。

那些估算乡村地区死亡人数的人甚至面临着更大的问题。意大利北部是当时为数不多的对乡村进行过全面的人口普查的地区之一。这种普查直到 15 世纪才开始,且仅限于寥寥几个城邦,不但少统计了女性与儿童的人数,而且只是偶尔进行,因此对欧洲大部分地区农村中的瘟疫死亡人数进行估算,就成了一门极不精确的科学。这一过程需要估算出一个地区(国家、村庄、教区或者庄园)在 1348 年或 1349 年(或者其他任何一个瘟疫时期)之前某个时候的人口,然后再估算出瘟疫暴发之后某个时候的人口。纳税记录常常会留存于世,这似乎是一种可靠的信息来源。问题在于,当时只对家庭——常常称为"灶"(hearths)——征税,而不是对个人征税,所以我们只知道瘟疫暴发之前和之后的户数,而不知道每户家庭中的人数。近代研究人员对普通家庭中人数的假设,会对估算当时的死亡人数产生巨大的影响。

例如,假设一座有 100 户人家(灶)的村庄,其中有 40% 的家庭在1345—1355 年间消失了,如果我们的估计是每户 4 人,那么死亡人数就是 4×40,即 160 人,假如每户平均有 6 人,那么死亡总数就成了 240 人,也就是增加了 50%。而且,这种"假设"会一直持续下去:假设每户中的实际死亡人数只有一半(或者其他任何比例),其余家人则迁往城镇或者去跟亲戚朋友一起生活了,会是什么样的情况呢?假设那40%的人全都死了,余下的家庭中虽然也有许多失去了家人,家庭却依然完整,又会是什么样的情况呢?假设一些家庭不是因为瘟疫而消失了呢?很显然,我们假设的"40%"只是一个便于使用的比例,如果有充足的采样可用,估算结果就有可能接近于某种有用的准确水平。在法国,还有一个问题就是:在14世纪80年代前后,法国政府开始从统计"实际户数"转向了统计"财政户数"。虽然我们仍不清楚这些新的统计单位的基础是什么,但其影响却是许多原本具有可比性的数据无效了。比如我们得知,在奥弗涅的圣弗洛尔(St.-Flour),1380年有"实际"户数744户,1390年为433户,即在瘟疫肆虐的10年里,"实际"户数明显减少了42%。然而,1382年的纳税文件中却只记载了65灶;很显然,它们属于"财政户数",与实际的人口几乎没有什么关系。

在英国,研究人员常常会利用庄园的法庭案卷,因为上面列有庄园的佃户数,以及佃户们每年的税捐或者租金数额。租地继承税(heriot)是遗产税的一种,由农奴家庭在户主死亡之后缴纳给领主。一般而言,死者的儿子或者兄弟会继承佃户身份,并且为这种特殊待遇缴纳一笔额外的赋税。这种行为与租地继承税可能都被地主记录了下来。然而,地主不会记载佃户家庭中其他人员的死亡情况,除非是户主去世,否则这种记录中就不会出现死亡情况。当然,有些家庭曾经隐瞒户主去世的消息,以免要交纳租地继承税与取得税,这样一来,现代人就变得更加难以理解这些记录了。

有些农民立下了遗嘱,不过,立遗嘱通常都是较富裕阶层才有的做法。这些文件被作为公共档案而被记录下来,如今存世量巨大,但通常都是以原件摘要的形式留存于世。有些学者将一个地区或一座城市里遗嘱数量的大幅增长视为那里暴发了瘟疫的标志,还有一些学者则着眼于立遗嘱者死后,在法庭上得到了合法"证明"的遗嘱数。这种"死后调查"确定了遗嘱的真实性,保护继承人获得的遗产不被窃取或者隐匿。但同样,遗嘱中只会出现户主,即立遗嘱者,而且这种文件本身通常只涉及在世的亲友。由于不代表所有的人口,因此这些记录只能让我们对整体的死亡模式有个大致的印象。我们通常也不清楚,在某个特定的地方与时间,人们立下的总遗嘱中,究竟有多大比例的遗嘱仍然存世至今。尽管遗嘱在我们了解家庭结构(比如立遗嘱者有多少个在世的子女)、财产和土地持有模式等方面时是一种非常不错的信息来源,但它们只能给我们留下关于死亡模式或者死亡率的一些印象。

英国兰开斯特(Lancaster)的阿蒙达奈斯(Amounderness)的各教区:
1349 年的死亡人数与立遗嘱者的占比

教　区	死亡人数	立遗嘱者人数	立遗嘱者占比(%)	宣布无遗嘱者[1]
普雷斯顿(Preston)	3 000	300	10	200
柯卡姆(Kirkham)	3 000	600	20	100
波尔顿(Poulton)	800	200	25	40
兰开斯特	3 000	400	13.3	80
加斯唐(Garstang)	2 000	400	20	140
科克勒姆(Cockerham)	1 000	300	33.3	60
里布切斯特(Ribchester)	100	70	70	40
利松(Lytham)	150	80	53.3	80
圣迈克尔(St. Michael)	80	50	62.5	40
比斯潘(Bispham)	60	40	66.6	20

　　含有这些数据的档案由里士满(Richmond)的会吏长创建,此人能从管理那些未立遗嘱者的财产中获益。虽然曾在一场法律诉讼中被用作证据,但其中大量的整数显然都属于这位牧师的粗略估算,而不是实际的数字。这一点就说明了我们难以相信中世纪统计数据的原因。

　　来源:A. G. Little, "The Black Death in Lancaster", *English Historical Review* 5 (1890), pp. 524 – 530.

从 16 世纪初开始,教会的记录——包括葬礼在内——变得更加可靠了,英国和德国的情况尤其如此。对于公元 1500 年之前欧洲教区的一系列记录,只有 3 份已知的保持得比较完整:勃艮第的日夫里、法国里昂的圣尼齐尔(St. Nizier)和瑞士瓦莱(Valais)的圣莫里斯(St. Maurice)。虽然完整与不完整的记录中都算上了举行过葬礼的所有死者,但二者中都不含有那些出于各种原因而没有举行葬礼的死者:有些家庭把死去的家人葬在自家的地里,尤其是夭折的幼儿,不属于本教区或教派的人被安葬在其他地方,有些神职人员可能不想让葬礼"入账",以便向教区的审计员隐瞒他们的收入。总而言之,可以说下文中所用的记录给我们留下的印象,不过是向读者传达出一种灾难感罢了。然而,这种信息本身还是很有价值的,可以让我们理解黑死病给欧洲各地农村社会带来的经济、社会与政治影响。

首次暴发:1347—1352 年

英国历史学家克里斯托弗·代尔在最近一次试图描述我们所掌握的瘟疫情况时,如此总结道:

> 认为 1348—1349 年间的死亡率差不多占到了英国总人口的一半,这种估算还是很合理的。瘟疫的影响普遍存在,凡有记载的村庄、城镇和地区都无一幸免。假如英国当时的总人口介乎 500 万至 600 万,那么死亡人数就达到了 250 万或 300 万。[②]

根据当时的验尸结果,在 505 位直接从英王那里获取封地的直属封臣(tenant-in-chief)中,有 138 人(即约为 27%)死于 1348 年或 1349 年。这个 27% 的死亡率在英国的贵族当中极其常见,而低占比则很有可能反映了农村地区富人的流动性、相对孤立性与较好的生活条件(饮食、整体健康和住房条件)。

英国乡村/教区家庭的死亡率,1348—1349 年

干德雷顿(Dry Drayton)	47%
科特纳姆(Cottenham)	57%
奥金顿(Oakington)	70%
黑尔斯欧文(Halesowen)	40%
科尔蒂瑟尔(Coltishall)	60%
沃尔瑟姆(Waltham)	65%
温彻斯特主教庄园(平均)	66%
格拉斯顿伯里(Glastonbury):范围=33%—69%(平均)	55%
伍斯特主教庄园:范围=17%—80%(平均)	42%

来源:S. L. Waugh, *England in the Reign of Edward* Ⅲ (Cambridge:Cambridge University Press, 1991), p. 88;Yves Renouard, "Conséquences et intérêt démographiques de la peste noire de 1348",见于此人的 *Etudes d'histoire médiévale* (Paris:SEVPEN Press, 1968), p. 160;Richard Lomas, "The Black Death in County Durham",见于 *Journal of Medieval History* 15(1989), pp. 130-131。

  萨福克郡亨斯坦顿(Hunstanton)的庄园法庭记录让我们得以一窥1349 年鼠疫期间的乡村生活。3 月 20 日,其中登记了一位刚刚死去的女性;4 月 22 日,法庭原本要审理 5 起纠纷,但 16 位男性证人或者当事人中,已有 11 人死去;5 月 22 日,原本有 3 起由债务人提起的诉讼正在审理,可其中的 1 名债务人和 1 名债权人刚刚去世。由于鼠疫肆虐,这些案件的审理一直拖到了当年的 9 月份;而据法庭案卷记载,当地的神父也去世了。10 月 16 日,地方官员们报告说,此前的两个月里死了 78 个人。在 8 个月的时间里,有 172 位佃户去世,其中 74 位没有男性子嗣。坎特伯雷基督堂的记录表明,在 1346—1352 年间,他们的庄园里只剩 1/3 的家庭依然是佃户。其余的 2/3 都不复存在了,这为补上新佃户

以保持土地的低闲置率创造了条件。在一项对温彻斯特主教掌控下的12个村庄组成的法纳姆百户区（Hundred of Farnham）进行的研究中，艾蒂安·罗博（Etienne Robo）证明，那里的562名佃户里，有185人（占33%）在1348年9月—1349年9月间死去了。据他估算，每位佃户都有3名家属死亡，总计死亡人数为740人。为什么是3位家属死亡呢？这是因为他需要一个数字，他承认实际的数字"很可能更高"。③主教从新来的佃农那里只收到了101英镑的转让金，每位新佃农缴纳8英镑至20英镑不等，这说明替换率很低；他还收到了189头牛作为租地继承税。

在最近对达勒姆郡（Durham County）的28个乡镇进行的研究中，罗伯特·洛马斯（Robert Lomas）发现，其中有16个乡镇（占比57%）的佃户死亡人数超过了一半；总体而言，718位佃户里死了362位（占比50%）。即便是相互邻近的村镇，其佃户的死亡率也有可能大不一样：比方说，蒙顿（Monton）的死亡率为21%，而与之相邻的杰罗（Jarrow）则为78%；上赫沃斯（Over Heworth）的死亡率为36%，而在紧挨着它的下赫沃斯（Nether Heworth），佃户的死亡率则高达72%。④

法国南部家庭的减少情况

地　　区	1348 年前	14 世纪 50 年代	减少率(%)
普罗旺斯的埃克斯（Aix-en-Provence）	1 486	810	45
阿普特（Apt）	926	444	52
福卡尔基耶（Forcalquier）	600	281	53
穆斯提耶（Moustiers）	619	204	67
里耶兹（Riez）	680	213	69

地　　区	1348 年前	14 世纪 50 年代	减少率(%)
蒙梅利安(Montmelian)附近的 8 个教区	303	142	47
普罗旺斯的 10 个区域	8 511	3 839	55
普罗旺斯的 30 个村庄	7 860	4 069	48

来源：Emmanuel Ladurie, "A Concept: The Unification of the Globe by Disease"，见于 *The Mind and Method of the Historian*, trans. Siân and Ben Reynolds (Chicago: University of Chicago, 1981), p. 44; Henri Dubois, "La dépression: XIVe et XVe siècles"，见于 *Histoire de la population française*, vol. 1: *Des origines à la Renaissance*, ed. Jacques Dupaquier, et al. (Paris: Presses Universitaires de France, 1988), p. 44。

据勃艮第的日夫里教区的主教代理那份非常完备的账簿中记载，1349 年 7 月 28 日—11 月 19 日间举行了 615 场葬礼，而那里的人口估计为 2 100 人(即死亡人数占比 29%)。里昂的圣尼齐尔那份优秀的教区记事录则表明，在总数为 3 000—4 000 人的教区居民中，有 900—1 000 人死于鼠疫(将染疫死者从其他死者中梳理出来是一个很麻烦的问题)，占该教区总人口的 25%—30%。圣莫里斯教区的记录表明，那里的死亡率介乎 30%—40%。然而，即便是这些优秀的记录中也存在 3 个问题：它们无法告诉我们教区的总人口究竟是多少，没有把婴儿与儿童统计进去，没有将染疫死者与其他死者区分开来。现代对法国家庭(参见上表)和西班牙家庭进行的研究也表明，从 1345 年前后至 1355 年前后的那个 10 年中，两国人口都出现了锐减。据纳瓦拉(Navarre)的税收记录来看，那里的 215 个区中，只有 15 个区躲过了瘟疫，而该地区的整体死亡率则达到了 45%—50%。在加泰罗尼亚的维克平原(Plain of Vic)，鼠疫暴发之前进行的一次人口普查统计出那里有 643 灶(fuegos)，可瘟疫过后，就只剩下了 204 灶，减幅高达 68%。那么，我们可不可以因此就得出结论说,那里有 68%的人口死于鼠疫呢? 不行,因为实际情况要复杂得多。

最后一个需要考虑的问题涉及一个群体中死亡的特定人员。假如婴儿和孩童大量死亡,那么他们那一代的人口增长就会受阻,导致 20 年或 30 年之后的出生人口减少。假如育龄女性的死亡率高得不成比例,那么该地区当下出生的儿童就会减少。拥有特殊技能的男性或女性死亡之后,他们掌握的技能常常会随之消失,导致会留下某些在短期内无人完成的工作。农村地区的神职人员、公证人和行医之人尤其难以取代,因为幸存下来的人很快就被吸引到工资水平高得多的城市里去了。

持续的危机

对于欧洲的人口来说,遭受一次这样的严重打击就已经够糟糕的了,可就在人们开始回归正常生活的时候,也就是差不多 10 年过后,同一种疾病再度袭来。这是 3 个世纪中一系列瘟疫中的第一次,导致欧洲的人口与经济发展停滞了一个半世纪。例如,在尼德兰地区的埃诺,1349—1400 年间农村人口减少了差不多 1/3,到 1479 年时又减少了 1/3。在意大利北部的瓦尔德尔萨(Valdelsa)地区,人口从 1350 年起——第一次鼠疫暴发之后——就持续不断地减少了 40%左右。在诺曼底东部,1358—1374 年间的家庭数减少了 20%。同一种模式在英格兰也表现得很明显,那里直到 15 世纪 80 年代才开始恢复元气。瘟疫的沉重打击差不多每 10 年出现一次,即便在瘟疫没有导致农村人口大量死亡的时候,城市人口的死亡几乎也总是会导致农村人口的迁移。这种模式不断地让农村的大部分人口流失,也许其中有很多优秀和聪明的人,或者起码也包括了那些较有雄心壮志的人。这种移民若是女性,她们的家乡社区就失去了一种重要的生育资源;倘若移民是有技能的人，那么，这些技能也会随之而去。在瘟疫带来的死亡与这种人口流失之间，地主手中的劳动力储备减少了，而劳动阶层则迎来了新的机遇。

普罗旺斯地区家庭户数的减少情况，1339—1475 年

格雷斯沃丹 （Gresvaudan）	尚索尔 （Champsaur）	福西尼 （Faucigny）	维耶纳图 （Viennois-la-Tour）
83 个社区	24 个社区	33 个社区	82 个社区
1339 年：8 873	1339 年：2 577	1339 年：4 440	1339 年：7 312
1394 年：3 083	1394 年：870	1412 年：2 173	1394 年：3 251
1475 年：3 553	1475 年：729	1470 年：1 875	1475 年：3 871

来源：Henri Dubois, "La dépression：XIVe et XVe siècles", *Histoire de la population française*, vol. 1: *Des origines à la Renaissance*, ed. Jacques Dupaquier, et al. （Paris：Presses Universitaires de France，1988），p. 331.

新 的 机 会

财富的再分配

凡是活下来的人都变得富有起来，因为许多人的财产都留给了他们。

——1348 年，意大利卢卡一位姓名不详的作者

到 14 世纪时，欧洲的村民已经完全不是毫无差别的平民百姓了。

对地主负有特殊义务并且不能永久离开庄园的农奴,与可以按照他们跟地主签订的协议或者租约随意搬迁的自由民比邻而居。有些村民祖祖辈辈都在当地生活了数百年之久,还有一些则是刚刚搬到这个社区里来。有些人培养出了一些特殊而有用的技能——比如木工手艺、放牧牲畜、打铁、助产术、盖屋顶、石工手艺、屠宰——并且,他们会把这些技能连同一些特殊的设备在家族内部世代相传。假以时日,一些家庭便积聚了大量的相对财富,拥有了充足的土地,收获时节还需要雇用帮手才行了。还有的人则没有土地,只有一间小屋可住,靠外出做零工勉强度日。有些人住在结构坚固的宅子里,宅子用刨制过的木料、原木或者石头精心建造而成,还有一些人却住在用抹灰篱笆建成的茅屋里。货币开始在乡村流通,因此村民可以购买到市场和附近城镇出售的商品。旅行推销员也会提供商品,有时还会提供服务;在其他情况下,村民很难获得这些商品和服务。铁、锡、上釉的陶瓷和黄铜,取代了用廉价的木料或者黏土制成的器具和器皿。有史料表明,在瘟疫过后,普通家庭拥有的家具、农具和牲畜都多于瘟疫暴发之前。

常识与现存的经济史料都表明,鼠疫首度暴发之后,典型的幸存者都变富有了,拥有了更多的物质与货币财产。与战争不同,瘟疫对家庭财产几乎没有什么影响。原本属于瘟疫死者的财产,此时马上转到了继承人的手里,或者留在那里任由人们取走。许多幸存者都与继承人结婚,将双方的财产合并起来,或者干脆通过联姻而获得新的财产。获得了新财产的男子如今可以更早结婚,当时的许多人也确实如此,在很短的时间里就成家生子,重新补充了农村人口。可耕土地的数量在短期内也保持不变,许多人都利用时机,租种那些突然没有了佃户的土地。这种做法得到了地主们的由衷支持。有些家庭通过拆掉一些废弃房屋的可用部分,或者占用村中较好的住宅,改善了自己的居住条件。许多家庭还改善了家中的附属建筑,比如谷仓或者畜栏,而有些家庭此时也雇得起木匠来改进他们的住宅了。

　　随着欧洲各地的人口大量死亡,对各类商品的需求也普遍下降了。结果,物价往往会在短期内下降,让幸存者购买商品的能力大增。较便宜的布料意味着人们经常穿得起更好的衣物。由于动物——老鼠除外——不会死于瘟疫,故此时掌控着同样的役畜(如马和牛)以及具有商业价值的动物(如母牛、猪、绵羊与山羊)供应的人就少得多了。就种类、热量和食物的营养价值(尤其是蛋白质)来看,食物价格降低就意味着人们有了更优质的饮食。小麦取代了面包中的劣质谷物,除了腌肉,还有了各种新鲜的肉类,啤酒的消费量也增长了。在对英国诺福克(Norfolk)的塞奇威克(Sedgewick)采收工当时的饮食进行的研究中,现代历史学家克里斯托弗·代尔证明,1256 年的男性劳动力每天要消耗差不多13 000 卡路里,而其中 74% 的热量都来自大麦面包。其余的热量则来自煮熟的谷物或浓汤、肉、鱼和奶制品。他发现,1424 年的男性劳动力每天消耗的总热量骤降到了 5 000 卡路里左右,其中只有 40% 的热量来自面包(小麦),还有差不多 1/4 的热量来自肉类。这两种情况下,在教会规定的斋戒或禁食肉类的日子里(即星期五、星期六、节日之前的守夜,可能还有星期三),他们吃的都是鱼和奶酪。这些劳动力都是用地主家的仆人带来的碗、碟、杯子和勺子在地里吃早饭[即早午餐(prandium)]。当天较晚的一餐则是在庄园宅子里吃。采收工每天的劳作时间很长,经常要在下雨之前赶工干完,他们往往很抢手,因为必须在很短的时间里将庄稼采收入仓。所以,地主待他们很好,给他们所吃的饭菜比其他任何一个群体都要好得多。代尔指出,虽说饮食上的这种变化是经过多年发展而来,但变化主要出现在 1348 年之后。无疑,诗人威廉·朗格兰和其他人所嘲讽的那种肥胖而懒惰的模式化农民形象,就是后瘟疫时代才出现的一种角色。⑤

14 世纪瘟疫暴发之前英国人的饮食

贵　族

牛肉、羊肉等(腌制的和新鲜的)、家禽、野味、鱼(鲑鱼、鳗鱼、梭子鱼、鲷鱼、腌鳕鱼或鲱鱼)，用西梅、无花果、椰枣、葡萄干加糖、肉桂、肉豆蔻、生姜制成的酱汁，大麦芽啤酒、葡萄酒，小麦面包，乳制品、水果、蔬菜，每餐常常有三或四道菜。

农　民

牛奶、啤酒、面包(黑麦、小米、橡子、栗子)、蔬菜、腌肉。

选自 Simone MacDougall, "Health, Diet, Medicine and the Plague"，见于 *An Illustrated History of Late Medieval England*, ed. Chris Given-Wilson (Manchester: Manchester University Press, 1996), p. 86。

英国自耕农阶层的崛起

瘟疫给残存的中世纪采邑制度以及大贵族、宗教地主和农民劳动力带来了巨大的压力。虽然 13 世纪欧洲各地人口迅速增长的势头在 14 世纪初受到了遏制，尤其是因饥荒而有所减弱，但土地仍然相对稀缺，劳动力则相对丰富与廉价。封建制度的影响力非常强大，足以确保大部分耕地仍然掌控在由骑士或者更高阶层组成的"贵族"手中，而农民除了自己的劳动，几乎就一无所有了。早在 1348 年很久以前，随着货币经济的兴起，这种制度就开始有了改变。手头拮据的地主开始把他们的地产卖给其他贵族、城市商贾，甚至是卖给一些手头有充足现金的农民。出于种种原因，这一过程在英国发展得极其迅速，创造出了一个农村土地所

353

有者阶层（土地所有者和土地承租者），其地位低于骑士或者贵族阶层，却高于小农场主和农民阶层。拥有土地的贵族是从传统的军事贵族阶层演变而来的，自耕农崛起于劳动阶层，他们虽然积累了土地和财富，却没有"绅士"的血统与社会背景。收入在其中也扮演了一个角色：15世纪初，自耕农每年从土地中获得的收入为5英镑到10英镑，而在贵族阶层，绅士每年的土地收入则为5英镑到20英镑不等，候补骑士（esquire）的年收入为20英镑到40英镑，骑士的年收入则是40英镑到200英镑。

很显然，黑死病通过将财富集中到幸存者的手中以及让人们能够获得土地，创造出了一个个机会。尽管自耕农在中世纪晚期属于明显的少数群体，但他们逐渐发展成了英国的一种变革性力量。他们愿意按照不断变化的经济形势，尝试性地利用自己的土地，不受阶层传统或既有的租佃制度的束缚。他们用各种有利于整体繁荣的方式投资于乡村生活，兴建了传统上由贵族地主负责修建的磨坊或者面包房。他们让家人居住在舒适而坚固的住宅里，并且费心费力地维护自己的财产，以便获取最大的利润。到了伊丽莎白统治时期，自耕农成了英国社会的中坚力量，他们没有贵族阶层的虚伪浮夸和各种消遣，远比地位低于他们的阶层更加稳定，经济方面也稳固得多。

那些较小的农场主［后来被称为"农夫"（husbandman）］也能在瘟疫过后巩固他们的财产和增加他们的收入。在诺福克的科尔蒂瑟尔，鼠疫暴发之前的地块面积通常都只有半英亩。到1400年时，这一面积翻了三番，而到了15世纪70年代，地块的面积通常都有差不多7英亩了。在英格兰中部地区的斯通利修道院（Stoneleigh Abbey），分配给一名佃农的土地面积通常是25英亩。1280年，只有5％的佃农所配土地的面积多于45英亩，可到1392年，这种佃农的占比就达57％了。尽管自耕农为英国所特有，但其他国家的上层农民也以类似的方式获得了益处：法国学者乔治·杜比（Georges Duby）对欧洲各地的农村经济进行了研究,他得出结论说,1350 年之后,"经济形势事实上对富裕农民比对农村社会中的任何其他群体都更有利"。⑥

城市空气给人带来自由⑦

城市在中世纪盛期的发展往往给农村人口提供了各种经济机会,以及摆脱农奴制度的自由。熙攘喧嚣的城市生活既需要有技能的人,也需要没有技能的人。随着城市的数量和规模不断扩大,人口增长满足了这一需求。对农村移民的这种需求原本在 14 世纪初已经部分地下降了,可城市里高达 50% 的染疫死亡率却创造了一种巨大而紧迫的需求。城市里的行会和政府让农民的迁移变得更容易了,常常会缩短他们为从事某一行业或者习得某种手艺所需的准备时间,免除新来者的赋税,或者直接为他们提供市民身份。1351 年,德国汉萨同盟中各城镇的新市民登记情况就反映了这种趋势。汉堡原本每年平均新增 59 位市民,但在 1351 年却达到了 108 位。吕贝克原本每年通常新增 175 人,但当年这一数字却增长到了 422 人。吕讷堡(Lüneburg)的年均新增数也从 29 人上升到了 95 人。较为富裕的城市居民需要更换或者新雇家仆,建筑项目需要劳动力,在瘟疫期间幸免于难的行会师傅们也需要招到新学徒。这些机会简直就是为那些没有土地却富有想象力和心怀抱负的农民量身定制的。瘟疫导致村庄里的社会治安混乱,因此农村女性发现,逃往欢迎她们的城市里去生活要舒适得多。有些研究表明,迁往某些城市里的女性人数竟然超过了男性。

尽管如今学者们对这种从农村到城市的迁徙规模还存有争议,但它必定对人口业已减少的村庄造成了影响。一些学者认为,这种趋势加上反复袭来的鼠疫,在 16 世纪以前遏制了人口的增长。然而,对于那些留在农村地区的人来说,农村人口成千上万地离去,却为他们带来了更多的机会,让他们获得了可耕作的土地,而提供服务时,他们也能获得更高的工资了。

地 主 的 压 榨

对农村地主中的上层和下层贵族来说,鼠疫首次暴发给他们带来的经济利益很有限。诚然,在长子继承制⑧下,年轻的继承人会因父兄的去世而获益,并且,即便是没有长子继承制,兄弟与父亲去世也会导致家庭财产集中到人数更少、年纪更小的家人手中。财富以一种易于消费的形式出现之后,人们对高档服装、珠宝、艺术品和异国香料等奢侈品的需求猛增,推动了史称文艺复兴的那场文化运动。然而,继承的遗产若是由佃户耕作的田地,那就是一件喜忧参半的事情了。劳动力短缺和商品价格下降迫使地主们做出调整,采取包括支付更高的工资、放弃生产力不强的土地,以及将农田变成牧场等措施。

黑死病对市场的影响

除了用于制造亚麻布的亚麻之类的作物,以及用于染布的菘蓝或者藏红花之类的植物,欧洲农村的土地还出产市场相当有限的粮食。虽然一些像橄榄油、葡萄酒或柑橘之类的商品有可能销往数百英里以外,但大多数经济作物都是在本地消费掉的。由于城市不断发展,它们的粮食供应需求日益增长,而那些供应粮食的人也找到了现成的市场。然而,随着瘟疫暴发,需求量急剧下降,许多这类商品的价格也随之下跌。1348 年,温彻斯特主教在法纳姆征取的遗产税是 189 头牛,其价格仅有它们早期市场价值的1/3。有些作物干脆改变了用途:大麦不再用于制作面包,而是制成了麦芽,然后酿造成了啤酒。原本用于酿酒的燕麦,如今开始用来喂马了。原本煮熟做汤的小麦如今则用于去烤制面包了。

然而,从长远来看,低迷萧条的市场导致拥有大规模的土地变成了一桩亏本的买卖,因为土地本身随着其所产作物价格的下跌而贬值了。一直要到15世纪晚期,人口出现了显著的增长,这种情况才有所好转。

从边际撤退

随着人口增长和农业(可耕)土地的扩张,人们开始耕作一些并不是特别肥沃或者不容易耕作的土地了。这些"边际性"地区是人们最后耕作的土地,而待瘟疫过去之后,由于土地和劳动力进行重新调整,它们又成了人们最先废弃的土地。不过,并非只有边际性土地被"交到了老天爷手中"。现代的研究表明,当时所有等级的农田都会重新变为荒地。有的时候,我们很难根据中世纪晚期的史料判断出当时的耕地究竟是真的荒废了,还是被另一位地主接手和添加到他们原本拥有的土地当中去了。比如说,挪威的农场数量从14世纪40年代的大约55 000个,减少到了1520年估计的25 000个;不过,这些数据是不是说明耕地的面积也减少了54%呢? 很显然,许多地方的耕地面积确实减少了。据学者们估计,当时(丹麦)日德兰半岛(Jutland)南部的半数耕地都重新变成了荒地。

英格兰和其他地区都没有出现明显的土地摺荒模式,这在很大程度上是因为农村人口的流动。在14世纪50年代,贝特尔修道院(Battle Abbey)的马利庄园(Marley Manor)的耕地面积从404英亩减少到了141英亩;而在1350—1380年间,温彻斯特与威斯敏斯特的两位主教原本广袤无垠的庄园土地面积却只减少了区区的5英亩。在法国、德国、奥地利和英国的许多地区,在黑死病暴发很久之前,耕地就开始变成牧场了;这一点或许可以说明一些地区在疫情期间没有直接受到多少冲击的原因。这种变化带来的一种影响就是增加了林地的面积,还有一种影响则是提高了农民的工作效率:与贫瘠的土地相比,农民在优质土地上投入较少的工作量就能获得相同的产量。面积较少的土地产出了更多的粮食，就意味着粮食价格处于合理的高位时，地主与农民都会从中获益。

偶尔也有这样的情况：非但耕地不见了，而且连整座村庄也从地图上消失了。其中，有些村庄是因 1348—1349 年鼠疫首次暴发而彻底无人居住了，但与接下来那个世纪里许多被废弃的村庄相比，这样的情况似乎很少。英国汉普郡的小村庄库布（Quob）确实曾因鼠疫而变得彻底无人居住了，就像 1350 年一份庄园记录中指出的那样："在这场瘟疫中，所有的什一税（佃户）都死了。"[⑨]然而，3 年过后，庄园中的所有房屋再次出租一空，田地也再次有人耕种了。牛津郡（Oxfordshire）的蒂尔加斯利（Tilgarsley）当时也彻底荒废了，只不过后来再也没人回到那里居住。通过对比人头税名册，核对庄园记录中关于谷物种植、耕地面积、牧场面积、租佃模式以及租金支付等方面的情况，现代的研究人员可以发现英国这些被废弃的村庄。例如，人头税记录表明，直到 14 世纪 70 年代末，大多数最终荒废了的村庄都仍在缴纳这种赋税。鼠疫反复暴发，加上人口不断向一些繁荣的村庄和城镇流失，逐渐削弱了其中的大多数社区。在 1348—1500 年间，格洛斯特郡、伍斯特郡和沃里克郡（Warwickshire）总共减少了 240 座村庄，而整个英格兰可能有 20% 或者大约 1 300 座村庄不复存在了。欧洲其他地区的情况也与此类似：在 1350—1500 年间，德国东部和西南部出现了 20%—30% 的"荒村"（Wüstungen），到 1445 年时，冰岛约有 1/5 的农场仍然处于荒弃状态，1372 年一场可怕的瘟疫过后，伊斯特里亚的波拉（Pola）的乡村地区原有的 72 座村庄中只留下了 11 座，光是在鼠疫第一次暴发期间，卡斯蒂利亚就失去了差不多 20% 的村庄（原有的 420 座村庄减少了 82 座）。

劳动力与收入问题

欧洲地主的大部分收入就是那些居住在地主家的村庄里、耕作地主家的土地的佃户支付的租金和庄园税捐。像租地继承税之类的庄园税捐一般都是根据惯例确定，可租金通常取决于预期的作物产量和价值。瘟疫和逃亡导致交纳地租的佃户纷纷离去，而市场上低迷的粮价则意味着地主的租金收入也减少了。这两种情况结合起来就造成了毁灭性的影响。在"第二次大流行"暴发很久之后，法国和英国一些地方的地租仍在大幅降低，且这种下降趋势一直持续到了 15 世纪。当然，鼠疫并不是导致这种波动的唯一因素：百年战争在这一时期的大部分时间里继续进行着，作物歉收往往造成供应减少，从而抬高了粮食价格，但歉收常常也导致了人口死亡，货币的价值或购买力也会随着时间的流逝而改变。不过，其中没有哪一个因素曾让地主的生活变得安逸起来。与任何一家企业一样，人们——通常都是地主——必须为生产和维护投入资金。他们必须有利润，才能年复一年地维持生产。可在当时，这种利润往往极其微薄。

以法国里弗*或英国便士计算的地租票面[10]下降情况

圣杰曼德佩(St. Germain-des-Pres)的年均值	诺曼底的博福尔(Beaufour)	英国的福瑟特(Forncett)的每英亩平均值(便士)
1360—1400 年：84	1397 年：142	1376—1378 年：10.75
1422—1461 年：56	1428 年：112	1401—1410 年：9.00
1461—1483 年：32	1437 年：52	1421—1430 年：7.75
	1444 年：10	1431—1440 年：8.00
		1441 年：7.75

来源：Georges Duby, *Rural Economy and Country Life in the Medieval West*, trans. Cynthia Postan (Columbia：University of South Carolina Press，1968)，pp. 329 - 330.

---

* 里弗(livre)，法国古时的一种货币单位。

在位于勃艮第的乌热(Ouges)附近的那座法国西多会修道院,其自留地(demesne)⑪土地里的很多工作虽然都是由修士们自己去干,但在必要之时,他们也不得不雇人帮工。1379 年年底,修士们从自留地上收获了 131 塞提埃⑫的粮食,其中的 27 塞提埃用于留种,还有 80 塞提埃用于养活工人,剩下的 24 塞提埃则被卖掉,获得了 173 里弗的收入。在 1380 年的耕种和收获季节里,修士们支付了 100 里弗的工资、29 里弗的房屋修缮费、35 里弗的工具和设备购买费,还有 4 里弗的农业杂费,总计支出了 168 里弗。所以,余下来的利润就只有区区的 5 里弗了。1382 年,修士们将庄园里的田地全部租了出去。他们这是效仿了巴黎地区、勃兰登堡(Brandenburg)以及比利时的列日(Liège)等地西多会同道的做法,在 1370 年之前,后者就把他们的自留地全部租出去了。

劳动力的黄金时代

在上文所述的情况下,西多会修道士们面临的最大问题并不是地租很低,而是他们不得不雇用的农耕劳动力要求获得很高的工资。在整个欧洲,极高(且反复出现)的死亡率导致领工资的工人变得远少于以前,他们如今可以要求获得比以往高得多的工资,不管他们生产的农产品价值是高是低。在诺福克伯爵的福瑟特庄园里,领工资的仆役(famulus),也就是常驻工人有八九位,其中有 4 名农夫、1 名马车夫、1 名放牛工、1 名猪倌、1 名牧场挤奶工,以及 1 名厨子。当然,庄园里每年还要雇用石匠、木工、铁匠、裁缝和其他技工,而在夏末或者秋末还要雇用采收工人。在一个地租不断下降的时代,这些人都要求获得更高的报酬,他们也确实得到了更高的报酬。在 1348—1350 年的瘟疫期间,勃艮第公爵雇用的葡萄园丁的工资翻了 3 倍。温彻斯特主教封地上的实际工资,在 1350—1450 年间那一个世纪的时间里,也差不多翻了 3 倍。在劳动力市场上,地主之间、城乡之间都展开了真正的竞争,而在城市里,非技术工人的工资也达到了历史最高水平。在英格兰,工资的上涨曾经促使王室制定了法律,禁止支付或者收受高薪。这种立法导致出现了雇主和工人协商达成非货币支付方法的现象,让他们既可以免遭法律惩处,同时又能确保劳动力会忠心耿耿地替雇主工作。这些方法经常引人侧目,并导致法律诉讼,而诉讼记录则证实了当时的雇工和雇主之间出现过很多具有创造性的交易。1394 年,塞奇布鲁克(Sedgebrook)的罗杰·赫特(Roger Hert)曾在纽波(Newbo)的修道院自有土地上耕田,每月的工资是 16 先令的现金。法庭注意到,此人还收受了下述东西:价值为 3 先令的一车干草;可以放牧一头奶牛的牧草地,价值 18 便士;15 条面包(7 条白麦面包,8 条用不同谷物制成的面包),以及每周 7 加仑*的啤酒。其他案件中还列举了免收地租的土地、现金或者衣物"赠品"、住宿地、可使用的犁田牲口、免费的饭菜,甚至还有筵席。

　　不过,那些住在村庄里、几个世纪以来一直为地主完成像赶车、犁地等额外任务并且受到奴役的农业劳动力(即农奴),他们的情况又如何呢? 很简单,英国的庄园农奴制度当时已到了日暮西山的地步。实际上,农奴付出的是自己的劳动——既替领主劳作,也替自己干活——就算领主同意,他们离开村庄去寻找更加青翠的牧场时也要付出高昂的代价。日益发展起来的货币经济意味着地主至少也像劳动者一样需要现金。第一步就是将农奴的实物税捐和劳动力变成现金支付或者地租。第二步就是将领主的自留土地变成租赁土地,或者通过赠予、售卖而彻底转让出去。租赁是地主的优先选项,因为租赁让地主既能获得可以预见的现金流,又几乎不需承担封建地主的义务。坎特伯雷大主教从 14世纪 80 年代起就开始出租其庄园,而到 1400 年时,庄园已全部租赁出去了。这一过程始于 13 世纪末,但随着黑死病暴发,它加快了速度,一

　　＊　加仑(gallon),英制液量单位,1 英制加仑约合 4.55 升。

直持续到 16 世纪,旧的制度就差不多不复存在了。当然,1348 年以后,没人再愿意变成别人的农奴,所以绝望的地主便日益用自由佃农制取代了终身农奴制,以便有人重新耕作他们的土地。这一过程常常被称为"封建制度的消亡",是中世纪结束的标志之一。

意大利的佃农分成制

在意大利北部的大多数地区,出现了另一种解决办法,它也有助于彻底清除封建制度的最后残余。拥有土地的家庭在瘟疫中死亡,导致大量的农村房地产进入了城市的土地市场。刚刚富裕起来的商贾和城市贵族纷纷购买这种地产,并在可能的情况下将它们合并成一处相当巨大的资产。他们原本可以雇用劳动力去耕作土地,但当时的"工资热"却让这种选择变得非常令人难以接受,正如锡耶纳在瘟疫过后制定的一部法律的前言中表述的那样:

> 耕种土地者以及那些惯常在土地上和果园里工作的人,由于每日劳作获得了巨额财物与薪水,故(在经济上)彻底摧毁了锡耶纳城邦公民与居民的农场,并且导致前述公民的农场与土地遭到了荒弃(等等)。[13]

这个由公民管理着的城邦不但对农场耕作者课以重税,还引进了"外邦人"(即非锡耶纳人),来补充城邦的劳动力。在较长的一段时间里,锡耶纳人和其他许多人都找到了佃户,佃户们签订了相当于佃农分成制(mezzadria)的协议,规定由地主提供土地、一些工具和种子,佃户则提供劳动力。佃户会为自家种植某些作物,然后双方根据一种预先确定下来的方案共享经济作物出售后所获的利润。在意大利中部,合并而成的地块面积从 25 英亩到 75 英亩不等。米兰附近的地主甚至把面积从 125

英亩到 300 多英亩不等的更大地块租给一些企业家，由后者支付固定的税捐，并且自行安排劳动力和费用支出。不同于通常只在大部分土地上种植一种作物的英国地主，意大利人种植多种多样的经济作物，它们起到了防范价格波动的作用：假如一种商品贬值，那么另一种商品肯定会升值。除了谷物，他们还种植葡萄、橄榄、水果、制造麻布所用的亚麻以及藏红花与菘蓝之类的染料作物，还有用桑树喂养的桑蚕。

其他的地主策略

地主或雇主能够避免工资成本过高的一个办法就是干脆少雇人。他们对一些可以取代人工的省力工具和畜力的需求量很大。将土地从劳动密集型的耕地转变成几乎不需要劳动力的畜牧用地，这种做法在英格兰和其他地区变得十分流行起来。在西班牙和意大利南部，事实证明人们转而喂养绵羊的做法利润很丰厚。一些英国地主开始用篱笆将他们的耕地围起来，将其变成牧场，待市场回暖之后饲养各种各样的牲畜。在沃里克郡的拉德伯恩（Radbourne），15 世纪初就有 1 000 英亩的土地被圈了起来，用于饲养牛羊。1386 年作为耕地之时，获得的收入是 19 英镑；而到 1449 年，这片土地的收入达到了 64 英镑。牧场主只需雇用五六个人，就能完成所有的工作，这一事实让收入的增加显得更加突出。到了 16 世纪初，这种做法遭到了抨击，其中，托马斯·莫尔爵士（Sir Thomas More）的抨击很著名。此人在《乌托邦》（*Utopia*）一书中写道，"吃人的绵羊"以利润的名义剥夺了不断增长的人口所需的耕地。然而，差不多就在同一时期，爱德华·贝尔纳普爵士（Sir Edward Belknap）却在议会面前替过去的做法进行了辩护："因为当时那个地区的牧场十分稀缺，耕地却极为富余，地主找不到佃户去耕作他们的土地。"⑭

欧洲农民新获得的这种经济力量，并不是在任何地方都能把他们领向一个勇敢的新世界。只要做得到，地主就会增加劳动阶层的负担与苦难,目的则是从他们身上榨取更多的利润。在加泰罗尼亚地区和欧洲的东部,由于没有几座新兴的城市为人们提供什么可行的选择,所以那里的地主曾把更严苛的条款和更短的租约强加给佃农,收紧而不是松开了束缚着农奴的封建锁链。在加泰罗尼亚地区,农奴赎身的价格从 64 个苏*上涨到了 133 个苏,教会还不允许农奴加入教士行列。在一些德语、斯拉夫语和西班牙语地区,贵族们甚至获得了更大的权力,可以逮捕、找回甚至"虐待"农奴。在德国的东部和波兰的西部,由于地主们认为有必要掌控稀缺的人力资源,所以还出现了"再封建化"的现象。

威压与国家干预

英国的劳工法

英王爱德华三世(King Edward Ⅲ)几乎马上就对劳动力短缺以及随之而来的工资上涨形势做出了反应,在 1349 年 6 月 18 日以写信给肯特郡治安官和温彻斯特主教的形式,颁布了《劳工条例》。其中的序言清楚地表达了政府的担忧:

> 鉴于不久之前有很多人死于瘟疫,尤其是工人与仆役,且许多人看到了雇主的需求和仆役极其稀缺的情况后都不愿提供服务,除非能给予他们过高的工资,还有一些人则宁愿无所事事地乞讨,也不愿意靠劳动谋生。我们考虑到由此造成的严重不便,且今后尤其有可能缺乏农夫及诸如此类的劳力……故兹令……(等等)。

---

* 苏(sou),法国旧时的一种低面值纸币或铜币。

在条例的正文部分,英王列举了他对王国之内所有身体健康的子民所抱有的一些期望。首先,他对农村人口下令:

> 凡英格兰王国之内的人,不论男女,不论处于何种状况,不论是自由农民还是农奴,只要身体健壮,且年龄在 60 岁以下(没有固定住所和工作的人)……倘被要求为他人服务,则必须按照后者的要求提供服务,并且只应获得服务之地在我们统治英格兰的第 20 年(即 1346 年)或此前五六个普通年份惯常水平的工资、口粮、报酬⑮或者薪水。

简而言之,每一个可以工作的人都应当找到一个愿意接纳他/她的雇主、为之服务,并且获得不高于鼠疫暴发之前惯常支付的工资和其他报酬。那些找工作的人首先应当向贵族申请,然后才能去向平民地主申请。对雇主来说,条例规定,他们无权雇用多于能有效投入工作的雇工数量的劳力。那些有工作能力却不工作的人,将被关进监狱,凡在到期之前离岗的人都将被关进监狱,而之后雇用此人的雇主也是如此。雇主若是支付更高的工资和报酬,则会被处以所付工资或者报酬两倍的罚款。像"鞋匠、裁缝、铁匠、木匠、泥瓦匠、铺瓦工、(造船工以及)车夫"之类的手艺人,同样不能索要或者收取高于瘟疫之前惯常水平的工资。在城镇里,商贾、手艺人、仆役和工人也被禁止利用死亡人数众多的形势谋利。爱德华三世还指示每一位主教及其同僚,他们必须确保神职人员向教民宣传,让后者服从新的法令,并且神职人员自己也不能获取高于1346 年前的工资或者圣俸。

到了 1351 年,显然已经是市场力量而非王室意愿在引导着业已枯竭的劳动力资源寻求他们可以获得的最高工资了。注意到这种情况之后,英王与议会又颁布了一份极其类似的《劳工法令》。

前述的仆役都无视前述的条例,只顾他们的安逸与异常的贪婪,都拒绝为贵族和其他人服务,除非他们获得的口粮与工资达到前述第 20 年及以前经常获取的口粮与工资水平的两三倍,这给贵族带来了极大的损失,让前述的所有平民都陷入了赤贫……

这份法令与以前的条例相比,条款更加具体,惩罚措施也更加严厉:

在习惯于给小麦的乡村,他们应当以 1 蒲式耳*合 10 便士的标准来计算,或者根据给予者的意愿收取小麦,除非另有规定。他们的服务应当允许以整年或者其他惯常的期限来计算,而不能以天来计算,割草(锄地)或晒干草的时节,每日工资只能收取 1 便士,刈草者应按每英亩 5 便士或者按每天 5 便士来获取工资,收割玉米(谷物)者,8 月第一周为 2 便士,第二周为 3 便士,如此直到 8 月底,而在惯常的工资标准较低的乡村,亦应收取较低的工资,不得索要肉或酒,或者索要、给予或接受其他的免费之物。工匠若公开带着工具来到商业城镇里,当于公开之地受雇,而不得暗中(私下或秘密)受雇。

原本刚刚摆脱束缚的劳动者获得的最大自由之一,就是有权签订为期很短的劳动合同,甚至可以按天计算,由此劳动者能够很快地再次进行谈判,以便获得更好的条件,或者离开去找一个更好的职位。可法令不但禁止了这种做法,还禁止了秘密雇用季节性零工、工资不公开的做法。[16]

从很多方面来看,这项法令都可以说是王室政府对经济事务与传统的契约权利进行的一种前所未有的干预。劳动阶层在这个问题上没有

---

* 蒲式耳(bushel),英制谷物容积与重量单位,1 蒲式耳等于 8 加仑,约合 35.2 升。

发言权,而他们与雇主在违反这项法令的时候,其实是尊重法律的。克里斯托弗·代尔称,在整个 14 世纪晚期,出现过"成千上万"起违反这项法令的行为。在埃塞克斯郡(Essex County),仅 1352 年就有 7 556 人因为违反了此法而被罚款,且其中有 20％的人为女性。到 1389 年时,这一数字下降到了原来的 1/10(为 791 人),原因很可能更在于执法松懈,而不是违法行为减少了。人口危机还促使王室制定了其他一些法律:除了其他作用,这些法律都旨在削弱伦敦行业公会的垄断,以便降低物价(1351 年 2 月),迫使爱尔兰的英国地主留在他们的庄园里(1350 年、1351 年、1353 年、1359 年、1360 年、1368 年和 1380 年),限制上层与下层社会中的新贵在奢侈品上的支出(1363 年及后来制定的限奢法令),限制乞丐四处流浪[1388 年的《剑桥法令》(Statute of Cambridge)]。尽管这些法律中没有一项达到了立法目的,但它们一起为英国王室更加严重地侵入臣民的私人生活铺平了道路。

英国士绅阶层的崛起

在试图控制突然之间具有了流动性的下等阶层这一过程中,爱德华三世及其政府依靠的是下层贵族(常常称为士绅阶层),甚至还招募过这种士绅。士绅这个阶层之所以在 14 世纪形成了一种独特的面貌,很大程度上是由于黑死病导致的种种社会变革和政治变革。生活在庄园里并且管理着英国大部分农业活动的骑士并不是一个统一的群体,而是根据他们拥有的土地规模、从土地中获得的收入及其家族的社会地位,逐渐演变成了 3 个社会阶层。绅士属于其中的最低阶层,他们的资源仅限于当地的教区或者周边地区。候补骑士属于中等阶层,他们的资源遍布所在的郡县。最富有的骑士阶层则拥有最广泛的财产与利益。只要对社会地位界定不严格,那么拥有大量地产、一心往上爬的自耕农常常可以被当成绅士。1413 年制定的《增补法令》(Statute of Additions),曾经试图对"身份"进行更加严格的界定;其规定,法律诉讼参与者必须具体说明自己的社会地位,比如骑士、候补骑士、绅士,等等。

由于长久以来都与贵族联手,故王室政府很信任士绅阶层,认为该阶层是在变化迅速的世界中的保守且稳定的力量。地方上的王室官吏就是从这种精英阶层中遴选出来的,他们负责执行法律,并在有人违反法律的时候执行司法程序。一些较有威望的乡村官吏都出身于骑士阶层,其中包括议会议员,治安法官和司法吏往往都由候补骑士充任,低级治安官和执法人员通常则由绅士担任。法庭记录表明,这些人曾坚持不懈地确保那些给地主阶层带来麻烦的人都受到了严厉的惩处,不过这些惩处也是公正的。他们追捕和处罚逾期不偿的债务人、逃税者、逃跑的工人以及漫无目的的流浪者,一如对待杀人犯和小偷那样勤勉。

下等阶层的反抗

有几个与瘟疫毫不相关的因素加剧了黑死病过后英国农村社会的紧张局势。其中一个因素就是"罗拉德派"(Lollardy)信仰的传播。这是以激进的神父、神学家约翰·威克里夫(John Wyclif)的教义为基础而形成的一场大众宗教运动。他质疑神职和圣事圣礼,且坚持认为所有人都应能够获得英语版的《圣经》,这削弱了中世纪晚期天主教的基础。对教会等级制度及其控制基督教的做法进行的这种抨击,极大地吸引了那些对其他方面也感到不满的下等阶层。假如教会垮台,那么教会对英国大量土地的掌控也会瓦解;有些人希望将这些土地重新分配给下等阶层。很有可能,强制交纳给教会的什一税也会由此终结。

在黑死病肆虐的那个时代,饥荒、战争与赋税继续有增无减,而其中的每个方面都对农村的下等阶层产生了严重的影响。直到1450年前后,英国一直深陷于百年战争的泥沼之中;尽管战争在法国进行,但支持这场战争所需的资金与人员,却主要来自英国的农村。随着农奴制度没落、英国农民阶层的物质条件普遍有所改善,英王在 1377 年决定征收一系列的人头税;这种赋税并不是针对土地或者收入来征取,而是简单地针对超过一定年龄的臣民来征取。第一种是每人只征 4 便士,但对于一个每天只赚 1 便士、有 3 个 16 岁以上的家人需要供养的人而言,这种赋税却占到了此人半个月的工资。人们对这些苛捐杂税的愤怒、罗拉德教派的激进思想以及政府试图将下等阶层的社会与经济收益最小化而导致的失望情绪结合起来,最终引发了 1381 年那场著名的英国农民起义。近来的研究已经表明,这一事件是上层与下层社会所进行的一系列抗议活动的高潮;而且,1381 年的起义"农民"当中,其实还包括了许多的自耕农,甚至有绅士。在很多方面,这场起义的失败都强化了英王的统治,向百姓证明了反抗是无用的。

在欧洲,并非只有英国的下等阶层感受到了瘟疫过后的社会矛盾,并且揭竿而起,希望以此来缓和矛盾。1358 年 6 月,巴黎周边地区暴发了一场反抗贵族和地主的大规模农民起义[这些农民的绰号为"扎克雷"(Jacques,即乡巴佬)]。这场扎克雷起义,是法国贵族在百年战争中没能保护农民阶层免遭英军祸害而引发的。农民和贵族双方所用暴力的残酷程度远远超出了英国的农民起义。扎克雷起义发挥了关键性的作用,令法国国王和贵族都确信,在瘟疫或者其他的重大突发事件过后,绝对不应让农民阶层获得任何社会或经济让步。在意大利的佛罗伦萨,被称为"梳毛工"(ciompi)的底层羊毛工人于 1378 年揭竿而起,反抗行会与公民政府。他们要求佛罗伦萨的毛料制造商提高生产水平,以便确保较高的就业率,还坚持认为他们应当获准自己成立一个行会,并且参加公民政府。值得注意的是,这 3 场运动都试图纠正一些社会弊病:虽然长期以来这些弊病都属于中世纪社会制度中的一部分,瘟疫却让它们变得更加严重了。在这 3 场起义中,起义者都遭到了某种程度的暴力镇压;起义虽然让统治阶级瑟瑟发抖,却没有达到改善起义者处境的程度。

　　中世纪晚期绝大多数死于瘟疫的人都生活在农村里，而且大多数死者都属于劳动者，而不是地主。一方面，瘟疫减少了人们对土地的争夺，将物质和货币财富集中到少数人手里，从而让劳动阶层的生活有所改善。但另一方面，瘟疫又迫使地主和统治阶层对劳动阶层的索求增加，以弥补劳动力的减少。负担与资源、机会与限制方面的变化从来都不是一帆风顺的，在这些方面的调整措施导致欧洲中世纪出现了前所未见的大规模社会反抗。随着瘟疫逐步变成城市世界里的一种疾病，它对农村地区社会与经济结构的影响也减弱了；不过，瘟疫在 14 世纪释放出来的种种力量却再也没有被逆转。

注释

　　① 即鉴于他们拥有的财产——价值超过 5 英镑——根据法律应当立下遗嘱，却并未立有遗嘱的人。

　　② Christopher Dyer, *Making a Living in the Middle Ages*（New Haven：Yale University Press，2002），p. 233.

　　③ Etienne Robo, "The Black Death in the Hundred of Farnham", *English Historical Review* 44（1929），p. 560.

　　④ Richard Lomas, "The Black Death in County Durham", *Journal of Medieval History* 15（1989），pp. 127 - 140.

　　⑤ Christopher Dyer, "Changes in Diet in the Late Middle Ages", in his *Everyday Life in Medieval England*（New York：Hambledon and London，2000），pp. 83 - 90.

　　⑥ Georges Duby, *Rural Economy and Country Life in the Medieval West*，trans. Cynthia Postan（Columbia：University of South Carolina Press，1968），pp. 339 - 340.

　　⑦ "城市空气给人带来自由"（Stadtluft Macht Frei）是中世纪德国的一句谚语。

⑧ "长子继承制"(Primogeniture)：所有土地都由年纪最大的儿子或者"长子"来继承的制度。

⑨ B. T. James, "The Black Death in Hampshire", *Hampshire Papers* 18 (December, 1999), p. 6.

⑩ 即不根据通货膨胀或紧缩进行调整。

⑪ 指耕作时只由地主获取收益的土地。

⑫ 塞提埃(setier)为液量单位,1 塞提埃约合 300 升或者 78 加仑。

⑬ William Bowsky, "The Impact of the Black Death upon Sienese Government and Society", *Speculum* 39 (1964), p. 26.

⑭ Dyer, "Everyday Life", pp. 36 – 37.

⑮ "报酬"(meed)：应得的工资或者赠品。

⑯ 条例和法令的原文,见于 *Source Problems in English History*, ed. Albert White and Wallace Notestein (New York：Harper and Brothers, 1915).

第十一章
在中世纪的伊斯兰世界

公元 7 世纪初,阿拉伯商人穆罕默德向世人宣布,他已被选定为真主安拉(Allah)的最后一位先知,并且声称,基督徒和犹太人并不完全了解和敬拜这位真主。那些服从真主旨意行事的人,就是穆斯林(源于"顺从"一词)。真主在天堂中向穆罕默德诵读过这些旨意,并且将其记录在《古兰经》中。由此形成了这种"顺从的"宗教,或称伊斯兰教。然而,伊斯兰教始终都不仅仅是一种宗教:它还为个人和社会全面地规定了一种生活方式,将其概括在《伊斯兰教法》(Shariah,或拼作 Shariat)中。真正的信徒若是偏离了这条道路,就会危及自己的灵魂。

伊斯兰教以惊人的速度从阿拉伯半岛传播开去,在短短的一个世纪之内,就主宰了从比利牛斯山脉(Pyrenees)到中亚地区之人的生活。为了让不管是属于哪个民族的穆斯林都能阅读《古兰经》,穆斯林的领袖和导师们将阿拉伯语灌输给了整个伊斯兰世界或者说伊斯兰教地区(House of Islam)。尽管这个疆域辽阔的帝国内不可避免地出现了政治上的差异,但拥有《古兰经》和阿拉伯语的伊斯兰教却为这道宽广弧线上的各地提供了强大的文化团结元素。摩洛哥的宗教学者阿布·阿卜杜拉·伊本·白图泰(Abu Abdullah ibn Battuta)在完成了 73 000 英里的旅程,几乎到达了 14 世纪那个广袤的伊斯兰世界里的每一个角落之后,曾称从西班牙南部到印度洋上的岛屿,凡是有人诵读《古兰经》的地方,他都觉得是家乡。

中世纪伊斯兰社会中的瘟疫

瘟疫暴发之前的穆斯林医学

随着伊斯兰教传播开来,它不但通过宗教信仰,还通过商业贸易,将千百万人联系了起来。伊本·白图泰穿越了古时的一些贸易路线。在过去,一些像他本人那样的学者和朝圣者,以及各种商品、思想和世俗的文化产品,曾经沿着这些路线来去。从其同化的社会中,伊斯兰世界承袭并且传播了它所重视的一切。9世纪时,伊斯兰教的领袖或称哈里发(caliphs)在他们的都城巴格达(Baghdad)兴建了一个繁荣的宗教和世俗研究中心,称之为"智慧宫"(Bayt al-Hikmah)。历任哈里发从帝国各地以及邻近的拜占庭世界搜集而来的科学、数学与哲学手稿,都陈列在智慧宫里图书馆的书架之上。在不久之前"第一次大流行"期间诸多可怕现象的刺激下,巴格达的学者们不但阅读了希波克拉底与盖伦这两位古典时期的医生和哲学家亚里士多德那些备受推崇的希腊文生物学和医学著作,还将它们翻译成了阿拉伯语。在3个多世纪的时间里,穆斯林科学家和医生们对这些著作进行了深入的研究和评论,并将其融入了他们那些极具影响力的医学文献之中。

在书籍和自身临床经验的指引下,穆斯林医生几乎在每一个领域里都取得了巨大的进步:从脑外科学到内科医学,莫不如此。由于伊斯兰世界及其贸易网络让人们能够接触到远超于希腊世界的种类广泛的草药和其他药物,因此穆斯林药物学也远远拓展到了希腊人与罗马人无法企及的范围。具有开创性的穆斯林医生和科学家在阿拉伯语作品中广泛传播了他们的发现。这些作品多种多样,从简短的小册子到10世纪波斯人阿维森纳〔原名阿比·阿里·侯赛因·伊本·西那（Abi Ali al Hosain Ibn Sina)]* 那部百科全书式的《医典》(Kanon, 亦拼作 Qanon)，不一而足。其中的许多书籍都变成了伊斯兰学术界的经典，而被翻译成拉丁语之后，它们又变成了基督教学术界的经典。在 1258 年巴格达的智慧宫被蒙古人毁掉之后，这些阿拉伯语经典文献就一直在伊斯兰医学中占据主导地位，但由于其所获的成功而阻碍了医学的进一步发展。尽管大马士革、开罗和其他主要的伊斯兰城市都有充满活力的知识生活，但 14 世纪 40 年代鼠疫蔓延到伊斯兰世界之后，穆斯林医生和科学家却发现，自己根本无力超越此前数个世纪的医学。[①]

伊斯兰世界的瘟疫

在伊斯兰世界里，流行性疾病并非罕见之事。公元 6 世纪和 7 世纪，黑死病"第一次大流行"席卷了整个地中海东部，削弱了波斯帝国和拜占庭（即东罗马）帝国的实力，促进了伊斯兰教的传播。当时有一位阿拉伯诗人哈桑·伊本·塔贝特（Hassan ibn Thabit），他描绘了某次疫情暴发造成的破坏：

> 它的（即瘟疫的）旗帜降临到（伊拉克的）巴士拉（Basra）和鲁马（Rumah）
> 像旋风一样，留下了如火一般燃烧着经过时的烟雾。
> 它在杜巴力（Dhu Ba'l）造成了严重的破坏，直到那里的居民全被消灭，
> 还摧毁了卡曼（al-Khamman）所有有人居住的大院宅房。

---

* 此处拼法与第一章里稍有不同，是从阿拉伯语翻译到英语时对同音词的选择不同所致。

于是,人们匆忙放下他们必须完成的工作

被罗马人土地上所知的那种灵怪②折磨得意乱心烦。

在 1056—1340 年间,伊斯兰世界里至少暴发过 9 次大规模的流行性疾病,不过其中大多数疫情蔓延的地理范围有限。1056—1057 年间那次疫情的传播范围最广泛,给伊斯兰文化留下了一种与"第二次大流行"相类似的印象。差不多 4 个世纪过后,穆斯林编年史家伊本·哈哲尔(Ibn Hajar)指出了这样一个事实:

> 瘟疫发生在萨马尔罕(Samarkand)和巴尔赫(Balkh)两地,每天都有 6 000 多位居民丧生。人们不舍日夜,忙着清洗、裹装和埋葬尸体。那些心脏破裂的人,鲜血从心中涌出,再从其口中流下,接着就倒地而亡了。③

阿布·伊沙克·拉齐克(Abu Ishaq Al-Raqiq)对 1004—1005 年间突尼斯疫情的描述

除了所有的灾难(饥荒、经济通货膨胀、农村人口逃亡),此时又增添了瘟疫(waba)和流行性疾病(ta'un),它们导致大量人口死亡,无论贫富。除了照顾或者探视病人、为死者做临终祷告、跟着送葬队伍前进或者从葬礼上返回,我们几乎看不到忙于其他事情的人。在盖拉万(Qayrawan),穷人的尸体都被集中到了巴布萨利姆(Bab Salim)。人们为这些死者挖掘了集体坟墓,每座墓穴里都埋葬着 100 具尸体,甚或更多……盖拉万的清真寺里空无一人,公共浴池和烤炉房里静寂无声。人们甚至沦落到了把自家的门与屋顶上的椽子拆下来（做柴火）烧掉的地步。许多城市居民和农村人口都迁往了西西里……甚至有人说，乡村地区竟然出现了人吃人的现象。

　　引于 Mohamed Talbi，"Laws and Economy in Ifriqiya (Tunisia) in the Third Islamic Century"，*The Islamic Middle East*，*700—1900*，ed. Abraham Udovitch（Princeton：The Darwin Press，1981），p. 223.

黑死病

　　14 世纪 40 年代的瘟疫，似乎就是沿着那个促进了伊斯兰教的传播、为其带来了一定的文化团结性的贸易路线网络蔓延开来的。与基督教评论家们一样，穆斯林也声称这种瘟疫源自中国或者中亚地区南部，然后向西传播。编年史家穆罕默德·马格里奇（Muhammad al-Maqrizi）曾在 15 世纪初如此写道：

　　　　它始于卡比尔（al-Kabir）汗国……当时正值 742 年[④]（即公元 1341 年/1342 年），这个消息是从乌兹别克人（Uzbeks）之地传来的……（瘟疫）在整个汗国内蔓延，让可汗和他的 6 个孩子都送了命……接下来，瘟疫传播到了东方诸国，以及乌兹别克地区（Bilad al-Uzbek）、伊斯坦布尔*、盖西里亚（Qaysiriyya）和鲁姆（Rum）。[⑤]

---

　　* 伊斯坦布尔即拜占庭帝国的首都君士坦丁堡。实际上，从 13 世纪开始就有希腊学者称该城为"Istinpolin"，这一名词又在口头表达中逐渐变为"Istanbul"。但直到 1930 年，该城市才正式更名为"伊斯坦布尔"。

由于缺乏已知的资料来源,因此学者们既无法重现鼠疫的实际发源地,也无法确定鼠疫对中国和蒙古人治下的中亚各个地区带来了什么样的影响。普遍为人所接受的观点是,人类沿着中国与黑海地区之间那些非常活跃的贸易和旅行线路进行的活动,让携带着鼠疫病菌的跳蚤所寄生的本地啮齿类动物群落分散到了各地。随着这些跳蚤寄生到没有免疫力的新啮齿类动物群落之中,新的啮齿类动物群落会大量死亡,而跳蚤则开始寄生于人类身上,把疾病从啮齿类动物传播到了人类当中。支持这种模式的人认为,饥饿的老鼠或者其他寄生有跳蚤的啮齿类动物是沿着中亚地区的贸易线路,随着粮食供应一路往西,进入了伊斯兰地区(很可能还往东进入了中国),最后则是沿着伊斯兰世界本身发达的旅行网络,将鼠疫传播开去的。

关于黑死病在伊斯兰世界里传播的第一手资料来源相对稀有,也很少以说明欧洲当时情况的日记、家庭账簿和信件等形式留存于世。如今可以看到当时的一些官方记载,比如被称为"公共登记簿"(diwan)这样的编年史料,只不过,这种类型的史料中,大部分都还有待研究。存世较多的个人记载,则源自像伊本·白图泰之类的旅行者的记述、像马格里奇所撰的那类历史著作、诗歌和各种书面资料中的传闻轶事。阿比·加法尔·艾哈迈德·伊本·哈提玛(Abi Gafar Ahmed ibn Khatimah)和阿布·阿卜杜拉·穆罕默德·伊本·哈提卜·利萨德·丁恩(Abu Abdallah Muhammad ibn al-Khatib Lisad-ad Din)这两位安达卢西亚的内科医生,曾在 14 世纪 40 年代末目睹了鼠疫的第一次流行,并且留下了论述鼠疫的小册子,从而成了这方面的第一手史料。历史学家阿布·哈夫斯·奥马尔·伊本·瓦尔迪(Abu Hafs Umar ibn al-Wardi)在 1348 年所写的那部富有诗意的《论瘟疫之报告》("Essay on the Report of the Pestilence")中曾宣称:"它始于黑暗之地。"

伊本·瓦尔迪对瘟疫蔓延情况的描述，1348 年

啊，多么厉害的一位不速之客啊：它已经流行了 15 年之久。中国没有免遭其害，最坚固的堡垒也无法将其阻遏。瘟疫曾让印度人饱受折磨。它让信德人（the Sind）不堪其苦。它张开魔爪，甚至将乌兹别克人之地诱入陷阱。在河中地区（Transoxiana），它折断了多少人的脊背！瘟疫愈演愈烈，进一步蔓延。它袭击了波斯人，迈步朝契丹（Khitai）之国而去，一点一点地将克里米亚（Crimea）蚕食。它向鲁姆降下炽热的火炭，将骇人的暴行引到了塞浦路斯（Cyprus）与诸岛。

……它射出的箭矢瞄准了大马士革。瘟疫在那里驻留，宛如坐在宝座上的国王，用权力左右着那里，每天杀戮千人或更多，导致人口锐减。它用脓疮毁灭了人类。但愿至高无上的真主宽恕大马士革，使之可以继续走自己的道路，扑灭瘟疫的火焰，使之不要靠近那里芬芳的果园。啊，真主，愿您让大马士革恢复如初，保护那里不遭损害。那里的人心已经如此低落，以至于城中之人为了一粒粮食而甘愿出卖自己……

接下来，瘟疫又想染指阿勒颇（Aleppo），但没有得逞。凭借真主的慈悲，瘟疫并没有肆虐。我不会说，植物必须有种子才能生长。鼠疫获得了胜利，现身于阿勒颇。人们都说：它已经对整个人类发起了一场进击。我称之为鼠疫。它追捕每家每户中每一个人的方式，多么令人惊讶啊！只要有一人吐血，全家都必死无疑。两三个晚上之后，它就会把一家子都送入墓穴之中。我曾请求人类的造物主，在瘟疫袭来时将其驱逐。凡是尝过自身之血的人，一定会死。啊，真主，它是在执行您的旨意。把它从我们身

上拿走吧。只要您愿意,就可以做到这一点。让瘟疫远离我们吧。除了全能的真主,谁又会为我们抵挡这可怕的瘟疫呢?真主比瘟疫更伟大,而瘟疫就像一支军队,抓住并进入爱好和平的人当中,甚至就像疯子一样。它的矛头,会为每一座城市磨利。对于锋利矛尖上的可恨之物(即瘟疫),我感到很害怕。瘟疫已经蔓延到了多少地方呢?若是不带走其中的居民,它誓言不会离开。它点着灯火,细细搜寻。瘟疫给阿勒颇的百姓带来了同样的烦恼。它放出毒蛇,一路悄悄爬行。

　　选自 Michael W. Dols, "Ibn al-Wardi's 'Risalah al-naba' 'an al-waba,' A Translation of a Major Source for the History for the Black Death in the Middle East", 见于 *Near Eastern Numismatics, Iconography, Epigraphy and History*, ed. Dickran Kouymjian (Beirut: American University of Beirut Press, 1974), pp. 443 - 455。

　　波斯编年史家阿布·巴克尔·艾哈里(Abu Bakr al-Ahri)提到过1346 年/1347 年阿塞拜疆发生的瘟疫,并且解释说,金帐汗国(Golden Horde)的可汗札尼别(Djanibeg)曾利用克里米亚的混乱状态入侵该地区,由此接触到了意大利人设在卡法的贸易站。伊本·哈提玛则追溯了鼠疫从黑海边的卡法传播到君士坦丁堡,然后又从那里蔓延到了西里西亚(Cilicia)的过程。马格里奇的记载和其他史料则表明,鼠疫蔓延到埃及的时间是在 1347 年秋季,差不多也就是西西里岛上出现瘟疫的时候。马格里奇认为,是一艘在亚历山大港靠岸、上面载有商人和奴隶的船只,将鼠疫传播到了埃及。靠岸的时候,那艘船上的 32 位商人、300 名奴隶

和船员,已经只剩下 4 位商人和 41 名其他人员了,数天之后,剩下的人
也全都死了。亚历山大港开始瘟疫肆虐:大清真寺(Grand Mosque)里
的阿訇,一次就为 700 具棺木做了祷告。第二年春天,瘟疫开始沿着尼
罗河流域往南蔓延,在 1348 年 4 月侵袭了开罗,1349 年年初则蔓延到了
上埃及(Upper Egypt)地区。在开罗城内及其周边地区,人们都是用木
板、梯子、百叶窗或者门板,一次抬着两三位死者到墓地去安葬。街道上
到处都散落着尸体与垃圾。许多人都死在路边,尸体则一直留在那里;
还有一些尸体,则是被死者过度紧张的朋友或家人扔在那里的。伊本·
阿里·哈贾拉(Ibn Ali Hajalah)曾写道:"这些死者沿着大路散布,就像
等着伏击别人一样。"往东而去,大不里士(Tabriz)在 1346 年秋天暴发了
瘟疫。马利克·阿什喇甫(Malik Ashraf)手下那支正在围困该城的军队
停止了进攻,转而进攻巴格达,故把瘟疫也带了过去。伊本·白图泰曾
指出,1348 年年初加沙(Gaza)暴发的瘟疫,很可能就是从埃及传播过去
的:"我们前往加沙,发现那里大多数地方都空无一人,因为瘟疫期间死
亡的人太多了。教法官(qadi)告诉我说,那里的 80 位公证人只剩下了
1/4,而死亡人数已经上升到了每天 1 100 人。"⑥ 到了 1348 年 6 月,一度
繁荣的大马士革城彻底沦陷,而在突尼斯的突尼斯城,一个月里每天的
死者则达 1 000 人之多。在这场杀戮中,诗人阿布·卡西姆·拉哈维
(Abu l-Qasim ar-Rahawi)曾写道:

> 我不断祈求真主的宽恕。
> 生命与安逸,已一去不复返。
> 在突尼斯,无论早晚
> ——早晚皆属于真主——
> 恐惧、饥饿和死亡处处可见,
> 都是骚乱和瘟疫所激起的。⑦

当时,摩洛哥的菲斯(Fez)的统治者阿布·哈桑(Abu l-Hasan)正在为控制突尼斯而战。军营里暴发瘟疫之后,他的手下便分散到了特莱姆森(Tlemcen)和北非的其他地区,把瘟疫也带到了各地。内科医生伊本·哈提玛的故乡,即西班牙信奉伊斯兰教的阿尔梅里亚城(Almería),也在1348年6月出现了第一例鼠疫病例,而不久之后,那里每天的死亡人数就达70人了。正如欧洲的观察人士后来提到他们所在地区的瘟疫时声称的那样,瘟疫都是始发于城中最贫困区域里的一座房子。再往北去,沿着与卡斯蒂利亚基督教军队的接壤之处,接到命令的穆斯林军队正在进攻已经感染了瘟疫的敌人。虽然赢得了几场小规模的战斗,可他们也感染了鼠疫,并且带着鼠疫回到了家乡和亲人的身边。最后,在1348年年末或者1349年年初,麦加迎来了第一批鼠疫患者:他们都是前来朝拜的朝圣者,把他们不知从什么地方染上的鼠疫带了过来。伊本·哈提玛列出了1348年5月一天里的死亡人数:特莱姆森,700人;突尼斯,1 202人;马略卡岛(Majorca),1 252人;巴伦西亚,1 500人。

在埃及,1429—1430年间那场瘟疫的破坏性仅次于鼠疫的首度暴发。马格里奇曾指出,疫情最严重的时候,开罗各城门在两天的时间里就为13 800名鼠疫死者举行了葬礼。这个数字并不能代表全部死亡人数,因为其中没有包括死于该城人口稠密的郊区的人,以及那些无人为其举行葬礼的死者。伊本·塔格里·伯迪(Ibn Taghri Birdi)描绘了死去的人与逃走的人留下一座座空荡荡的房屋与铺子的情况。据他估计,有10万人死于这场瘟疫,而现代的学者也认为,这个死亡总数是合理的。

在接下来的两个世纪里,鼠疫再度出现在伊斯兰世界西部,其严重程度大致与欧洲再度暴发鼠疫时差不多。[⑧]以地处中部的法国为例,从1347年至1534年这189年间,有瘟疫记载的达176年,但其间只发生了16次重大的疫情。在相对偏僻的埃及,从1347年到1517年(即马穆鲁克王朝⑨终结)间,只有 55 年报告了瘟疫,可其中却有 21 次被认为属于严重的疫情。在马穆鲁克王朝治下的叙利亚/巴勒斯坦,情况与此类似,报告过瘟疫的 51 年里出现了 19 次重大的疫情。

在 1517 年以后的奥斯曼帝国统治期间,这种模式依旧在继续,直到 19 世纪还有零星的疫情暴发。就在欧洲西部已经能够通过管控港口与东部边境,遏制且最终彻底扑灭鼠疫的反复暴发之时,奥斯曼帝国却依然对亚洲西部的鼠疫发源地敞开着,或许还对尼罗河流域敞开着。最近的一项研究声称,尼罗河每年的泛滥会定期迫使穴居的啮齿类动物群落——其中有些感染了鼠疫——逃出洞穴,令它们在觅食的过程中直接接触到人类。⑩原因也有可能在于穆斯林对待鼠疫的态度:他们事实上受到了《古兰经》与宗教教义的制约,故没有采取欧洲的基督徒在与黑死病斗争时曾经采用的那种市政和个人措施。

瘟疫的宗教理论

在穆斯林当中,流传着诸多针对瘟疫的比喻。瘟疫是一杯毒药,是一支入侵的军队,是一把剑或者一支箭,是火或者一道闪电。诗人们则把瘟疫想象成一条毒蛇,或者众多掠食动物中的一种。瘟疫行动迅捷,鬼鬼祟祟,并且招招致命。研究瘟疫的穆斯林知识分子都极大地受到了他们信奉的宗教和古典时期盖伦医学的双重影响。与基督徒一样,他们认为瘟疫首先是真主采取的一种行动。宗教导师们声称,正直的穆斯林死于瘟疫,属于一种福报[即爱(rahma)]:是一种类似于为捍卫伊斯兰教而死的殉道之举,确保了死者在天堂里会获得福报。对不守教规的穆斯林和异教徒(即非穆斯林)来说,死于瘟疫却是真主对一个人所犯罪孽的惩罚,注定会让他们堕入地狱。与安拉的所有举措一样,瘟疫也是公正、仁慈而善良的,并且不可避免。既然真主明确地选定了每一位患者,那么,瘟疫就不可能通过传染而随意传播,而一个人也不可能通过逃跑或者服药来免于死亡。在否认传染这种可能性的时候,穆罕默德本人推翻了阿拉伯人的传统观念。他还教导说,在疾病流行期间——就像他本人染疫时一样——穆斯林既不能进入已经发现了疫情的地区,也不能逃离这一地区。早期的一位穆斯林在评注这条禁令时曾称:"真主创造了每一个人:他已经规定了人在尘世间的寿命与死期、应当遭受的苦难和将来享受的福报。"⑪

伊本·瓦尔迪的瘟疫神赐说,公元 1348 年

这场瘟疫对穆斯林来说是一种殉道和福报,而对不信教者却是一种惩罚与谴责。一位穆斯林在承受不幸之时,忍耐就是他对神的敬拜。我们那位真主保佑并赐予平安的先知*已经确定,染疫受难的人都是殉道者。这种高尚的传统真实存在,会确保殉道之举。而且,这一奥秘应该会让真正的信徒感到高兴。如果有人说瘟疫导致了感染与毁灭,就可以这样告诉他:真主既会创生万物,也会再次创生万物。假如有骗子质疑感染的问题,并试图找到一种解释,那么我会说,那位愿平安归于他的先知曾经说过:最先感染的又是谁呢?

选自 Michael W. Dols, "Ibn al-Wardi's 'Risalah al-naba' 'an al-waba,' A Translation of a Major Source for the History for the Black Death in the Middle East", 见于 *Near Eastern Numismatics, Iconography, Epigraphy and History*, ed. Dickran Kouymjian (Beirut: American University of Beirut Press, 1974), p. 454.

---

* 即穆罕默德。

有些穆斯林神职人员,比如在 1363—1364 年间撰写了《瘟疫报告》(*Report on Plague*)一书的叙利亚法律学者穆罕默德·曼比吉(Muhammad al-Manbiji),以及 15 世纪 40 年代的伊本·哈哲尔,都认为那些被称为"灵怪"的精灵会像发射箭矢一样直接袭击瘟疫患者。尽管有少数人认为灵怪是自行其是,但大部分人都认为,灵怪是按照真主的旨意行事,是真主的工具。神学家、内科医生伊本·盖伊姆·贾瓦齐亚(Ibn Qayyim al-Jawzziya)曾将鼠疫归因于"邪恶的精灵",他在鼠疫第一次暴发之后不久就去世了。这些精灵继续大肆破坏,直到它们被"某些比病因更强大的防御力量所击退",其中包括纪念真主、祷告、向穷人施舍,以及诵读《古兰经》。"这些善举将召来天使精灵,它们能够打败邪恶的精灵,能够让后者的邪恶无效,并且击退其影响。"贾瓦齐亚如此写道。⑫

中世纪的瘟疫与伊斯兰医学

14 世纪 40 年代的行医者

任何一座信奉伊斯兰教的城市里,都有各种各样的行医之人。内科医生们接受过希腊—阿拉伯医学传统教育,故享有最高的社会威望,并在穆斯林君主的宫廷里当差。例如,曾在格拉纳达(Granada)研习过医学的安达卢西亚人哈提卜,他后来成了格拉纳达统治者优素福一世(Yusuf Ⅰ)和穆罕默德的顾问兼秘书,权势熏天。在管理大型的城市医院以及作为医学与科学教育者两个方面,穆斯林内科医生也很重要。新晋内科医生必须通过严格的考试,且所有医生都应到缺乏常驻医疗服务机构的监狱和农村地区去进行慈善诊疗。

"教长"(sheikh)属于穆斯林中的神职人员,他们除了其他方面,还负责进行身心两方面的信仰治疗,与某些特别擅长于处理女性健康问题的"女巫"一样。在病情不是极其严重,或者内科医生承认他们无法治疗某种疾病,比如精神疾病或者慢性衰竭性疾病的时候,普通穆斯林似乎都会求助于教长和女巫。这些治疗师常常会为病人提供祷词、咒语、护身符,以及非正统的药用合剂和草药疗法。就像中世纪和近代初期基督教世界的情况一样,广受欢迎的穆斯林治疗师也把宗教、草药和古代的民间迷信融入了医学之中。有些医者开具的处方,要求患者先在面包上写下"圣言"才吃,或者先用墨水将"圣言"写在纸上,然后将墨水洗下来,让病人喝掉。还有一些以文字为主的处方,包括在门柱上写一些神秘的文字,以及喝下用刻有特殊字符的戒指浸过的水。这些最后的疗法是专门用来对付瘟疫的。贾瓦齐亚曾称,"村中治疗师"所用的、以宗教信仰为基础的药物不但很有效,而且"皈依药方、符咒与祷词中所含的力量比药物的力量更强大,甚至可以抵消致命毒药的力量"。⑬

公共卫生与医院

在9世纪,穆斯林哈里发曾宣称维护百姓的健康与身体安康是伊斯兰国家的一种义务,并且成立了一个由稽查官(muhtasib)主管的机构,即稽核所(hisba)。国家从宗教法官中遴选出稽查官,这种法官被称为"教法官"——他们都是博学而富有的人,负责阐释伊斯兰教法,并且在社会上扮演着道德监督者的角色。稽查官还要对大型城市中市场上的商人所用的度量衡进行监管。他们的职责在于保护顾客免遭任何形式的欺诈与欺骗,以及不会买到来自已知世界任何一个角落的商人所售卖的变质或受到了其他污染的产品。此外,稽查官还监管着药材商(药剂师)配制和销售的药剂与草药,并且更进一步地监管着医疗实践本身,内科与外科两个方面都包括在内,因为上述药剂与草药通常都是在医疗实践中开具处方并进行分销的。更奇怪的是,稽查官还负责监管那些获得了许可证的妓女。据 14 世纪一部论述稽核所的专著称:"稽查官必须让(她们)感到害怕、审讯她们,并且警告要将她们关进监狱。"对于稽查官的职责,有一句更简洁的话进行了概括:"命令行善,禁止作恶。"⑭

由于穆斯林统治者都关心子民的福祉,故他们在每一座主要的伊斯兰城市里都兴建了至少一家大型医院[称为"病坊"(bimaristan)],并且配备了设施和人员。继而,那些富裕且有权有势的个人和家族则为这些机构提供持续不断的支持,把这当成了一种虔诚的慈善之举。与往往具有多种用途的基督教医院不同,伊斯兰教病坊的重点在于满足患者的需求和医术教育两个方面。有些医院是所在城市的医疗学术和培训中心。病人是在通常令人觉得舒适的环境里接受免费的治疗和药物,气味芬芳的植物、音乐和水花飞溅的喷泉则抚慰了他们的感官。所有社会阶层的人在需要之时都会到医院里治疗,尽管这些机构具有慈善性质,但接受医院的服务并不会让人产生任何羞耻感。医院里的主要管理人员就是统治者或其手下大臣们遴选出来的内科医生,这些人获得的薪水都很优厚。由于他们都是接受过正规医学教育的人,因此当时医院里的医疗实践都以主流的希腊—阿拉伯医学理论为基础。

有关瘟疫的医学理论

伊斯兰内科医生都已认识到,黑死病属于一种疾病。在《先知医学》(*Medicine of the Prophet*)一书中,神学家、内科医生贾瓦齐亚将"疾病"一词定义为"一种瘟疫"。在早期的伊斯兰教医学著作中,"瘟疫"的定义却多种多样,比如"人们迅速而普遍地死亡""组成空气的物质发生腐坏",或者"空气不利于健康,结果疾病在人们当中变得很普遍"。在"第二次大流行"初期,医生们曾求助于 9 世纪那些论述"第一次大流行"的文献,比如埃及人提米尼(Al-Timini)所撰的《通过净化腐坏的空气、防范瘟疫的邪恶影响来延长寿命》("The Extension of Life by Purifying the Air of Corruption and Guarding against the Evil Effects of Pestilence")一文(写于 970 年前后)。在这里,他们找到了一种将希波克拉底/盖伦医学与一些带有伊斯兰教教义特征的临床经验元素结合起来的方法。伊本·哈提玛与哈提卜这两位西班牙内科医生的作品,塑造了现代人看待14 世纪中叶伊斯兰医学的观点,但他们当时都生活在伊斯兰世界的西部边陲。从很多方面来看,两人的作品都对当时的科学与宗教正统观念提出了疑问,而那些科学与宗教的正统观念通常又反映了街头百姓和统治者的种种常识性观察。然而,人们可能会认为,大多数医生——即便是那些看过这两位西班牙人著作的医生——都是在当时的信仰制度之内行医。⑮

　　哈提卜与伊本·哈提玛两人在各自的实践和著作中,都回避了当时广为公认的占星医学。伊本·哈提玛曾写道,医学是"一门技艺,业已通过研究与实验而崛起,其目标在于维持一个人的自然禀性,并且为业已丧失者恢复这种禀性"。他承认天体有可能对人体健康产生影响,但否认当时的人理解这种影响。同样,哈提卜在其《对这种可怕疾病十分有益的探究》("A Very Useful Inquiry into the Horrible Sickness")一文中,也承认日月星辰对人们产生了影响,却否认这些影响与医疗实践有什么关系。两位医生都解释和描述说,鼠疫是一种经由传染来传播的疾病,不过,伊本·哈提玛却从异端邪说的边缘后退一步,避开了这个术语,没有再去思考他刚刚描述过的这种可能性。另一方面,哈提卜却迎难而上,直接对穆罕默德的教义提出了疑问:"传染的存在已由经验、研究、心理感知、解剖和真正的事实性知识所证实,这些全都是明证。"他接着指出:

　　　　大多数与感染了此种疾病的患者有过任何接触的人都会死去,

而没有接触过患者的(人)却保持着健康。此外,这种疾病会因为一件衣服或者器皿而在一座宅子或一个地区暴发,故它就是一个人用了上述衣物或者器皿之后死亡,甚至让整座宅子里的人都受其害的原因。

哈提卜还抱怨说,事实上当时有太多的瘟疫患者死亡,成了宗教法官与导师们做出的法律决定的牺牲品。尽管承认这些人的做法是出于善意,可哈提卜还是坚称,他们的做法是错误的:

> 不过,从传统发展演变而来的一种论证若是与心灵的感知、目睹的证据相抵触,那就必须加以解释与阐明,这属于显而易见的原则之一。在当前的形势下,这一点就是众多捍卫传染(理论)者所持的观点。

哈提卜说,道理非常简单:瘟疫与染疫者如影随形,而那些一直远离此种疾病的人——包括北非地区的某些部落——也始终没有感染瘟疫。他还指出,那些生活在染疫地区的人似乎会产生免疫力。他毫不动摇地谈到了接受或强加宗教禁忌的愚蠢之处:

> 事实上,非洲已经出现了一些虔诚的人,他们一改以前的观点,并且用文件正式证明他们撤销了以前的教令[16],因为他们觉得自己的良知不堪重负,无法再认同那种任由自己屈服于毁灭的观点。[17]

在调和标准的瘴气理论——即希皮克拉底/盖伦医学的观点,认为疾病是由污浊或者腐坏的空气导致的——与传染理论[18]的时候,哈提卜同样遇到了诸多困难,就像正统医生试图将瘴气理论与百发百中的灵怪或者安拉的旨意无可逃避等理论调和起来时一样。阿维森纳在其《医典》中颂扬过的瘴气理论认为："蒸汽与雾瘴（从大地）升起，扩散至空中，经由柔和的升温而致空气腐坏。"这种"腐坏的"空气进入人体，接着腐蚀体液与心脏，从而导致身体中毒。在《医典》的第 4 卷中，阿维森纳如此写道：

> 经历了此种腐坏过程的空气抵达心脏之后，会腐蚀其精神面貌，然后包裹心脏，令心脏腐坏。接下来，一种不自然的温暖会蔓延全身，结果就会出现瘟疫性的发热。[19]

伊本·哈提玛对这种描述稍加修改，并且解释说，这种瘟疫的作用方式不同于其他任何一种疾病，而当时的医学最终毫无效果的原因也就在于此。

人们在大多数患者身上发现的肿胀或者淋巴结肿块（称为"dummal"或"khiyara"），是身体将有毒的体液聚积起来并试图将其排出去造成的。贾瓦齐亚引用穆罕默德本人的话，称瘟疫导致的肿块是"一种腺体肿胀，与驼峰无异"，接着又给出了如下定义：

> 是一种恶性炎症，后果致命，伴有一种极其猛烈而痛苦、程度异常的烧灼感；炎症周边的大多数部位都会变黑、发绿，或者呈暗沉之色，且病情会迅速变成溃疡。这种情况主要出现在 3 个部位：胳膊下方的腋窝、耳后与鼻尖，以及（腹股沟的）肌肉柔软部位。[20]

伊本·哈提玛解释说，淋巴结肿块要么出现在上身（颈部或腋窝），要么出现在下身（腹股沟），这取决于病变物质的密度，以及由此导致的病变物质的重量。虽然淋巴结肿块是这种致命疾病的明显标志，但医生们也认为,它们有点儿像是一根救生绳:假如它们"成熟"、破裂并且排出了带有毒素的腐坏体液,那么病人很有可能存活下来。与信奉基督教的医生一样,穆斯林医生也认识到,有些患者虽然染上了瘟疫热,但死前身上并未出现淋巴结肿块。他们理由充分地认为,这是鼠疫最致命的一种变化形式,只不过,他们当时并没有提出败血性鼠疫和肺鼠疫两个具体的名称罢了。穆斯林医生都忠实地遵循着他们的医学传统,仔仔细细地把所有让患者痛苦不堪、与鼠疫相关的症状都进行了记录和分类。除了明显可以注意到的淋巴结肿块,伊本·哈提玛还列举了发烧、脉搏不稳、畏冷与发抖、舌头发黑、痉挛、嗜睡和焦虑等症状。

瘟疫的医学预防与治疗

身为盖伦体液理论的传人,伊本·哈提玛和哈提卜两人都认为,一个人的身体状况——确切地说,是一个人的体液平衡状态——预先就决定了我们究竟是不会染疫、染疫之后能够幸存下来,还是会死于鼠疫。阿维森纳曾经写道:"瘟疫热会传染给任何一个易感染者。"体质天生属于"热"性和"湿"性者,比如女性、儿童、肥胖者和耽于感官享乐的人,最易感染这种疾病,因为此病本质上具有热、湿二性。预防或治疗鼠疫的最简单的方法,就是改变患者的体液平衡,使体液变得较凉和较燥。盖伦和阿拉伯人的传统都提供了这种方法的基本要领:不吃性质热、湿的食物,避免一些刺激身体的活动,比如过度锻炼、性生活或洗热水澡,避免一些会激发"剧烈"情感的想法或感受;饮食上,应吃性质凉、燥的食物,尤其是酸性食物;锻炼应当适度。伊本·哈提玛还建议改变周围的空气,且始终都应尽可能地避开污浊的空气。他建议吸入各种浓烈的香味,用香水或气味芬芳的油脂擦拭身体,在房间里洒玫瑰水,或者焚点檀香。还应避免吸入性质燥、热的空气;他提醒说,人们既不要在火边或者烤炉附近逗留,也不能长时间地在阳光下暴晒。

伊本·哈提玛对避免染疫的建议，公元 1349 年

1. 让周围的空气保持纯净、清新，尽可能辅之以芳香。

2. 睡在门窗朝北风敞开的房间里；避开南风。

3. 保持身体平静、镇定，不要深呼吸。

4. 保持头脑与精神冷静，放松下来，阅读一些具有舒缓作用的经文，尤其是《古兰经》。

5. 饮食上，应避免吃不新鲜的肉类，但要经常吃黑面包。

6. 不饮酒，哪怕教会法允许喝掺了水的酒。

7. 定期排便，避免便秘。

节选自 Michael Dols，*The Black Death in the Middle East*，(Princeton：Princeton University Press，1977)，pp. 101 - 105。

　　穆斯林的宗教信条坚持认为，感染了瘟疫的人应当干干脆脆地服从真主的旨意，根据真主的旨意死去或者康复。医疗实践在本质上干预了这一过程，就算医疗实践所做的只能是安慰安慰垂死之人或者减轻一下他们的痛苦。毫无疑问，当时许多染病的穆斯林都遵循着这些宗教规定，拒绝接受医治。那些寻求医生帮助的人则发现，医生的治疗手段也很有限。医生会遵循盖伦医学的体液理论，从能够让患者体质变"凉"、变"燥"的饮食和药物开始着手治疗。放血术是当时最常用的外科疗法。尽管中世纪的一些作家主张让"黑血"流到颜色转红，伊本·哈提玛却建议说，体液"顶多只能放掉 5 磅＊"。他试图把放血疗法与穆斯林的宿命观念调和起来，故而指出说，据他的经验来看，"经由此种启迪，真主对追随那些命中注定可以幸免于难的人发挥了巨大的影响"。伊本·哈提玛

＊　磅(pound)，英制重量单位，1 磅约合 0.45 千克。

也曾实施过外科手术,将患者身上的肿块切除,若是实施得当,这种手术就有可能让患者康复。为了排出毒素,他和其他医生都建议用各种药膏、蛋黄涂在肿块之上,或者涂上一种富含氧化铁的特殊红色黏土,后者被称为"亚美尼亚丸"(Armenian bol)。他们认为,这种敷料在变干的过程中,会把毒素从肿块中吸出来。有些人饮用过溶有这种黏土的水,而据马格里奇称,"有些人曾用黏土涂满全身",很可能是为了预防染疫。贾瓦齐亚的病人读到他的下述结论,很可能会不太高兴:"医生们既无法击退这些疾病及其病因,也无法解释它们。"[21]

伊本·瓦尔迪论发生于叙利亚的阿勒颇的鼠疫,公元 1348 年

妨碍了人们健康生活的肿块之上都涂着亚美尼亚黏土。人人都对自身的体液进行了治疗,让生活变得更加舒适了。他们用龙涎香和樟脑、松柏和檀香,让家里弥漫着香气。他们戴着红宝石戒指,每天都吃洋葱、醋和沙丁鱼。他们不怎么喝肉汤、吃水果,而是去吃柑橘以及诸如此类的东西了。

假如看到许多的棺材与运送棺材的马车,听到阿勒颇的每个城区都传来了死亡宣告与哭喊之声,您就会跑得远远的,不愿与他们待在一起。在阿勒颇,殡葬业者的收益都大幅增加了。啊,真主,请不要让他们获利。因搬运棺材而汗流浃背的人,都尽情享受着这个瘟疫时期。啊,真主,请不要让他们流汗和享受这一切。他们高高兴兴,快乐地玩耍着。有主顾召唤时,他们甚至不会立即前去。

由于焦虑与欺骗,这座灰色之城(Grey,即阿勒颇)在我的眼中变得黑暗起来了。棺材之子(即殡葬业者)自己,也定将随着死

亡而去。

选自 Michael W. Dols, "Ibn al-Wardi's 'Risalah al-naba''an al-waba,'" A Translation of a Major Source for the History for the Black Death in the Middle East", 见于 *Near Eastern Numismatics, Iconography, Epigraphy and History*, ed. Dickran Kouymjian（Beirut：American University of Beirut Press, 1974）, pp. 452-453。

瘟疫和伊斯兰社会

在伊斯兰社会中,最关注宗教与行政事务的主要人物就是乌里玛*。他们都是一些谨慎保守的人,对待《古兰经》上所定的律法都极其严肃和一丝不苟。除了像伊本·哈提玛和哈提卜之类的医生撰写的为数不多的医学小册子,大多数规定人们对待鼠疫时的特定态度与措施的伊斯兰瘟疫文献都是由这些乌里玛撰写的。所有的乌里玛都附和着伊斯兰教的教义,称鼠疫直接来自真主安拉,给正直者带来了殉道、给异教徒带来了惩罚。他们认为鼠疫没有传染性,因而禁止人们逃离。他们教导说,虔诚的穆斯林会顺从真主的旨意,既不会祈求真主保佑他们不染鼠疫,也不会用一种可能看似会让他们免于染疫的方式去行事。救助受苦的鼠疫患者虽然是一种虔敬的慈善之举,但不能带着违背真主旨意的

---

*　乌里玛(ulama),指精通《古兰经》、圣训、教义、教法且有系统宗教知识的学者,是伊斯兰宗教与法律方面的权威,后泛指伊斯兰知识阶层。

目的去帮助患者。

做好死亡的准备

在伊斯兰城市里,死亡人数极其庞大,不过,当时的确切数据并不可信。即便如此,像在 1429—1430 年间那场"大灭绝"(Great Extinction)中开罗——可以说,开罗是当时中国以西最大的一座城市——死了 10 万人这样的数字,似乎一点儿也不夸张。那里的患者既可以到医院里去,也可以由医生到他们卧病的地方去进行治疗。尽管有宗教导师和乌里玛的安慰性训诫,但各个穆斯林群体似乎都与任何一个基督教群体无异,都对他们在尘世的命运和来生感到焦虑不安。许多人曾拼命寻找预防措施或者治疗方法,逃离自己的家园,并且祈祷上天拯救自己和所爱的人。阿布·马哈辛·伊本·塔格里·伯迪(Abu l-Mahasin ibn Taghri Birdi)是埃及 15 世纪初期马穆鲁克王朝治下一位重要的历史学家,他曾描述了那些逆来顺受地服从真主安拉,接受他们注定的命运者的情况。他们忏悔自己的罪孽,立下遗嘱,做祷告来敬拜和感谢安拉,出于对死者和真主旨意的尊重而参加葬礼。他还描述了每个星期五祈祷仪式上的情况,称参加祈祷仪式的人越来越少了。每个星期,领祷者都会把现场的会众人数与上周的参加人数加以对比:这就是在生动地提醒大家,要记住每一个人的死亡。

处理死者

当时的葬礼都是集体举行的,将死者安置在木制的棺材里举行仪式。然后,人们会把棺材抬到清真寺里排列成行,即便是在像开罗的哈基姆(Al-Hakim)这样一座最大的清真寺里,每到星期五的下午,也都挤满了死者与生者。至少会出现一次不体面的场景,就是家属们会争先恐后地取回合适的棺材,以供日后安葬死者所用。穆斯林的传统规定,应

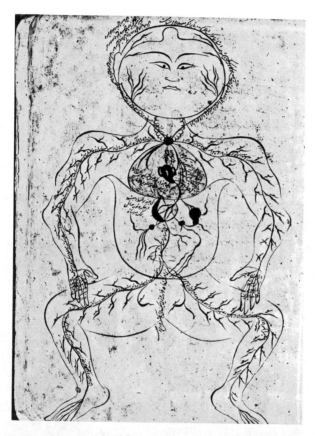

图 31　循环系统的解剖图。作者是一位 14 世纪的伊斯兰学者曼素尔-伊本·穆罕默德·伊本·艾哈迈德·伊本·优素福（Mansur ibn Muhammad ibn Ahmad ibn Yusuf）。出自国家医学图书馆。

由专门的"清洗工"对遗体进行清洗，但由家人自行安葬；不过，慈善团体或者行业公会常常会担负起这种责任，职业掘墓人则会挖好死者最后安息的墓穴。伊本·塔格里·伯迪声称，在 15 世纪 20 年代，家属确实会照料死去的亲人，就算开罗附近卡拉法（Qarafa）那样的巨型墓地上拥挤

到令人难以置信的时候，也是如此。当时，亲属们

> 根本无法把死者安葬下去。（他们）在墓地陪着死者过夜，而掘墓人则在整夜整夜地挖掘墓穴。他们挖掘出一条条大沟，每条沟里都埋葬着很多死者。野狗啃食着（未下葬尸体的）四肢，人们整夜都在急切地寻找着清洗工、搬运工（来背运死者，并将死者体面地下葬）和裹尸布。㉒

在这样一种形势下，人们会把死者的遗体从原本在清真寺里所置的棺材中移出来，仅仅身着裹尸布下葬。富裕或者在社会上有权有势的死者都有长长的送葬队伍，而这种情况并没有因为瘟疫或者疫情变得更加严重而停止。有的时候，穿过大城市里密集的大街小巷前往清真寺或者墓地时，这些送葬队伍还会相互穿插交混。

瘟疫肆虐的时候，随着尸体越来越多，变得令人难以忍受，一些惯常的习俗也逐渐消失了。棺材彻底没了踪影，连裹尸布也被重新利用起来，许多尸体都赤身裸体，被丢在一个个埋葬死者的大沟和墓坑里。尸体散落在大街小巷中，或许就留在他们死去的地方，或许是被人扔在那里的。人们还把尸体丢在垃圾堆上，尼罗河也变成了一条移动缓慢的公路，上面漂浮着一具具肿胀的尸体，散布在巨大的芦苇荡里，在正午的阳光下腐烂着。

逃离与迁走

尽管宗教禁忌不许人们逃离暴发瘟疫的地区，但许多穆斯林还是离开了那些散发着腐臭气味的城市，前往没有染疫的地区。与此同时，数量庞大得多的农村穆斯林则从他们所在的村庄逃往了最近的城市。与欧洲那些信奉基督教的乡民寻找的是瘟疫过后出现的经济机会这一点

不同,穆斯林是随着瘟疫肆虐开始迁离乡村,一路寻找着任何能够帮助他们日常生存的东西的。无疑,当时有些人并未意识到,城市里的疫情形势与乡村一样严重。还有一些人则毫不在乎,前来寻找在他们自己村庄里早已经没有了的食物和其他必需品。许多人想要城中的医生和其他治疗师给他们看病,想向药剂师购买他们和家人所需的药剂、草药和其他药品。还有一些人寻求的则是城市里的宗教礼拜、圣地和神职人员对他们精神的慰藉。

宗教反应

穆斯林对鼠疫做出的最典型反应就是宗教上的,且呈现出多种形式,既有个人的,也有集体的。什叶派(Shiite)穆斯林在很多方面都不同于逊尼派(Sunni)穆斯林,但在瘟疫时期呈现出来的一大不同就在于,什叶派穆斯林会敬拜圣人以及与之有关的圣地,尤其是那些与治疗相关的圣人和圣地;无论圣人在世还是不在世,什叶派穆斯林都是如此。有些人声称自己看到过一些异象:在那些异象中,穆罕默德亲自提出了一些特定的祷词。据说,那些祷词会特别讨真主安拉的喜悦。什叶派穆斯林用参加游行与朝圣的方式来纪念他们的圣人,然而,他们没有像基督教中的圣塞巴斯蒂安或者圣洛可这样具体的、受到了特殊关注的主保"瘟疫圣人"。由于已经变成穆斯林精神生活中的一部分,所以像辟邪物、护身符和铭文之类的实物以及口头的咒语便在那些绝望的民间变得特别流行起来。有些咒语实际上属于周而复始或者反复吟诵的祷词,始现于"第一次大流行"期间,还有一些则是《古兰经》中的经文。其中,有一种方法就是吟诵咒语:"永生者(The Eternal)的王国,既无毁灭,亦无止歇。"连续吟诵这句咒语136次,就能确保自己不会感染瘟疫。使用这些方法的现象似乎在那些相信灵怪是鼠疫的罪魁祸首并且可以受到尘世行为影响的人当中最为普遍。对所有的穆斯林来说,个人向安拉进行祷告都是很重要的,就像仪式的纯洁是穆斯林教义规定的生活方式里的一部分一样。

市政反应

社区进行的净化和祷告仪式并不少于个人,但在抗击鼠疫方面,社区几乎没有采取其他什么措施。在一些宗教领袖的推动之下,社区政府制定了严格的法律,禁止饮酒、通奸和卖淫。在 1438 年那场瘟疫期间,伊本·塔格里·伯迪曾经带着厌恶之情写道,开罗政府颁布了法令,禁止女性在大街上抛头露面,连参加亲人的葬礼也不行,违者会被处以死刑。当时群情激愤,因此市议会做出让步,允许佣人和老年妇女(大概不会激发出男人的性欲)在必要的时候外出办事。支持这些措施的苏丹在律法调整之后不久就去世了,此后一些批评家便声称,这是对他实施严刑峻法的惩罚,还有一些批评者说,他是因为取消了那些限制措施才死的。开罗等城市的政府举办过特殊的祈祷集会,组织过前往圣地,甚至是墓地的市民游行。尽管与伊斯兰教的教义背道而驰,但城市的做法与个人无异,仿佛瘟疫是真主降下的惩罚,祈祷则是为了寻求安拉对市民的无限怜悯和宽恕。集体葬礼上的人都狂热地诵念着其他的祷词,祈祷真主宽恕逝者的灵魂,而留在城中各处的人也是如此。

在阿勒颇死于鼠疫的瓦尔迪,发现这场瘟疫改变了他身边之人的生活,带来了他认为的一些积极结果:

> (瘟疫的)好处之一在于,它打破了一个人的希望,改善了此人在尘世间的德行。它将人们从漠然中唤醒,去为他们的最后旅程做准备。
>
> 一个人请求另一个人照顾他的孩子,另一个人向邻居道了别。
>
> 第三个人完善了自己的德行,还有一人准备好了寿衣。

第五个人与自己的敌人握手言和,还有一个人会善待自己的朋友。

一个人极其慷慨,另一个人会与那些背叛过他的人为友。

还有一人把自己的财产抛开㉓,另一个人会给自己的仆役自由。

有人改变性格,有人悔过自新。

因为这场瘟疫已经俘虏了所有人,定将给人类带来最后的毁灭。

今天,除了真主的慈悲,就再也没有别的保护,赞美归于真主。㉔

伊斯兰政府在面对瘟疫时,似乎曾全然依赖宗教举措和真主的仁慈。许多苏丹和其他有权有势的人都带着一大家子和仆人逃离了瘟疫肆虐的城市;那些留下来的人呢,只能遵循着盖伦和阿维森纳的教导,点起火来净化那种所谓腐坏的空气。甚至没有人费一费神,禁止人们在城市的广大市场上售卖鼠疫死者的衣物。也许是因为穆斯林领导者本身在社会上既是宗教人物,又是世俗人物,所以他们既没有寻求医疗建议,也没有鼓励世俗学者或医生去对鼠疫进行研究。结果,穆斯林知识分子并没有撰写出探究鼠疫的文献作品,可正是这种文献作品体现了欧洲基督徒的探究结果。迈克尔·多尔斯堪称伊斯兰世界中涉猎最全面的现代瘟疫历史学家,他得出结论说,穆斯林对鼠疫的反应在整个"第二次大流行"期间具有惊人的一致性,而在19世纪以前,伊斯兰世界对鼠疫也几乎没有进行过研究,没有形成过什么理论。这种静寂无声的态度与欧洲各地政府大力尝试各种预防和治疗措施的做法形成了鲜明的对比。

瘟疫对伊斯兰社会的影响

黑死病以及中世纪随后的历次瘟疫都给穆斯林居住的地区带来了严重的破坏。一些旅行者曾记载说,当时整座整座村庄里都变得荒无人烟。城市与农村地区的人口大量减少,很快就导致了经济萧条。由于许多穆斯林往往都弃乡村而去,迁到了城市里,所以庄稼无人认领,常常烂在地里,而城市居民哪怕是购买粗茶淡饭,物价也越来越高了。有些地区出现了局部饥荒,直到人们可以从没有染疫的地区购来粮食,或者城中的大型仓库开仓放粮才有所好转。当然,瘟疫也阻碍了交通运输,拖慢了粮食的交付速度。需要时刻关注的水井和灌溉系统变得破损失修,而原本肥沃的田地很快也被适应中东与北非地区那种典型的炎热干旱气候的灌木丛覆盖了。1350 年春,平常原本出口小麦的突尼斯竟然也不得不从信奉基督教的西西里岛进口小麦了。

有技能的劳动者与手工业者纷纷死亡,就意味着他们的劳动力价格或者他们生产出来的产品的价格会迅速上涨。尽管食品的需求量下降了,但农业产出的下降却必然导致物价上涨,并且一直保持在高位。穆斯林各地区之间以及穆斯林与基督教国家之间的商业贸易迅速衰落,而随着欧洲人用国内生产的优质商品取代了像花布之类的进口商品,贸易模式也发生了变化。欧洲人均可支配财富的增加导致他们对经由穆斯林港口运输的香料的需求也增加了,不过,这种增长仅仅意味着本地市场的物价会更高。没有技能的劳动者在动荡时期不断地流入城市,就意味着他们的工资会持续低迷,而他们的生活水平也会很差。

马穆鲁克王朝时期埃及与叙利亚的情况,1348—1517 年

这些趋势对埃及尼罗河流域造成的破坏尤其严重;自 13 世纪以来,那里就一直由马穆鲁克王朝的苏丹统治着。尼罗河流域的耕地被划分

成了以一个或多个农耕村落为中心、带有准封建性质的"伊克塔"（iqta' at）。与欧洲的封地一样，伊克塔可以由苏丹、苏丹手下的一位首席军官或埃米尔（amir）所有，或者由马穆鲁克王朝那支高度职业化的军队里成千上万名优秀士兵中的一位掌控。这些土地持有者从土地生产中获益，且通常有职业管理人员监督这种生产。土地所有者本人通常住在远离土地的较大城市里，比如亚历山大港，或者埃及的首都开罗。土地保有权既不是永久性的，也不能世袭，即便是在平时，一处伊克塔在短短 10 年内也有可能频繁易手。因此，土地所有者没有什么动力去改善他们拥有的土地，或者投资这种土地；在很大程度上来说，村民们都是各行其是。

1348 年尼流河流域暴发瘟疫之后，土地所有者、管理人员和村民都大批死去或者逃跑，只留下了极少数领导人和相对不多的农民，来应对维护尼罗河灌溉系统的相关重任。连苏丹本人也从开罗避往了锡尔亚古斯（Siryaqus）。埃米尔们纷纷派遣手下的军队去收割庄稼，可军队的做法却是在马背上打谷，用手扬谷。尽管他们提出，可以跟前来帮忙收割的任何农民五五分成，但几乎没有几个农民接受。到收获季节结束之时，大部分庄稼仍然留在地里腐烂。在艾斯尤特（Asyut）地区，原本有大约 6 000 名居民定期纳税，可到 1349 年时，居民人数却降到只有 116 人了。在卢克索（Luxor）周边地区，鼠疫暴发之前正常耕作的土地原本有24 000 法丹 *；可鼠疫过后，耕作面积就减少到了 1 000 法丹。

当时，士兵/土地所有者中的死亡人数太多，以至于苏丹竟然将通常专门授予一些特殊马穆鲁克人的军衔、特权和伊克塔授予了埃及的平民。地方局势的崩溃和中央政府未能提供充足的保护，在无形之中促使

---

    * 法丹（faddan），埃及的面积单位，苏丹、叙利亚等地也曾使用这一单位。1 法丹合 4 200 平方米。

具有高度流动性的贝都因(Bedouin)游牧部落迁徙到了植被葱茏的河岸地区。这些部落都满足于为自己种植简单的作物、为马匹和牲畜提供天然的草料,故他们几乎没有采取什么措施来维护商业性农业生产(主要是出产小麦、大麦和蚕豆)所需的基础设施。事实上,他们还以破坏灌溉系统、确保土地控制权而闻名。凡被马穆鲁克远征军俘虏的贝都因领导人都被送往开罗,并在那里受到酷刑折磨,然后会被残忍地处决。

在接下来的几十年里,许多农村地区都恢复了生机,而像开罗之类的城市,很快也再次有人居住了。伊本·赫勒敦在 1377 年的《历史绪论》(*Muqaddimah*)一书中声称:"它是整个宇宙的大都市,是世界的花园,是人类的蚁丘,是伊斯兰教的门廊,是王室的宝座,是一座装饰华丽的城市……"他还接着说:"此时,我们听闻了开罗和埃及的一些令人震惊的事情,所涉及的是当地居民习俗中的奢靡与富裕。"7 年之后,一位来到开罗的意大利商人曾称:"那里有一条街道,光是其中的居民就比整个佛罗伦萨的总人口还要多。"即便如此,埃及的经济还是遭到了严重的削弱,且一直持续到了 16 世纪,远远滞后于欧洲大多数国家的经济与人口,因为后者已经朝着鼠疫之前的水平大步迈进。最近一项针对"第二次大流行"期间马穆鲁克王朝治下的埃及进行的研究表明,埃及当时的国内生产总值下滑到了仅有鼠疫之前 40% 左右的水平,然后就停滞不前,直到马穆鲁克政权在 1517 年终结于奥斯曼突厥人之手。㉕

社会上幸存下来的领导人,似乎因为苛捐杂税和长途贸易带来的利润而兴旺发达起来了,这些领导人当中,许多人都曾在城市里大兴土木。相比之下,劳动阶层却承受了深重的苦难,偶尔也会因为社会公德意识下降和腐败现象增加而发出抱怨。穆罕默德·伊本·萨斯拉(Muhammad ibn Sasra)在他那部时间跨度为 1389—1397 年的《大马士革纪事》(*Chronicle of Damascus*)中,记载了下面这首由一位匿名作者撰写的、令人觉得阴郁沮丧的诗作。

我们已经看到，腐败者得权，身处高位；

见此情景，我们怎能不失去理智。

我们已经来到最糟糕的时代，以至于妒忌

我们当中已经逝去的人士。

我们已经看到了前所未见之情景，

听到了前所未闻的说辞。

逝者在死亡中获得了解脱，

生者却饱受折磨，焦虑不已。㉖

　　在 14 世纪 90 年代的 10 年间，马穆鲁克王朝出现了一系列的问题，其中包括：一群新马穆鲁克人的统治、民众为反抗马穆鲁克人压迫而爆发的叛乱、来自步步进逼的奥斯曼帝国的压力，以及蒙古帖木儿可汗的节节胜利，当然还有鼠疫。14 世纪 70 年代和 80 年代的复苏——尤其是开罗的复苏——已经停滞，经济也开始迅速衰退。正是在这些"艰难时期"（fasad al-zama）里，马穆鲁克王朝治下的埃及和叙利亚两地的人口都下降到了最低水平，并且此后再也没有恢复过来。停滞的人口结构很可能反映了当时的结婚年龄推迟、女性死亡率很高，乃至腺鼠疫流行及其极高的致死率等方面的情况。这也有可能反映了当时的男女都日益开始采取避孕措施，包括早期堕胎的现象。宗教法官也许是认为"艰难时期"是一个关键的因素，于是不情不愿地容忍了节育的做法。塔赫塔维（Tahtawi）曾认为："未经允许中断妊娠是合法之举，因为时局艰难。"他的同时代人伊本·阿比丁（Ibn Abidin）也同意这种观点："是的，考虑到时局之艰难，男女都应获准避孕。"㉗伊斯兰教教导人们说，父母应当用恰当的方式抚养子女和其他家人，当经济和社会形势如此险恶，并且会继续下去时，宗教领袖们也意识到，放宽对避孕的常规禁令是恰当之举。无论其范围可能有多广泛，这种趋势都与当时信奉基督教的欧洲大部分地区实施的鼓励生育政策——或者支持生育的态度——形成了鲜明的对比。

马格里奇认为,埃及经济的真正崩溃是从 15 世纪初开始的。他写道,村庄继续消失,苏丹沿着尼罗河修建的灌溉系统在很多地方也都无影无踪了。马穆鲁克地主们违背习俗,强迫农民无偿从事维修服务,只不过维修结果有好有坏。开罗的纺织工厂都不见了,制糖厂中有差不多一半要么是倒闭,要么就是转作他用了。城中只有半数多一点儿的浴室仍在开门营业。15 世纪 20 年代和 30 年代,马格里奇曾担任过官方的市场督察吏一职,故他充分意识到了贸易的没落,以及市场与店铺倒闭的情况。该市的近郊已经破败不堪,寥寥散布着一些有人居住的房屋,连清真寺也变成了废墟。在 1429 年那场可怕的鼠疫暴发的前一年,伊本·祖海尔(Ibn Zuhaira)曾写道,开罗的规模已经减至以前的 1/24,也远没有昔日的那般辉煌壮观了。只有墓地在不断增加。1429—1430 年间的疫情又给本已脆弱不堪的马穆鲁克社会一记重击,导致统治阶层大量死亡,让更多宝贵的劳动力从农村转移到了城市里。不到 10 年之后,瘟疫再度袭来,这一次还引发了一种有如世界末日般的反应:开罗居民一边焦急地等待着预言中人人都会在某个星期五出现的死亡与复活,一边匆匆忙忙地做好了自己的棺材。

16 世纪初,奥斯曼突厥人将帝国疆域经由叙利亚—巴勒斯坦往南推进、横穿整个埃及之后,马穆鲁克人便丧失了霸权;不过,在接下来的数个世纪里,鼠疫却一直困扰着整个伊斯兰世界。在奥斯曼帝国的支持下,许多穆斯林医生对正在发展的欧洲医学和医学教育基本原理进行了研究,有时还接纳了这些原理。18 世纪中叶,鼠疫在伊斯坦布尔暴发之后,苏丹穆斯塔法三世(Sultan Mustafa Ⅲ)曾下令将不久前由荷兰医生、教育改革家赫尔曼·布尔哈维(Hermann Boerhaave)撰写的两部医学著作翻译成突厥语。然而结果表明,在 20 世纪之前,这些舶来的知识在帮助人们应对鼠疫这个方面,也像伊斯兰教的传统和惯例那样无效。事实证明,奥斯曼突厥人统治下的伊斯兰世界既是连接中亚地区与非洲、印度次大陆和印度洋的"结缔组织",也是一个生物学的十字路口,会继续传播和隐匿这种疾病。凭借着隔离、封锁边境和港口等积极主动的公共措施,到了 18 世纪初,欧洲各国似乎已经成功地阻断了奥斯曼帝国的军队或者运输重新引入这种疾病的现象。然而,在"先知的国度"(Lands of the Prophet)里,由于当局很少采取这样的措施,所以瘟疫继续维持着零星暴发、有时造成毁灭性破坏的模式。

注释

① Sami Hamarneh,"Medical Education and Practice in Medieval Islam",in *The History of Medical Education*, ed. C. D. O'Malley(Berkeley:University of California Press,1970),pp. 58 - 59. 哈玛尼(Hamarneh)的确指出,阿维森纳当时并未得到世人的普遍颂扬;有几位埃及和安达卢西亚著名的医生都曾经对他提出过严厉的批评。

② 阿拉伯人所知的一种精神实体。

③ 关于 Ibn Thabit,见于 Lawrence I. Conrad,"Epidemic Disease in Central Syria in the Late Sixth Century. Some New Insights from the Verse of Hassan ibn Thabit",*Byzantine and Modern Greek Studies* 18(1994),p. 18;关于 Ibn Hajar,见于 Michael Dols,*The Black Death in the Middle East*(Princeton:Princeton University Press,1977),p. 32.

④ 伊斯兰教纪元(A. H.),或者称为"从希吉拉之年开始"(from the Year of the Hegira,公元 632 年),相当于穆斯林的"公元"(A. D.)或"基督纪元"(C. E.)。

⑤ 鲁姆(即罗马)将君士坦丁堡(即今伊斯坦布尔)以西定为基督教世界。参见 Stuart J. Borsch,*The Black Death in Egypt and England*(Austin:University of Texas Press,2005),p. 4.

⑥ Dols，*Black Death*，p. 238；Abu Abdullah ibn Battuta，*Voyages of Ibn Battuta*，vol. 4（♯178）（London：Hakluyt Society，1994），p. 919.

⑦ Dols，*Black Death*，p. 238；Abu Abdullah ibn Battuta，Voyages of Ibn Battuta，vol. 4（178）（London：Hakluyt Society，1994）p. 919.

⑧ 相比而言，印度莫卧儿王朝（Mughal）时期的穆斯林统治者贾汉吉尔（Jehangir，1605—1627 年在位）手下的专家却告诉他说，1615 年从旁遮普（Punjab）到拉合尔（Lahore）和克什米尔（Kashmir）那个地区发生的鼠疫，是印度暴发的第一场鼠疫。1619 年，鼠疫卷土重来，持续了 3 年之久，后来又不断暴发。B. M. Ansari，"An Account of Bubonic Plague in Seventeenth Century India in an Autobiography of a Mughal Emperor，" *Journal of Infection* 29 （1994），pp. 351－352.

⑨ 马穆鲁克人是从 13 世纪后期开始统治埃及和叙利亚的一个奴隶—士兵贵族阶层；1517 年，他们为奥斯曼突厥人所征服。

⑩ Borsch，*Black Death*，p. 25.

⑪ Lawrence I. Conrad，"Epidemic Disease in Formal and Popular Thought in Early Islamic Society"，in *Epidemics and Ideas*，ed. Terence Ranger and Paul Slack（Cambridge：Cambridge University Press，1992），p. 93.

⑫ Ibn Qayyim al-Jawziyya，*Medicine of the Prophet*，trans. Penelope Johnstone（Cambridge：Islamic Texts Society，1998），p. 29.

⑬ Ghada Karmi，"The Colonization of Traditional Arabic Medicine"，in *Patients and Practitioners: Lay Perceptions of Medicine in Pre-Industrial Society*，ed. Roy Porter（New York：Cambridge University Press，1985），p. 316；Dols，*Black Death*，pp. 131－132；Al-Jawziyya，*Medicine*，p. 29.

⑭ Martin Levey，"Fourteenth-century Muslim Medicine and the Hisba"，*Medical History* 7（1963），pp. 180－181；Ghada Karmi，"State Control of the Physician in the Middle Ages：An Islamic Model"，in *Town and State Physicians in Europe from the Middle Ages to the Enlightenment*（Wolfenbüttel

Forschungen 17：Wolfenbüttel，1981），p. 63.

⑮ Al-Jawziyya，*Medicine*，p. 27；Lawrence I. Conrad，"TA-'U-N and WABA-'：Conceptions of Plague and Pestilence in Early Islam"，*Journal of the Economic and Social History of the Orient* 25（1982），pp. 271，274.

⑯ 教令(fetwa，或拼作 fatwa)指资深的穆斯林宗教权威人士给出的一种决定性意见或者裁定。在这个例子中,教令确定了穆斯林不准接受鼠疫可能具有传染性的观点。

⑰ Anna Montgomery Campbell，*The Black Death and Men of Learning*（New York：Columbia University Press，1931），pp. 78 n. 44，56 - 59；Dominick Palazzotto，"The Black Death and Medicine：A report and analysis of the tractates written between 1348 and 1350"（Ph. D. dissertation，University of Kansas，1974），p. 241.

⑱ 他似乎认为,患者四周的空气会以某种方式传播毒素——就腺鼠疫而言,这种观点是非常准确的。

⑲ Jon Arrizabalaga，"Facing the Black Death：Perceptions and Reactions of University Medical Practitioners"，in *Practical Medicine from Salerno to the Black Death*，ed. Luis Garcia-Ballester et al.（New York：Cambridge University Press，1994），p. 251.

⑳ Al-Jawziyya，*Medicine*，p. 27.

㉑ Karmi，"Colonization"，pp. 319 - 320；Dols，*Black Death*，p. 103；Campbell，*Black Death*，p. 73；Al-Jawziyya，*Medicine*，p. 28.

㉒ Abu l-Ma • hasin ibn Taghri Birdi，*An-Nujum az-Zahirah fi muluk Misr walQahirah*，*History of Egypt 1382 - 1469 A. D.*，vol. 18，part 4，ed. and trans. William Popper（Berkeley：University of California Press，1915 - 1964），p. 182.

㉓ 指以宗教捐赠[或称"瓦克夫"(waqf)]的形式放弃财产。

㉔ Michael Dols，"Ibn al-Wardi's 'Risalah al-naba' 'an al-waba'"，in *Near*

Eastern Numismatics, *Iconography*, *Epigraphy and History*, ed. Dickran Kouymjian (Beirut: American University of Beirut Press, 1974), pp. 454 – 455.

㉕ Gaston Wiet, *Cairo: City of Art and Commerce* (Norman: University of Oklahoma Press, 1964), p. 63; Abd-ar-Rahman ibn Khaldun, *The Muqaddimah* (Princeton: Princeton University Press, 1969), p. 275; Borsch, *Black Death*, p. 83.

㉖ Muhammad ibn Sasra, *Chronicle of Damascus*, *1389 – 1397*, ed. and trans. William Brinner (Berkeley: University of California Press, 1963), p. 218.

㉗ B. F. Musallam, "Birth Control and Middle Eastern History: Evidence and Hypothesis", in *The Islamic Middle East*, 700 – 1900, ed. Abraham Udovitch (Princeton: The Darwin Press, 1981), p. 448.

第十二章
瘟疫在欧洲的最后时刻

到了 17 世纪中叶,鼠疫开始逐渐从欧洲的土地上消失了。虽说当时的人并不清楚,但每个国家都轮流承受了这种瘟疫最后挣扎带来的深重苦难。不过,瘟疫的消退既不可预测,消退得也不迅速。最早摆脱这种疾病的地区就是相当偏僻的苏格兰,那里在 17 世纪 40 年代就没有了瘟疫;但最后一个摆脱瘟疫的地区——俄国——却继续饱受蹂躏,一直到 18 世纪 70 年代。西欧最后一场鼠疫大流行发生在 1720—1722 年间的法国南部,当时官方报告的死亡人数超过了 90 000 例。从整个欧洲来看,最后一场鼠疫大暴发则出现在 50 年后的俄国。这场瘟疫以莫斯科为中心,从 1770 年持续到了 1772 年。据官方估算,莫斯科城及周边地区有 10 万俄国人丧生。在欧洲那个几乎没有出现瘟疫的世纪里,这两场暴发都很显眼,且每一次都提醒当时的人注意,人类还没有战胜这场大瘟疫。事实上,随着 19 世纪逐渐过去,瘟疫会再度现身,蹂躏亚洲的东部和南部;也只有到了那时,人们才会揭开瘟疫的秘密,使之大白于天下。

致命的瘟疫究竟为什么在 1650 年前后至 1775 年间逐渐从欧洲消失,我们还不清楚原因。不发达的苏格兰在 17 世纪 40 年代摆脱了瘟疫,可在毗邻的英格兰,最大的城市伦敦却在 1665 年暴发了"大瘟疫"。意大利当时仍然分成数个城邦,拥有诸多港口且紧挨着鼠疫肆虐的突厥人,那里的最后一场瘟疫发生在 10 年之前的那不勒斯。与鼠疫研究的诸多领域里的情况一样,研究人员也各持己见,争论激烈。对任何一位理论家而言,一个关键的问题就在于,这种消失了的疾病的真正性质究竟是什么——在任何一种解释瘟疫消失原因的观点获得普遍公认之前,这一点必须确定下来。对瘟疫消失的原因持有各种立场的绝大多数学者认为,这种疾病就是腺鼠疫及其两种伴随形式,即败血性鼠疫和肺鼠疫。在他们看来,最根本的问题就是:鼠疫究竟是因为自然因素消失的,还是由于人类的干预才消失的,或者是否二者兼而有之。

欧洲各地最后一次严重暴发瘟疫的年代

苏格兰	17 世纪 40 年代
意大利[①]	17 世纪 50 年代
英格兰	17 世纪 60 年代
西班牙	17 世纪 80 年代
斯堪的纳维亚半岛	18 世纪 10 年代
中欧	18 世纪 10 年代
法国	18 世纪 20 年代
西西里	18 世纪 40 年代
俄国	19 世纪 10 年代
奥斯曼帝国	19 世纪 40 年代

来源:M. W. Flinn, "Plague in Europe and the Mediterranean Countries",见于 *Journal of European Economic History* 8 (1979), p. 138。

欧洲的瘟疫消失

关于瘟疫消失的理论有很多,并且不一定相互排斥。事实上,要说导致一场长达 4 个世纪之久的灾难结束的因素只有一个,那才奇怪呢。也许正因为如此,大多数学者都认为,是多种因素导致了瘟疫消失,只不过他们表达的常常是自己最喜欢或者认为最有可能的那个罢了。这些理论可以分成两大类:一类归因于人类的活动及其干预,另一类则把瘟疫的消退归因于细菌、跳蚤、老鼠或者人类宿主出现的生物学变化,或者影响到了相关有机体的环境变化。科学家和历史学家都不接受单一因素说,而在人们对这种疾病本身的性质达成普遍的一致意见之前,似乎也不太可能出现一个单一的因素。此外,现有的理论全都不乏批评者;这些批评者往往会声称,某种理论不是没有充分说明瘟疫消失的原因,就是没有证据来支持该理论。

自然因素:气候变化

最笼统且最不令人满意的一些理论提出,是始于 16 世纪且改变了欧洲大陆气候的所谓"小冰期"(little ice age)导致了瘟疫消失。在小冰期里,冬季持续的时间比以往更长,这种情况"减弱了瘟疫在冬季过后重新暴发的能力"。由此带来的影响可能是把黑鼠赶走了,或者干扰了跳蚤的生命周期。可是,黑鼠又去了哪里呢? 而且,如果说传播瘟疫所需的跳蚤、老鼠宿主与人类一起生活在建筑物里,那么,它们应该受到了隔热保温条件越来越好的房屋保护才对。可事实上,17 世纪鼠疫暴发期间,这种疾病似乎却集中在最寒冷的穷人家庭里。[②]

自然因素：老鼠、跳蚤和细菌

以老鼠及老鼠在鼠疫流行病学中的作用为中心的解释，有几种类型。一种如今已不足信的说法认为，是因为并不属于通常携带鼠疫的印鼠客蚤（学名为"X. cheopis"）理想宿主的挪威褐鼠（学名为"Rattus norvegicus"）取代了印鼠客蚤极其理想的宿主黑家鼠（学名为"R. rattus"），从而大大减少了基本宿主的数量。问题在于，褐鼠到18世纪中叶才大量出现，此时已经太晚，故它们不可能在鼠疫传播中发挥了作用。还有一种历史较为悠久的理论认为，是因为城市的发展确保了食物供应和更好的家居条件，所以老鼠（包括携带鼠疫的老鼠）干脆变得更喜欢留在一个地方，而不再像以前那样经常迁徙了。但近代一些被人们更广泛接受的理论却认为，是由于老鼠对鼠疫病菌的免疫力增加了，它们没有相继死亡，因而没有引发瘟疫。在"第三次大流行"期间，人们发现孟买的老鼠中，90％都对鼠疫病菌具有免疫力；只不过，我们没有证据表明欧洲的啮齿类动物也存在这种情况。尽管承认"没有直接证据"，但历史学家安德鲁·阿普比（Andrew Appleby）还是接受了这种理论。他还反问说，这种免疫力为什么没有在较早的时期或者没有在其他地方形成呢？对于这个问题，他曾坦率地回答说："我不知道。"的确，假如老鼠获得了较强的免疫力，那么鼠疫应该是逐渐消失，只会零星暴发，而不会像实际情况那样，在各个地区突然结束。

批评者还坚称，老鼠身上的免疫力持续时间很短暂；这一点或许可以解释鼠疫每隔10年左右就暴发一次的模式，却无法解释鼠疫消失的原因。一种截然不同的观点则认为，是携带鼠疫病菌的老鼠大量死亡，以至于无法再维持数量充足的跳蚤，无法达到一种导致鼠疫暴发的"临界数量"。生物学家斯蒂芬·埃尔（Stephen Ell）驳斥了欧洲的瘟疫是一种以低水平存在于非迁徙性动物种群中的地方性兽疫的观点，并且得出结论说，鼠疫从来没有"消失"。苏联的鼠疫防治研究人员 V. N. 费奥多诺夫（V. N. Fyodorov）声称，至少在欧洲中部和东部，鼠疫确曾属于地方性兽疫，但携带鼠疫病菌的却是松鼠，因为农业开发让该地区从啮齿类动物和它们身上的跳蚤中"解放"出来了，由此破坏了松鼠的栖息地。③

虽然很少有人说跳蚤在"第二次大流行"期间出现了什么变化，但一些人猜测，当时耶尔森氏鼠疫杆菌这种与腺鼠疫相关的细菌发生了某种突变，导致病菌改变了其致死机制。由于宿主存活时寄生物也存活得更好，因此有些科学家认为，随着时间的推移，耶尔森氏鼠疫杆菌的毒性或者致命性都降低了。欧洲出现的菌株可能已经突变成其近亲假结核杆菌（Y. pseudotuberculosis）或者小肠结肠炎杆菌（Y. enterocolitica）。这一点很可能直接影响到了老鼠的种群数量：由于病菌杀死的老鼠少得多，故跳蚤也不那么需要寻找新的宿主了。尽管这种理论引发了很多人的兴趣，但它在历史证据方面却缺乏牢固可靠的基础。④

自然因素：人群

不过，假如鼠疫或者鼠疫病菌的携带者没有改变，那么，人类种群有没有出现改变呢？人类对鼠疫杆菌的免疫力是一个复杂和悬而未决的问题，不过，看起来感染疾病而获得的任何一种免疫力的存在时间都很短暂，并且不会遗传。然而，感染假结核杆菌似乎确实能够让人对其他耶尔森氏类型的疾病产生免疫力，而且欧洲有可能暴发过一次有效地让人们获得了免疫力的疫情。可是，这种理论同样没有证据。有些科学还称，假结核杆菌直到 19 世纪才在欧洲出现。一些研究人员目前正在研究这样一种可能性：随着时间的推移，人体阻断致命病菌的能力发生了基因上的突变，让越来越多的欧洲人获得了免疫力。批评这些理论的人指出，就算其中有导致鼠疫彻底消失的关键，鼠疫也应该是随着时间的推移逐渐消失，而不应是突然消失，并且不应是在"第二次大流行"期间暴发了一些最可怕的疫情之后才消失。⑤

人类的活动

虽然长期以来，人类一直都想把食物、药品以及那些能让他们不易感染瘟疫的举措结合起来，但最终发挥了主要作用的却有可能是一些与瘟疫预防方法无关的简单行为。据一些现代历史学家称，其中的关键之处就在于更好的营养，因为它能逐渐增强人们的免疫系统；不过，安德鲁·阿普比指出说，富人一直都享用着相当健康的饮食，却仍有很多人死于鼠疫。在其他一些人看来，关键在于建造出砖石房屋，用石板或者瓦片盖顶，而不能用引来大量老鼠的茅草屋顶。据 J. F. 什鲁斯伯里称："这类住宅在全国的发展，很可能就是家鼠最终从英格兰大多数地区消失的、最重要的单一因素。"尽管如此，像那不勒斯和伦敦这样的城市，在分别于 1656 年和 1665 年最后一次出现鼠疫的很久之后，却仍然建有大量不合居住标准的贫民窟。

人们越来越多地使用强力肥皂来清洁身体的做法，可能产生了一种额外的和意料之外的效果，即驱除了致命的跳蚤。近代初期物质生活的另一个方面就是人们越来越容易买到衣服，而衣物的价格也越来越便宜，所以换洗衣物成了一件更平常的事情。因长有跳蚤而被丢弃的衣物的温度会很快下降，至少会让跳蚤暴露在较为寒冷的地方，或许还会杀死它们。跳蚤也很容易被淹死，因此清洗长了跳蚤的衣物，尤其是在热水或者肥皂水里清洗，就会杀死很多的跳蚤。丧葬惯例的改变，包括广泛使用密封的棺材和进行深埋的做法，可能也起到了隔离跳蚤并显著减少跳蚤数量的作用。当然，人们从 1347 年起就开始采用了棺材加深埋的方法；尽管这有可能属于一个次要因素，但它很难说明鼠疫在 17 世纪中晚期从欧洲大部分地区消失的原因。⑥

人类的干预：毒药与环境清理

当时人们努力阻断鼠疫传播的措施当中，并不包括消灭寄生着跳蚤的老鼠——因为没人意识到二者之间的联系——但是，17世纪中叶之后，人们确实开始大规模地使用白砒霜作为灭鼠药了。白砒霜在威尼斯曾是一种生产玻璃的原料，而工业开采金属矿石的过程中产生了大量的这种副产品。1700年前后，仅是奥地利的施尼堡（Schneeburg）附近的一处矿场，每年就能生产出300吨至400吨。白砒霜逐渐开始被人们用于制作瘟疫护身符，甚至入了药。由于便宜、无味且具有剧毒，因此它也被用作灭鼠药。当然，死鼠成了一个问题（跳蚤很快就会弃之而去，跑到活人身上），毒杀老鼠也不一定就是解决鼠疫的办法，除非这种毒药也杀死了吸食有毒血液或者以其他方式接触到了这种白色粉末的跳蚤。⑦

历史学家詹姆斯·莱利（James Riley）撰写了一整本书，论述了18世纪的欧洲人通过清理环境来避免染病所做出的诸多努力：排干大量的死水水体、冲走污物、改善建筑与城市景观的通风条件，甚至把以前的尸体重新埋葬到远离人类居住地的更深的墓穴里去。他们仍然是根据这样一种设想来采取行动的：鼠疫与其他一些疾病都是由污浊的空气或者臭气熏天、多沼泽之地产生的瘴气导致的。虽然排干存有死水的湿地有助于破坏携带疟疾（也就是"污气"）的蚊子的栖息地，但这种做法对携带鼠疫病菌的老鼠或者跳蚤没有效果。莱利得出结论说："出于未知的原因，跳蚤传播瘟疫的作用在17世纪下半叶那数十年里受到了干扰，而从某种程度上来说，其原因极有可能与当时还没有从理论阶段过渡到行动阶段的环保措施无关。"⑧

人类的干预：阻断与防疫封锁线

在阻断欧洲鼠疫疫情的过程中，人们最认可的人类干预措施，就是

沿着奥地利与奥斯曼帝国的边境建立了阻断屏障、隔离设施，以及一个
缓冲带或者一条防疫封锁线。避免接触染上了鼠疫的人，一向都被认为
是免于感染这种疾病的最佳办法，尽管当时有毒空气的理论仍很盛行。
随着时光流逝，城市、城邦和民族国家的政府都制定了越来越严格的规
定，控制人们的旅行，以及与来自已知染疫地区的人或货物进行的其他
接触。历史学家迈克尔·弗林(Michael Flinn)确信，地方与国家层面的
协调行动发挥了作用。首先，一些地方性措施——比如把人们关在家
里、将病人隔离在传染病院里、烧掉带有跳蚤的衣物，以及派驻守卫——
把瘟疫隔离到了越来越小的地方，直到疫情逐渐自然消失。其次，对与
染疫地区进行的贸易实行严格的规定，再加上针对隔离，以及对走私者
实行更严格的安全措施，阻止了鼠疫的再度传入。1720 年鼠疫暴发并
且开始在法国南部蔓延之后，西班牙立即阻断了本国与法国南部地区的
贸易，法国政府则动用了四分之一的王室骑兵和三分之一的陆军步兵，
把染疫地区围得像铁桶一般。这两种措施似乎都收到了效果，因为那场
鼠疫既没有蔓延到西班牙，也没有蔓延到法国的其他地区。

至于边境巡逻，弗林与其他人都认为，关键就是奥地利与奥斯曼帝
国之间的边境上形成了一条军事边界线(Militärgrenze)。1719 年签订
了《帕萨罗维茨和约》(Peace of Passarowitz)之后，奥地利的边境深入推
进到了奥斯曼帝国的领土之上，从而形成了一个辽阔的缓冲带。根据维
也纳最高军事指挥部(于 1728 年、1737 年和 1770 年)颁布的称为《防疫
专令》(Pestpatente)的特别法令，奥地利政府曾招募农民到新的边境地
区去垦殖，这些农民被称为"农垦兵"(Bauernsoldaten)。他们被组建成
一个个军团，积极地在边境上巡逻，每 5 个月轮换一次，每次的人数超过
10 万人，而当得知瘟疫在奥斯曼帝国境内肆虐之后，还会增添更多的巡
逻人手。他们的哨所遍布在长达 1 100 多英里的边境上，彼此之间的距
离都在枪炮射程之内。商品可以经由数量很多的小型"驿站"(Rastelle)

过境,但带着货物的人员只能在一些较大的、往来者比较少的站点过境;这些站点被称为"检疫站"(Kontumazen),其中都配有隔离设施和传染病院。旅行者和所有货物通常都会在这种检疫站里隔离 21 天。假如听到了暴发鼠疫的传闻,那么,这段隔离期就会翻倍;若是得知附近地区已经有了瘟疫,则隔离期还会翻上一番(即达到 84 天之久)。棉织品和毛纺品往往都是先晾晒,然后让地位低的仆役睡在上面,看他们会不会染上鼠疫。任何一个试图避开边境守卫的人被抓住之后,都会被枪毙。就算到 19 世纪 50 年代时鼠疫已经逐渐消失,这些农垦兵也继续维持着他们的哨所,直到 1873 年。俄罗斯帝国采用了奥地利的模式,因为该国的边境也与土耳其接壤。直到 18 世纪 70 年代之前,似乎只有战争以及随之而来的军队调动,才把鼠疫传播到了俄国的西部。⑨

　　1712—1714 年间维也纳暴发了最后一场瘟疫之后,奥地利就没有流行过大规模的鼠疫了;许多历史学家都认为,这是因为奥地利采取了严格的边境安全措施,将鼠疫隔绝在了国门之外。但批评者指出,尽管这样的措施可以阻断人员或者带有跳蚤的衣物流动,但边境守卫几乎不可能阻断携带致命病菌迁徙的老鼠。船只上的情况也是如此,因为船一靠岸,感染了瘟疫的老鼠就会沿着系泊缆绳溜下船去,找到新的巢穴,差不多马上就会开始传播这种疾病。这样的措施对地方性兽疫应该也没有起到什么明显的作用,因为兽疫可能一直存在于欧洲的老鼠群落之中,无需传入新的鼠疫病菌。而且,在奥地利的第一支边境巡逻队出现之前,许多国家就已摆脱了反复暴发的长达 80 年的鼠疫,这又该怎么说呢?

　　奥地利人派人严格把守的军事边界线,确实有可能阻断了跳蚤携带者的流动;但仅凭这一点,我们并不能解释鼠疫从欧洲西部消失的原因。有朝一日,将前文中业已论述过的因素结合起来,或许再加上其他一些尚待确定的因素,有可能让大多数研究"第二次大流行"的学者得出满意的结论。然而,在此期间,它依然是一个悬而未决的问题。

西欧的最后一次大流行:马赛,1720—1722 年

1720 年 1 月 31 日,查图尔船长(Captain Chataud)率船从黎巴嫩的赛达港(Saida)起航,驶往法国的马赛,当时,船上的货物、船员和乘客都获得了地方当局出具的未染疫证明。到这艘船在意大利的利沃诺(Livorno,亦拼作 Leghorn)停靠之时,船上已有 4 名船员和 1 名乘客死亡。一位意大利医生声称,他们全都是死于瘟疫。该船继续驶往其目的地,但法国的港口官员没有采取整船隔离的措施,而是让船停泊在离港口主要设施有一定距离的地方,然后将船上人员送到当地的一座传染病院里,去进行 2 至 3 周的隔离。其他船只也用类似的方式停靠,很快,负责查图尔船长那艘商船的官员便染疫而死。7 月 8 日,查图尔的那艘船和船上的所有货物都被送到了雅尔(Jarre)岛上的检疫站,然后付之一炬。让·巴蒂斯特·贝特朗医生(Dr. Jean Baptiste Bertrand)报告说,疾病从那座传染病院迅速蔓延开去,不过,他不知道瘟疫究竟是怎么传播的。他认为,第一批受到感染的家庭就是住在埃斯卡尔街(Rue de l'Escale)附近一个劳动阶层社区里的裁缝和布商。他还声称,自 6 月中旬起,瘟疫就已在那个城区蔓延了,但几乎没人报告疫情,因为大家都担心官方会采取严厉的措施。[10]

尽管否认,但鼠疫还是在蔓延

7 月 18 日,米塞里科德(Misericorde)医院的西卡德医生(Dr. Sicard)向马赛的卫生行政官员报告,说那里出现了鼠疫病例。然而,外科医生布松(Bouzon)却否认了西卡德医生的说法,声称那些人都属于蠕

虫热病例，尽管他没有检查过患者，"只是远远地跟他们谈了谈"。在记述这次瘟疫的回忆录中，贝特朗对政府官员和新闻界进行了猛烈的抨击，甚至抨击了医生们，因为他们都不愿承认那场已经迅速传播了近1个月之久的疾病实际上就是鼠疫。出于安全起见，马赛市政府还是封锁了那个鼠疫肆虐的街区，并将患者的朋友和家人送到医院里进行隔离。最后，就在7月底，该市官员正式向内科医生学会提出请求，请该学会派遣专家来对医院里的死者、垂死之人及其朋友与家人进行检查，以便做出准确的评估。学会把这项危险的任务交给了米歇尔医生（Dr. Michel），此人是学会里最新加入和唯一的一位未婚医生，他"带着最热切的博爱精神，接受了这项任务"。对此感到失望的马赛市议会指派了4位内科医生（其中就有贝特朗）和4位药剂师去检查目前的患者，并且让他们分成两人一组，以市政医疗专家的身份去为该市的每个城区服务。两天之后，8位医生都报告说，疫情正在肆虐；可是，马赛当局仍在公共海报和出版物上坚称，这场瘟疫只是"恶性热病"，是由"贫困与不健康的食物导致的"。这些医生遭到了当局的申斥，说他们是为了"图利"才宣称这场流行病是鼠疫，然后又被责令保持沉默。⑪

　　这8位医生中的佩桑内尔医生（Dr. Peysonnel）把自己的恐惧告诉了儿子，后者则开始"到处说，直言城中暴发了瘟疫"。⑫那位年轻人还写信给附近的城镇，说明了马赛的困境。不久之后，普罗旺斯最高法院（Parlement of Provence）就在该市周围设立了一道马马虎虎的防疫封锁线。不过，设立防疫封锁线和写信通知各地都为时已晚：8月1日，阿普特镇报告了疫情，土伦（Toulon）也在8月20日报告了鼠疫病例。从8月1日到10月1日，普罗旺斯南部有25个社区都报告了瘟疫疫情。3个月之后，又有二十几个社区暴发了瘟疫，其中包括塔拉斯孔（Tarascon）和埃克斯（Aix）。晚至第二年的8月，奥兰治和阿维尼翁两地也出现了瘟疫。尽管农村地区在1720年秋季同样遭遇了瘟疫，但

1721 年只有城市地区报告了鼠疫死亡病例。

措施太少,来得太迟

1720 年 8 月初,马赛当局采取了措施,把鼠疫患者封锁在各自的家里;可贝特朗认为,实际上这是致命的一步。他主张设立一家疫病医院,以及一座接收康复者的济贫院。据他推断,慈善酒店（Hôtel de la Charité）可以用于接收 600—800 位较贫困的居民;但是,当时被关在家里的居民却不愿意转移。他还估计说,该市的 5 家宗教修道院和女修道院也可以清空,用来再容纳 2 000 多位居民。其中的一家用于隔离富人,另一家容纳神职人员与官员,其余 3 家则收治病情处于不同阶段或者处于康复阶段的患者。不过,他的建议却无人重视。到了 8 月 10 日,贝特朗便发现,该市已经笼罩于瘟疫之下了:

> 店铺不再开门营业,所有公共工程都暂停下来,商业贸易停止,教堂、交易所和所有的公共场所都关闭,宗教礼拜活动暂停,法庭不再审理诉讼,邻里之间,甚至是亲戚之间,相互都不再往来。⑬

很快,尸体越积越快,甚至超过指派的尸体搬运工运走尸体的速度了。平常的墓地里迅速葬满了死者,开始安葬不下,随着尸体搬运工纷纷死亡,街上到处都是尸体。尽管主教和许多神职人员都留在马赛,但这场灾难的规模却压垮了他们,许多神职人员都死了。信奉天主教的贝特朗哀叹道:

> 凡是（瘟疫）肆虐之处,宗教礼拜活动全都暂停了,神拜堂关闭了,公开行使宗教圣职的做法也不可避免地遭到了禁止——而不能为提供丧葬仪式的荣耀,也增添了死者在临终之时的恐惧感。⑭

主教开放了一些女修道院，以便其中的修女能够与家人团聚，去帮助照料患者和临死之人。到了 9 月 1 日，受命承担此项任务的护士所照看的孤幼婴儿已达到了 1 200 多名。虽然护士们用羊奶和羹汤喂养这些婴儿，但每天仍有 30—40 名婴儿死去。一旦所有的尸体搬运工和掘墓人全都死了，政府就会强制征用那些通常在海岸警卫队的帆船上划桨的囚犯。这些粗俗不堪、有时还冷酷无情的囚犯虽然能够呼吸到新鲜的空气和活动活动，但其死亡人数也很高。最终，在为该市服务的 696 名囚犯中，有 486 人死于这场瘟疫。囚犯们发现，指定的安葬区域离港口地区太远，根本用不上，可扔到海里的尸体很快就会漂回来。于是，他们开始把鼠疫死者存放到那些用于城市防御的大型鼓状塔楼里。

政府的行动

由于没有医生获准在卫生委员会里任职，内科医生学会便向该委员会提交了一本《兰钦瘟疫论》(*Ranchin's Treatise on the Plague*)。据贝特朗称，此书中"含有疫情时期应当遵守的所有治安规章"。市政府赶走了流浪汉与乞丐，禁止买卖患者的衣物，甚至禁止在未经授权的情况下乱动患者的衣物，还在市政厅部署了一名保安人员。与此同时，省政府则加强了该市及一个越来越大的区域周围的防疫封锁线。皮埃蒙特(Piedmont)、西班牙和瑞士也尽力严密地封锁了各自的边境。粮食供应减少了，虽然就在仅仅数英里外的地方获得了丰收，可该市还是对穷人实行了口粮配给制度。最后，政府在离该市不远的地方设立了 3 个粮食市场，买卖双方都在那里小心翼翼地进行交易。该市花钱雇请了官员，去监督交易过程，并且确保人员之间的任何接触都严格控制在最低限度。贝特朗曾记载道，尽管如此，"该市物资短缺的情况很快就差不多与瘟疫本身一样严重了"。到了 9 月 9 日，马赛市里的面包师全都逃离了，所有的切肉工全都染疫而亡，除了 3 位屠宰厂工人之外，其他的人都死了。奇怪的是,贝特朗却称屠夫"具有免疫力"。[⑮]

法国王室和各省政府都很害怕,担心鼠疫会越过政府设立的防疫封锁线蔓延开来,在全国各地肆虐。为了治疗鼠疫患者,法国政府雇用了许多的内科医生和外科医生,支付给他们丰厚的报酬。与地方医生不同,这些医务人员都是免费为患者进行治疗。本地医生都对这些不请自来的医务人员大感不满,还在埃克斯发起过暴动。在这次鼠疫流行期间,有17位内科医生来到马赛,其中最终死了3位,而政府派遣的97名外科医生里,也差不多死了1/3,且有可能全都死于鼠疫。在这个暴发鼠疫的省份里,其他地区还有18位内科医生和45位外科医生在履行其使命,但他们当中只有6人死亡。马赛本地的12位内科医生中死了6位,而35位外科医生中死了32位。中央政府还为马赛提供了肉类和粮食、医药用品(外加4名药剂师)、硫黄和香水之类的熏蒸物、让墓地更清洁的生石灰,以及为医生和尸体搬运工制作外套所用的蜡布。疫情结束之后,中央政府还为有此需要的机构提供了拨款和贷款,以及为期15年、总计达450万个里弗的税收减免。

卢尔马兰与英格兰

最后,该市的9万人口折损了差不多一半,而埃克斯、土伦和阿尔勒等城市的情况也是如此。总计起来,普罗旺斯可能有1/5的人丧生。然而,卢尔马兰这个村镇却毫发无损;历史学家们认为,原因就在于那里有一个充满活力的公民政府。该镇在8月12日得知了马赛暴发鼠疫的消息之后,马上就成立了一个卫生处(Bureau of Health),在每个星期二、星期四和星期六的中午都开会,并且持续了18个月之久。这个机构拥有广泛的权力与权威,并且充分发挥这些权力与权威,取得了良好的效果。1721年1月,他们曾在阿维尼翁印刷了1 000份健康证明。这些证明上写着:"姓名:×××。感谢上帝,此人没有感染瘟疫,也没有感染其他传染病的嫌疑。"⑯人们若是未带健康证明来去,就会被关进监狱 40 天,并且罚款 25 个里弗。他们修复了城门,将外人有可能进入城中的任何一个地方都封闭了起来。每天晚上,各个城门都会落锁,从下午 5 点锁到第二天早上的 6 点,并且时时有人严密把守。镇里的民兵每天都会前往各家各户,看一切是否安好。病人都被留在各自的家里,并且配有柴火、油、小麦和葡萄酒,另外,患者家的所有门窗都会用灰泥封住,把他们完全隔离在里面。擅自闯入者不但要罚款 100 个里弗,还将入狱 40 天。刚刚来到城中的人,都必须在专门的住处隔离 40 天,其中包括镇长的女儿和她的 5 个孩子。

在英格兰,法国暴发瘟疫的消息刚一传来,英国王室政府马上就采取了行动。所有来自地中海、比斯开湾(Bay of Biscay)或者法国波尔多(Bordeaux)地区的船只都要隔离,而上一次在 1711—1712 年间波罗的海地区那场瘟疫期间实施过的其他规定也再度实施,并在 1721 年 2 月进行了更新,制定了新法。泰晤士河河口出现了检疫隔离站,所有的布料、毛制品、羽毛和羊毛原毛都须隔离 40 天之久。与法国人不同,英国人很重视内科医生的建议。1721 年秋,伦敦一群最优秀的医生建议枢密院采取更好的办法来为瘟疫做好准备,若是伦敦果真暴发瘟疫,政府也能更好地去应对。他们研究了 1625 年和 1665 年英国最后一场瘟疫大暴发期间采取的措施,然后撰写了一些听上去与以前的作品非常相似的新专著。⑰

当时,有些人非常乐观,但其他的人,尤其是那些对瘟疫持有道德看法的神职人员,就没有那么乐观了。例如,威廉·亨德利(William Hendley)曾在其《天降瘟疫》(*Loimologia sacra*,1721 年)一书中如此写道:

> 我们可以严格隔离船舶,我们可以设立分界线(即防疫封锁

线),并且切断与感染者的所有联系,我们可以把城镇封锁起来,将
自己关在家里,(但)死神仍会从我们的窗中潜入,进入我们的宅邸,
让我们的孩子无法出去,让街道上不再有年轻人。⑱

无疑,祈祷和忏悔就是他们确保安然度劫的唯一办法。也正是在这场瘟
疫初期,丹尼尔·笛福撰写了他那部赫赫有名的《大疫之年日记》;在此
作中,他生动形象地描绘了 1665 年伦敦"大瘟疫"期间的一幅又一幅场
景。尽管在那可怕的一年里他还是个孩子,可后来他对各种亲历者所写
的作品进行了研究。由此得出的结果是对在国家安全方面的懒惰和不
够彻底的举措发出了猛烈而有说服力的警告,同时还呼吁政府不要采取
某些政策,比如把患者关在家里。尽管这部作品有时被人们视为史料,
但它实际上属于英文中最早的伟大小说之一。

俄国的最后一场大瘟疫:
莫斯科,1770—1772 年

乌克兰和俄罗斯两地面积广袤,道路、港口、大城市等基础设施相对
落后,但这一点并未让欧洲东部的这个边远地区免遭瘟疫的频繁侵扰。
尽管在鼠疫第一次暴发时,普斯科夫和诺夫哥罗德是欧洲最后才出现瘟
疫的两个地方,但俄国的编年史却一次又一次地记载了瘟疫期间的种种
恐怖之处。在 18 世纪,乌克兰遭受了 13 场瘟疫,其间每隔 8 年至 15 年
就暴发一次。苏联的研究人员称,每次瘟疫都是从土耳其人所在的地区
往西和西南方向传播,而史料中记载的传播模式似乎也支持这一结论。
历史学家约翰·亚历山大(John Alexander)指出,18 世纪俄国的开疆扩
土将拓荒者带到了黑海附近原本没有人烟的地区,那里的啮齿类动物群

落一直都将鼠疫维持在一种地方性兽疫的状态。不管怎么说，1740 年俄罗斯帝国政府都在基辅附近的瓦西里基夫（Vasilkov, 亦拼作 Vasylkiv）建立了第一座医疗检疫站和一个隔离点，以便协调控制可疑人员与货物的流通。当时的法规指出："患有发烧、斑疹、淋巴结肿胀或者身上有红肿的病人……应立即送至（瓦西里基夫）预先备好的场地，由医生的弟子进行护理、治疗和提供饮食。"俄国和乌克兰的本地医生几乎全都在欧洲西部或中部接受过教育，因此全都认为瘟疫是由瘴气导致的，具有传染性。[19]

1770—1772 年间俄国的那场大瘟疫，始于土耳其人控制之下的摩尔达维亚—瓦拉几亚（Moldavia-Wallachia）。自 1768 年以来，俄国一直与奥斯曼帝国及其波兰盟国处于交战状态，双方的军队都在这个边境地区来来去去，很可能携带着传染病。在西边，18 个特兰西瓦人的村落（Transylvanian villages）报告了 1 624 例病例，其中有 1 204 例死亡。波兰的南部到东北部地区报告了更多的病例。基辅是俄罗斯帝国境内第一个报告鼠疫死亡病例的城市，那里从 1770 年 9 月初就开始报告了。该地区的管辖者采取了应对措施，将鼠疫患者关在各自的家里，并将患者的物品统统烧掉。患者的密友和家人则被安置在第聂伯河中图克哈尼维岛（Trukhanov Island）上的设施里。出现鼠疫的农村地区被隔离开来，不准与"干净的"地区有任何接触。最后，他们还将基里洛夫斯基（Kirillovskii）的修道院改造成了一家传染病院。到了当年年底，总计有4 000 人死亡。

不过，就算有了这次暴发，在人口可能多达 10 万的莫斯科，媒体和官员们仍然不肯承认俄国境内出现了流行性鼠疫。毕竟，莫斯科已经有30 年没有遭遇过瘟疫了。否认瘟疫就意味着俄国与欧洲的商贾和各国政府之间的贸易往来会照常进行，而帝国的各级官僚都不愿打乱这种贸易。瘟疫蔓延到莫斯科之后，官员们继续否认，连生活在那里的外国人也对他们的说法信以为真。当年的 8 月 26 日,英国驻俄国大使卡思卡特勋爵(Lord Cathcart)曾写信给他的朋友萨福克勋爵说:

> 至于莫斯科的疫情,阁下大可相信,瘟疫决不存在:尽管许多显贵居民已经弃城而去,而政府也出于复杂的政策原因设立了一个检疫隔离区。⑳

实际上,俄国人当时已经在基辅和莫斯科之间以及莫斯科市的周围设立了一道松散的防疫封锁线,只是一直没有告知民众罢了。与俄国官方的欺骗之举相反,英国的新闻界早在前一年的 11 月份就了解到了莫斯科的情况。其时,据传在伏尔加河上出现了第一批鼠疫病例。《伦敦杂志》(London Magazine)的一位撰稿人借此机会,敲响了警钟:

> 瘟疫的恶臭将把成千上万人送入坟墓,会把豪宅变成传染病院,会让信众在教会墓地而非在教堂里聚集。每种疾病到头来都会变成瘟疫,连呼吸也会感染……医术与药物全然无用……不但染疫者死去,连没有染疫的人也会因恐惧与惊讶而身亡。

最后,这位作者还用一种我们都很熟悉的风格总结说:"啊,你们这些世人,让忏悔与改变生活方式变成符咒,保佑你们躲过死亡的毒箭吧。"㉑

莫斯科的精英阶层(包括许多政府官吏)都在 1771 年春季早早地就开始逃离这座城市,并且常常会留下家奴来守护他们的财产。尸体开始越积越多,塞满了墓地。不久之后,每天都有数百人死亡。住在"染疫"房屋里的人偷偷地把他们的物品转移到别人家里,以免被当局一把火烧掉。鼠疫死者的家人会把死者偷偷埋掉,或者将他们的尸体丢到街上,以免自家受到怀疑。传言满天飞,说鼠疫患者甚至曾被那些心怀恐惧的人活埋。还有一些人则胆大包天,将染上鼠疫而卧病在床的患者家中洗劫一空;这种行径有可能导致了鼠疫的进一步蔓延。在警方的监管之下,已经定罪的囚犯们都身穿黑衣、头戴眼口位置有开口的布帽,将患者抬去隔离,把死者送到集体墓穴里去埋葬。粮食供应减少,物价飞涨。市场和浴室都关门停业。随着富人纷纷离去,几乎没有什么人再施舍穷人。整个莫斯科已变得奄奄一息。

到了 1771 年 8 月下旬,莫斯科下层社会的失望与恐惧感达到了一个爆发点。高企的物价、政府关闭必要设施的做法、缺乏民众觉得合适的检疫隔离设施、明显能感觉到的医疗服务不足[22]——或者是由外国人提供的医疗服务——以及一种令人不知所措的无助感,煽动了民众的暴民心理。8 月 29 日,关于莱福托沃居民点(Lefortovo Settlement)的医生用砒霜杀害患者和医院里健康员工的谣言迅速传遍了全城。一群人聚集在医院外面,阻止医生们进去,同时要求医生们做出解释。骚乱持续到了 9 月 1 日,另一群人又"用拳头"赶走了受命前去烧掉患者物品的士兵。两个星期之后,另一则谣言不胫而走,再次点燃了骚乱的火种,谣言说瓦尔瓦斯基门(Varvarskie Gate)的那幅博戈柳布斯卡亚(Bogoliubskaia)的圣母马利亚像可以治愈染疫的患者!有两个人开始募捐,准备给那幅具有治疗作用的圣像涂上一层银质的覆盖层[即圣袍(oklad)],但大主教手下的警察逮捕了他们,还将他们募集来的现金一并没收了。9 月 15 日,为了防止容易导致鼠疫蔓延的人群聚集,莫斯科的宗主教(patriarch,即大主教)决定将圣像移走。有传言说,宗主教打算把圣像毁掉,所以当他手下的人前来移走圣像时,众人便把他们击退了。官方的报告中谴责了这些"分裂分子、工厂工人、职员、商人和家奴"[23],可这些人接下来又劫掠并破坏了宗主教位于克里姆林宫(Kremlin)的住所和丘多夫(Chudov)修道院。安夫罗西大主教(Archbishop Amvrosii)被打得不省人事,人们冲进那些像监狱一样的检疫隔离区,放走了里面的隔离者。

　　第二天，此时已经喝得醉醺醺的暴民们再度闹事时，挥舞着军刀的骑兵对他们发起了猛烈的攻击。惊恐的民众四散奔逃，被火枪和霰弹弄得七零八落。虽然后来又出现了更多的肆意破坏之举，但大多数民众都被吓住了，或者被杀掉了。当时死了 78 人，有 279 人被捕。然而，一些没有被杀的领头人还是能够为百姓的诉求发声，政府也对其中的一些诉求做出了回应。民众提出的诉求包括：在教堂墓地安葬死者，彻底废弃那些可怕的检疫隔离设施，开放公共浴池和市场，以及赦免被捕的所有暴民。由此，莫斯科成立了一个由医务人员、行政管理人员、商人和神职人员组成的"流行性传染病防治委员会"（Commission for the Prevention and Treatment of the Pestilential Infectious Distemper）。这个机构决定提供更好的检疫隔离设施，禁止烧掉患者物品的做法，并且开放公共澡堂。他们还同意拆掉 3 000 栋破旧的住宅，对 6 000 座房屋进行消毒。

　　官方的统计数据声称，莫斯科有 56 672 人死于鼠疫，不过，当时的实际死亡人数很可能更高。整个地区或许有 20 万人死亡。这种情况使得这场 1770—1772 年间的瘟疫比一个世纪之前的伦敦"大瘟疫"更具致命性。之所以如此，有如下几个原因：在莫斯科，能够逃离该地区的上层市民所占的比例很低，而无处可躲的仆役占比极高——有可能占到了该市总人口的一半。政府拒绝承认该市暴发了鼠疫的做法很可能让许多人一起参与了一些冒险行为，并且没有采取某些可以帮助他们生存的预防措施。政府采取的严酷政策导致许多人将染疫患者隐匿起来，或者用别的办法无视那些发挥着实际作用的政策。

尾　声

　　经由查尔斯·德·默滕斯（Charles de Mertens）所撰的《瘟疫论》

(*Traité de la peste*)一书,西方社会得知了莫斯科这场瘟疫的许多情况;此人是一位法国医生,疫情期间曾在莫斯科任职。这部作品最初在1778年用拉丁文出版,属于一部论述鼠疫热的文献中的组成部分;但在1784年,也就是他去世的4年之前,此作在巴黎出版了单行本。15年之后,理查德·皮尔森(Richard Pierson)又将此作翻译成了英文,并在伦敦出版。1804年美国费城暴发黄热病之后,安妮·普朗特(Anne Plumtre)为她那些不懂法文的朋友翻译并出版了马赛的瘟疫记录者让·巴蒂斯特·贝特朗的回忆录。普朗特认为:"这样做可能对他们大有裨益。"[24] 1720,丹尼尔·笛福也曾想尽一切办法,重现了55年之前伦敦那场"大瘟疫"期间的各种场景与声音。

引用薄伽丘在其《十日谈》一书中的开篇之言来看,我们在深入思考动荡不安的当下与前景未卜的将来时,反思过去的灾难属于一种"人之常情"。文艺复兴时期的人文主义及其对记录和反思人类历史的高标准恰好出现在黑死病暴发前后,这一点也许并非巧合。随着瘟疫无情地夺走了成千上万,甚至数以百万计的民众性命,欧洲也进入了近代。结果表明,欧洲人民在瘟疫的威胁面前极具适应力,在疫情期间也表现出了坚忍不拔的精神。他们既没有放弃宗教信仰,也没有抛弃在日益可见的细菌面前始终无能为力的医学。然而,他们确实改变了自己的日常生活,创造了新的制度,制定了新的政策,并且实施了一些新的举措,直接与肆虐的瘟疫一较高下。也许,我们有朝一日能够在毫不担心别人的反驳的情况下说,是其中的有些措施,甚至是其中的某一项措施,最终消除了鼠疫对西方世界的威胁。

与此同时,生物学家们仍在继续揭开这种疾病的奥秘,研究当前腺鼠疫范式的非传统治疗方案。历史学家们经常在档案和图书馆里发现一些新的史料,它们能够阐明流行病的进程及其对人类社会的影响,并且反思瘟疫给欧洲大陆历史带来的长期影响。考古学家们则在那个时期的墓穴和建筑物中寻找新的信息,形成新的观点。作家们吸纳了这些发现成果,并且与再次对过去的瘟疫日益感兴趣的这个世界分享着这些成果,因为它们最终有可能变成未来的一种模板。

在过去的 90 年里,西方世界的政策制定者与普通民众比以往任何时候都更加关注病毒和细菌带来的自然或者人为威胁。这一点在人们对黑死病进行新研究的供需情况中就有所体现。快速浏览一下亚马逊网站(Amazon. com)上列出的、标题带有“黑死病、鼠疫”两个关键词的相应书籍,我们就可以看出,21 世纪前 5 年出版或再版、主要论述鼠疫的英文书籍(83 种)超过了此前 30 年间的同类书籍(67 种),而后者当中的大多数作品(37 种)又是撰写于 20 世纪 90 年代。这种兴趣有一部分可能涉及瘟疫时期种种令人觉得毛骨悚然的内容,其中的许多内容都在本书中进行了探究;但也有人觉得,一个新的瘟疫时代很快就有可能到来。如果说历史给人们带来了什么教训的话,那就是:人类总能战胜自然和人类自身各种邪恶冲动带来的威胁。德·默滕斯和贝特朗两人都记下了自己观察到的情况,谴责了当权者所犯的错误,但同时也满怀信心地指出,大多数人都幸存了下来。人类胜利了。他们下笔之时,心中都对未来满怀希望;皮尔森与普朗特之所以翻译和传播他们的作品,原因就在于此。与笛福一样,这些人也充满希望地展望着未来,尽管他们的心中并非没有某种恐惧感。结果表明,这是一种与我们如今的感受极其相似的恐惧感,是一种被基于历史与科学的希望所锻造、被人类终将胜利的信念所克服的恐惧感。

注释

① 西西里岛除外。

② Susan Scott and Christopher Duncan, *Biology of Plagues: Evidence from Historical Populations* (New York: Cambridge University Press, 2001),

p. 245，但其中没有考虑到这个因素；也可参见两人的 *The Return of the Black Death: The World's Greatest Serial Killer* （New York：Halsted Press，2004），p. 246；Stephen Porter，*The Great Plague* （Stroud，Gloucs.：Sutton，1999），p. 172；Ann Carmichael，"Bubonic Plague：The Black Death"，in *Plague*，*Pox*，*and Pestilence: Disease in History*，ed. Kenneth Kiple et al. （New York：Marboro Books，1997），p. 63；Leslie Bradley，"Some Medical Aspects of Plague"，in *Plague Reconsidered: A New Look at Its Origins and Effects in Sixteenth and Seventeenth Century England* （Matlock，Derbs.，England：Local Population Studies，1977），pp. 11 - 23。

③ Hans Zinsser，*Rats，Lice and History* （初版于 1934 年；再版于 New York：Black Dog and Leventhal，1996），p. 69；Andrew Appleby，"Famine，Mortality and Epidemic Disease：A Comment"，*Economic Historical Review* 2nd ser. 30 (1977)，p. 510；也可参见他的"The Disappearance of the Plague：A Continuing Puzzle"，*Economic History Review* 33 (1980)，pp. 165，170，171；Stephen R. Ell，"Immunity as a Factor in the Epidemiology of Medieval Plague"，*Review of Infectious Diseases* 6 （1984），pp. 869，876；Bradley，"Medical Aspects"，p. 20；Paul Slack，"The Disappearance of Plague：An Alternative View"，*Economic History Review* 2nd ser. 34 （1981），pp. 469 - 476；Michael W. Flinn，"Plague in Europe and the Mediterranean Countries"，*Journal of European Economic History* 8 （1979），p. 20；Carmichael，"Bubonic"，p. 63；J. H. Bayliss，"The Extinction of Bubonic Plague in Britain"，*Endeavour* 4 (1980)，pp. 58 - 66；Porter，*Great Plague*，p. 172；V. N. Fyodorov，"The Question of the Existence of Natural Foci of Plague in Europe in the Past"，*Journal of Hygiene*，*Epidemiology*，*Microbiology and Immunology* （Prague） 4 (1960)，pp. 139 - 140。

④ Bayliss，"Extinction"，p. 64；Slack，"Disappearance"，p. 471；Ell，"Immunity"，p. 869；Porter，*Great Plague*，p. 173。

⑤ Bayliss, "Extinction", p. 64; Scott and Duncan, *Return*, pp. 247 - 248; Bradley, "Medical Aspects", p. 20; 也可参见 Jean-Noël Biraben, *Les hommes et la peste en France et dans les pays européens et méditeranéens*, vol. 2 (Paris: Mouton, 1976)。

⑥ Scott and Duncan, *Return*, pp. 247 - 248; J. F. Shrewsbury, *History of Bubonic Plague in the British Isles* (New York: Cambridge University Press, 1970), p. 35; Flinn, "Plague", p. 139; Appleby, "Famine", pp. 166, 167; Henri Mollaret, "Introduzione", in *Venezia e la peste*, *1348/1797*. *Comune di Venezia*, *Assessorato alla Culturale Belle Arti* (Venice: Marsilio Editori, 1979), p. 14; Bradley, "Medical Aspects", p. 21; Bayliss, "Extinction", pp. 59 - 60.

⑦ Kari Konkola, "More Than a Coincidence? The Arrival of Arsenic and the Disappearance of Plague in Early Modern Europe", *History of Medicine* 47 (1992), pp. 186 - 209; Carmichael, "Bubonic Plague", p. 63.

⑧ James C. Riley, *The Eighteenth-century Campaign to Avoid Disease* (London: Palgrave Macmillan, 1987), p. 135.

⑨ Flinn, "Plague", pp. 60 - 61; Gunther Rothenberg, "The Austrian Sanitary Cordon and the Control of Bubonic Plague: 1710 - 1871", *Journal of the History of Medicine and Allied Sciences* 28 (1973), pp. 15 - 23; Boris and Helga Velimirovic, "Plague in Vienna", *Review of Infectious Diseases* 2 (1989), pp. 822 - 823; Edward Eckert, "The Retreat of Plague from Central Europe, 1640 - 1720: A Geomedical Approach", *Bulletin of the History of Medicine* 74 (2000), pp. 1 - 28; Carmichael, "Bubonic Plague", p. 630.

⑩ 关于 1720—1722 年间法国南部的鼠疫,参见 Jean Baptiste Bertrand, *A Historical Relation of the Plague at Marseille in the Year 1720*, trans. Anne Plumtre (New York: McGraw-Hill, 1973); Jean-Noël Biraben, "Certain Demographic Characteristics of the Plague Epidemic in France, 1720 - 22",

Daedalus 97 (1968), pp. 536 - 545; Daniel Gordon, "Confrontations with Plague in Eighteenth-Century France", in *Dreadful Visitations*, ed. Alessa Johns (New York: Routledge, 1999), pp. 3 - 29; Shelby T. McCloy, *Government Assistance in Eighteenth-Century France* (Durham, NC: Duke University Press, 1946); T. F. Sheppard, *Lourmarin in the Eighteenth Century: A Study of a French Village* (Baltimore: Johns Hopkins University Press, 1971), pp. 117 - 120。

⑪ Bertrand, *Historical Relation*, pp. 49, 51, 55.

⑫ Ibid. , p. 54.

⑬ Ibid. , p. 85.

⑭ Ibid. , p. 3.

⑮ Ibid. , pp. 79, 65.

⑯ Sheppard, *Lourmarin*, p. 118.

⑰ 关于英国人对马赛疫情的反应,参见 Porter, *Great Plague*, pp. 159 - 161; A. Zuckerman, "Plague and Contagionism in Eighteenth-century England: The Role of Richard Mead", *Bulletin of the History of Medicine* 78 (2004), pp. 273 - 308。

⑱ Paul Slack, "Responses to Plague in Early Modern England: Public Policies and Their Consequences", in *Famine*, *Disease and the Social Order in Early Modern Society*, ed. Walter R. Schofield (New York: Cambridge University Press, 1989), p. 167.

⑲ 关于 1770—1772 年间俄国的鼠疫,参见 Charles De Mertens, *Account of the Plague Which Raged at Moscow*, *1771* (Newtonville, MA: Oriental Research Partners, 1977); John T. Alexander, *Bubonic Plague in Early Modern Russia: Public Health and Urban Disaster* (Baltimore: Johns Hopkins University Press, 1980); N. K. Borodi, "The Activity of D. S. Samoilovich in the Ukraine", *Soviet Studies in History* 25 (1987), pp. 16 - 23; N. K. Borodi,

"I. A. Poletika — an Outstanding Ukrainian Physician and Scholar of the Eighteenth Century", *Soviet Studies in History* 25 (1987), pp. 8 - 15; M. F. Prokhorov, "The Moscow Uprising of September 1771", *Soviet Studies in History* 25 (1987), pp. 44 - 78; S. R. Dolgova, "Notes of an Eyewitness of the Plague Riot in Moscow in 1771", *Soviet Studies in History* 25 (1987), pp. 79 - 90; N. K. Borodi "The History of the Plague Epidemic in the Ukraine in 1770 - 74", *Soviet Studies in History* 25 (1987), pp. 33 - 43。

⑳ De Mertens, *Account*, p. 23.

㉑ Ibid., p. 18.

㉒ 当时莫斯科所拥有的人均医生数,实际上高于 1665 年的伦敦。

㉓ Dolgova, "Notes", p. 81.

㉔ Bertrand, *Historical Relation*, p. xiv.

选读书目

论述鼠疫的一般性著作

Aberth, John. *From the Brink of the Apocalypse: Crisis and Recovery in Late Medieval England*. New York: Routledge, 2000

Alexander, John T. *Bubonic Plague in Early Modern Russia: Public Health and Urban Disaster*. Baltimore: Johns Hopkins University Press, 1980

Bell, Walter George. *The Great Plague in London in 1665*. New York: AMS Press, 1976

Benedictow, Ole. *The Black Death 1346 – 1353: The Complete History*. Boydell & Brewer, 2004

—. *Plague in the Late Medieval Nordic Countries: Epidemiological Studies*. Oslo: Middelalderforlaget, 1992

Borsch, Stuart. *The Black Death in Egypt and England*. Austin: University of Texas Press, 2005

Bray, R. S. *Armies of Pestilence: The Effects of Pandemics on History*. Cambridge, UK: Lutterworth Press, 1998

Byrne, Joseph P. *The Black Death*. Westport, CT: Greenwood Press, 2004

Cantor, Norman. *In the Wake of the Plague: The Black Death and the World It Made*. New York: Harper, 2000

Champion, Justin A. I., ed. *Epidemic Disease in London*. London: Centre for Metropolitan History Working Papers Series 1, 1993

—. *London's Dreaded Visitation: The Social Geography of the Great Plague in 1665*. London: Historical Geography Research Paper Series 31, 1995

Christakos, George, et al. *Interdisciplinary Public Health Reasoning and Epistemic Modeling: The Case of the Black Death*. New York: Springer, 2005

Cohn, Samuel K., Jr. *The Black Death Transformed: Disease and Culture in Early Renaissance Europe*. New York: Oxford University Press, 2002

Cunningham, Andrew, and Ole Peter Grell. *The Four Horsemen of the Apocalypse: Religion, War, Famine and Death in Reformation Europe*. New York: Cambridge University Press, 2000

Dols, Michael W. *The Black Death in the Middle East*. Princeton: Princeton University Press, 1977

Eckert, Edward A. *The Structure of Plagues and Pestilences in Early Modern Europe: Central Europe, 1560 - 1640*. New York: S. Karger Publishing, 1996

Gottfried, Robert S. *The Black Death: Natural and Human Disaster in Medieval Europe*. New York: The Free Press, 1983

Herlihy, David. *The Black Death and the Transformation of the West*. Cambridge, MA: Harvard University Press, 1997

James, Tom Beaumont. *The Black Death in Hampshire*.

Winchester: Hampshire County Council, 1999

Jillings, Karen. *Scotland's Black Death: The Foul Death of the English*. stroud, Gloucs. : Tempus Publishing, 2003

Karlen, Arno. *Man and Microbes: Disease and Plagues in History and Modern Times*. New York: Simon and Schuster, 1995

Kelly, John. *The Great Mortality: An Intimate History of the Black Death*. New York: HarperCollins, 2005

Kelly, Maria. *The Great Dying: The Black Death in Dublin*. Stroud, Gloucs. : Tempus, 2003

—. *A History of the Black Death in Ireland*. Stroud, Gloucs. : Tempus, 2001

Keys, David. *Catastrophe: An Investigation into the Origins of the Modern World*. New York: Ballantine Press, 2000

Kiple, Kenneth, ed. *The Cambridge World History of Human Disease*. New York: Cambridge University Press, 1993

Lee, Christopher. *1603: The Death of Queen Elizabeth I, the Return of the Black Plague, the Rise of Shakespeare, Piracy, Witchcraft, and the Birth of the Stuart Era*. New York: St. Martin's Press, 2004

Lehfeldt, Elizabeth A. *The Black Death*. Boston: Houghton Mifflin, 2005

Marriott, Edward. *Plague: A Story of Science, Rivalry, Scientific Breakthrough and the Scourge that Won't Go away*. New York: Holt, 2002

McNeill, William. *Plagues and Peoples*. Garden City: Anchor Press, 1975

Moote, A. Lloyd, and Dorothy C. Moote. *The Great Plague: The Story of London's Most Deadly Year*. Baltimore: Johns Hopkins University Press, 2004

Mullett, Charles F. *The Bubonic Plague and England: An Essay in the History of Preventive Medicine*. Lexington: University of Kentucky Press, 1956

Naphy, William G. *Plagues, Poisons and Potions: Plague Spreading Conspiracies in the Western Alps c. 1530 – 1640*. New York: Manchester University Press, 2002

Naphy, William G. and Andrew Spicer. *The Black Death and the History of Plagues, 1345 – 1730*. Stroud, Gloucs.: Tempus, 2001

Nohl, Johannes. *The Black Death*. Yardley, PA: Westholme Publishing, 2006

Platt, Colin. *King Death: The Black Death and Its Aftermath in Late-medieval England*. Toronto: University of Toronto Press, 1996

Porter, Stephen. *The Great Plague*. Stroud, Gloucs.: Sutton, 1999

Rothenberg, Gunther. "The Austrian Sanitary Cordon and the Control of Bubonic Plague: 1710 – 1871". *Journal of the History of Medicine and Allied Sciences* 28(1973): 15 – 23

Slack, Paul. *The Impact of Plague in Tudor and Stuart England*. New York: Oxford University Press, 1990

Van Andel, M. A. "Plague Regulations in the Netherlands." *Janus* 21(1916): 410 – 444

Walter, J. *Famine, Disease and Social Order in Early Modern Society*. New York: Cambridge University Press, 1989

Wilson, F. P. *Plague in Shakespeare's London*. New York: Oxford University Press, 1999

Ziegler, Philip. *The Black Death*. New York: Harper and Row, 1969

原始文献选读

Ansari, B. M. "An Account of Bubonic Plague in Seventeenth Century India in an Autobiography of a Mughal Emperor." *Journal of Infection* 29(1994): 351 – 352

Backscheider, Paula R., ed. *A Journal of the Plague Year, Daniel Defoe* (Norton Critical Anthology). New York: Norton, 1992

Barrett, W. P. *Present Remedies against the Plague*. London: Shakespeare Association, 1933

Bartsocas, Christos. "Two Fourteenth Century Greek Descriptions of the 'Black Death'". *Journal of the History of Medicine* 21(1966): 394 – 400

Bertrand, Jean Baptiste. *A Historical Relation of the Plague at Marseilles in the Year 1720*. New York: McGraw-Hill, 1973

Boghurst, William. *Loimographia: An Account of the Great Plague of London in the Year 1665*. New York: AMS Press, 1976

Brucker, Gene, ed. *Two Memoirs of Renaissance Florence: The Diaries of Buonaccorso Pitti and Gregorio Dati*. Prospect Heights, IL: Waveland Press, 1991

Brunner, Karl. "Disputacioun Betwyx the Body and Worms,"

Archiv für deutsche Studien der neueren Sprachen 167(1935): 30 – 35

Bullein, William. *A dialogue against the fever pestilence*. London: Published for the Early English Text Society by H. Milford, Oxford University Press, 1888; Millwood, NY: Kraus Reprint, 1987

Caraman, R. P. *Henry Morse: Priest of the Plague*. London: Longmans, Green and Co. , 1957

Dekker, Thomas. *The Plague Pamphlets of Thomas Dekker*. Washington, D. C. : Scholarly Press, 1994

De Mertens, Charles. *Account of the Plague Which Raged at Moscow, 1771*. Newtonville, MA: Oriental Research Partners, 1977

Dols, Michael W. "Ibn al-Wardī's 'Risālah al-naba' 'an al-waba, ' A Translation of a Major Source for the History for the Black Death in the Middle East. " In *Near Eastern Numismatics, Iconography, Epigraphy and History: Studies in Honor of George C. Miles*, edited by Dickran Kouymjian, 443 – 455. Beirut: American University of Beirut Press, 1974

Duran-Reynals, M. L. and C. -E. A. Winslow "Jacme d'Agramont: *Regiment de preservacio a epidemia o pestilencia e mortaldats*. " *Bulletin of the History of Medicine* 23(1949): 57 – 89

Fealty, John, and Scott Rutherford. *Tears Against the Plague: A Seventeenth-century Woman's Devotional*. Cambridge, MA: Rhwymbooks, 2000

Gyug, Richard F. *The Diocese of Barcelona during the Black Death: The Register Notule communium 15 (1348 – 1349)*. Toronto: Pontifi cal Institute of Medieval Studies, 1994

Hodges, Nathaniel. *Loimologia: Or, an Historical Account of the*

Plague in London in 1665. New York: AMS Press, 1994

Horrox, Rosemary, ed. *The Black Death*. New York: Manchester University Press, 1994

Ibn Sasra. *A Chronicle of Damascus, 1389 – 1397*. 2 vols. Trans. William M. Brinner. Berkeley: University of California Press, 1963

Ibn Taghri Birdi, Abu l-Ma·hasin. *An-Nujum az-Zahirah fi muluk Misr wal-Qahirah, History of Egypt 1382 – 1469 A. D.*. Edited and trans. by William Popper. Berkeley: University of California Press, 1915 – 1964

Landucci, Luca. *A Florentine Diary from 1450 to 1516*. Trans. Alice D. Jervis. London: J. M. Dent and Sons, 1927

Latham, Robert, and William Matthews, eds. *The Diary of Samuel Pepys*. 11 vols. Berkeley: University of California Press, 2000

Lydgate, John. "A diet and doctrine for pestilence." In *The Minor Poems of John Lydgate*, II, edited by Henry Noble McCracken, 702 – 707. London: Early English Text Society, 1934

Manzoni, Alessandro. *The Column of Infamy*. Trans. Kenelm Foster and Jane Grigson. London: Oxford University Press, 1964

Marcus, Jacob R. *The Jew in the Medieval World: A Source Book: 315 – 1791*. New York: Atheneum, 1979

Martin, A. Lynn. *Plague?: Jesuit Accounts of Epidemic Disease in the Sixteenth Century* (Sixteenth Century Studies, vol. 28). Kirksville, MO: Truman State University Press, 1996

O'Hara-May, Jane. *Elizabethan Dyetary of Health*. Lawrence, KS: Coronado Press, 1977

Parets, Miquel. *A Journal of the Plague Year: The Diary of the*

Barcelona Tanner Miquel Parets, 1651. Trans. by James S. Amelang. New York: Oxford University Press, 1995

Pickett, Joseph P. "A Translation of the *Canutus* Plague Treatise." In *Popular and Practical Science of Medieval England*, edited by Lister M. Matheson (Medieval Texts and Studies, 11), 263 – 282. East Lansing: Colleagues Press, 1994

Sudhoff, Karl, ed. *The Fasciculus Medicinae of Johannes de Ketham*. Trans. by Charles Singer. Milan: 1924; reprinted Birmingham: Classics of Medical History, 1988

Wither, George. *The History of the Pestilence (1625)*. Edited by George Wither. Cambridge, MA: Harvard University Press, 1932

医学与流行病学问题

Albury, W. R., and G. M. Weisz. "Erasmus of Rotterdam (1466 – 1536): Renaissance Advocate of the Public Role of Medicine." *Journal of Medical Biography* 11(2003): 128 – 134

Brockliss, Laurence and Colin Jones. *The Medical World of Early Modern France*. New York: Oxford University Press, 1997

Bullough, Vern L. *Universities, Medicine, and Science in the Medieval West*. Burlington, VT.: Ashgate, 2004

Cipolla, Carlo. *Cristofano and the Plague: A Study in the History of Public Health in the Age of Galileo*. Toronto: Collins, 1973

——. *Faith, Reason, and the Plague in Seventeenth-Century Tuscany*. New York: W. W. Norton & Company, 1981

—. *Fighting the Plague in Seventeenth-Century Italy*. Madison: University of Wisconsin Press, 1981

—. *Miasmas and Disease: Public Health and the Environment in the Pre-industrial Age*. Translated by Elizabeth Potter. New Haven: Yale University Press, 1992

—. *Public Health and the Medical Profession in Renaissance Florence*. New York: Cambridge University Press, 1976

Drancourt M, Raoult D. "Molecular Detection of *Yersinia pestis* in Dental Pulp." *Microbiology* 150(February 2004): 63 - 265

Elmer, Peter, and Ole Peter Grell, eds. *Health, Disease, and Society in Europe, 1500 - 1800*. New York: Manchester University Press, 2004

French, Roger K. *Medicine Before Science: The Business of Medicine from the Middle Ages to the Enlightenment*. New York: Cambridge University Press, 2003

French, Roger K., and Andrew Wear, eds. *The Medical Revolution of the Seventeenth Century*. New York: Cambridge University Press, 1989

Gambaccini, Piero. *Mountebanks and Medicasters: A History of Charlatans from the Middle Ages to the Present*. Jefferson, NC: McFarland and Co., 2004

Goldrick, B. A. "Bubonic plague and HIV. The delta 32 connection." *American Journal of Nursing* 103(2003): 26 - 27

Granshaw, L. and Roy Porter, eds. *The Hospital in History*. London: Routledge, 1989

Hendrickson, Robert. *More Cunning than Man: A Complete*

History of the Rat and Its Role in Human Civilization. New York: Kensington Books, 1983

Lindemann, Mary. *Medicine and Society in Early Modern Europe*. New York: Cambridge University Press, 1999

Morgenstern, S. "Collection of Treatises on Plague Regimen and Remedies Published in the German Duchy of Swabia in the XVIIth Century." *Academy Bookman* 26(1973): 3 - 20

O'Boyle, Cornelius. *The Art of Medicine: Medical Teaching at the University of Paris, 1250 - 1400*. Boston: Brill, 1998

Park, Katherine. *Doctors and Medicine in Early Renaissance Florence*. Princeton: Princeton University Press, 1985

Pomata, Gianna. *Contracting a Cure: Patients, Healers, and the Law in Early Modern Bologna*. Baltimore: Johns Hopkins University Press, 1998

Scott, Susan, and Christopher Duncan. *Biology of Plagues: Evidence from Historical Populations*. New York: Cambridge University Press, 2001

—. *The Return of the Black Death: The World's Greatest Serial Killer*. Hoboken: Wiley, 2004

Shrewsbury, J. F. *History of Bubonic Plague in the British Isles*. New York: Cambridge University Press, 1970

Sotres, Pedro Gil. "The Regimens of Health." In *Western Medical Thought from Antiquity to the Middle Ages*, edited by Mirko Grmek, pp.291 - 318. Cambridge, MA: Harvard University Press, 1998

Twigg, Graham. *The Black Death: A Biological Reappraisal*. New York: Schocken Books, 1985

Wear, Andrew. "Medicine in Early Modern Europe, 1500 – 1700." In *The Western Medical Tradition, 800 B. C. to A. D. 1800*, edited by Lawrence I. Conrad, pp. 215 – 261. New York: Cambridge University Press, 1995

社 会 与 疾 病

Calvi, Giulia. *Histories of a Plague Year: The Social and the Imaginary in Baroque Florence*. Berkeley: University of California Press, 1989

Carmichael, Ann G. *Plague and the Poor in Renaissance Florence*. New York: Cambridge University Press, 1986

Dohar, William J. *The Black Death and Pastoral Leadership: The Diocese of Hereford in the Fourteenth Century*. Philadelphia: University of Pennsylvania Press, 1995

Dyer, Christopher. *Making a Living in the Middle Ages: The People of Britain 850 – 1520*. New Haven: Yale University Press, 2002

Gottfried, Robert S. *Epidemic Disease in Fifteenth-Century England: The Medical Response and the Demographic Consequences*. New Brunswick, NJ: Rutgers University Press, 1978

Harvey, Barbara. *Living and Dying in England, 1100 – 1540*. New York: Oxford University Press, 1993

Hatcher, John. *Plague, Population, and the English Economy, 1348 – 1530*. London: Macmillan, 1977

Palmer, R. C. *English Law in the Age of the Black Death, 1348 –*

1381: A Transformation of Governance and Law. Chapel Hill: University of North Carolina Press, 1993

Poos, Larry. *A Rural Society after the Black Death: Essex, 1350 - 1525*. New York: Cambridge University Press, 1991

文 化 研 究

Barroll, John Leeds. *Politics, Plague, and Shakespeare's Theater: The Stuart Years*. Ithaca: Cornell University Press, 1991

Beaty, Nancy Lee. *The Craft of Dying: A Study in the Literary Tradition of the 'Ars Moriendi' in England*. New Haven: Yale University Press, 1970

Boeckl, Christine. *Images of Plague and Pestilence: Iconography and Iconology*. Kirksville, MO: Truman State University Press, 2000

Campbell, Anna Montgomery. *The Black Death and Men of Learning*. New York: Columbia University Press, 1931

Cohen, Kathleen. *Metamorphosis of a Death Symbol: The Transi Tomb in the Late Middle Ages and the Renaissance*. Berkeley: University of California Press, 1973

Cohen, Samuel K. *The Cult of Remembrance and the Black Death*. Baltimore: The Johns Hopkins University Press, 1992

Crawfurd, Raymond. *The Plague and Pestilence in Literature and Art*. Oxford: Clarendon Press, 1914

Eichenberg, Fritz. *The Dance of Death: A Graphic Commentary on the Danse Macabre through the Centuries*. New York: Abbeville

Press, 1983

Grigsby, Bryon Lee. *Pestilence in Medieval and Early Modern English Literature*. New York: Routledge, 2004

Healy, Margaret. *Fictions of Disease in Early Modern England: Bodies, Plagues, and Politics*. New York: Palgrave, 2002

Heyl, Christoph. "Deformity's Filthy Fingers: Cosmetics and the Plague in *Artificial Embellishments*, or *Arts best Directions how to preserve Beauty or procure it* (Oxford, 1665)." In *Didactic Literature in England, 1500 - 1800*, edited by Natasha Glaisyer and Sara Pennell, pp. 137 - 151. Burlington, VT: Ashgate, 2003

Images of the Plague: The Black Death in Biology, Arts, Literature and Learning. Binghamton, NY: The Gallery, 1977

Koslofsky, C. M. *The Reformation and the Dead: Death and Ritual in Early Modern Germany, 1450 - 1700*. Basingstoke: Macmillan, 2000

Leavy, Barbara Fass. *To Blight with Plague: Studies in a Literary Theme*. New York: New York University Press, 1992

Meiss, Millard. *Painting in Florence and Siena after the Black Death: The Arts, Religion, and Society in the Mid-fourteenth Century*. Princeton: Princeton University Press, 1951

Totaro, Rebecca. *Suffering In Paradise: The Bubonic Plague In English Literature From More To Milton*. Pittsburgh: Duquesne University Press, 2005

主要的非英语著作

Albini, G. *Guerra, fame, peste. Crisi di mortalità e sistema sanitario nella Lombardia tardomedioevale*. Bologna: Capelli, 1982

Amasuno Sárraga, Marcelino V. *La peste en la corona de Castilla durante la Segunda mitad del siglo XIV*. Valladolid: Junta de Castilla y León, Consejería de Educación y Cultura, 1996

Audoin-Rouzeau, Frédérique. *Les chemins de la peste: le rat, la puce et l'homme*. Rennes: Presses Universitaires de Rennes, 2003

Ballesteros Rodríguez, Juan. *La peste en Córdoba*. Cordoba: Excma. Diputaciâon Provincial de Córdoba, Servicio de Publicaciones, 1982

Bergdolt, Klaus. *Die Pest 1348 in Italien. 50 zeitgenössische Quellen*. Heidelberg: Manutius Verlag, 1989

Betrán, José Luis. *La peste en la Barcelona de los Austrias*. Lleida: Milenio, 1996

Biraben, Jean-Noel. *Les hommes et la peste en France et dans les pays européens et méditeranéens*. 2 vols. Paris: Mouton, 1975, 1976

Borromeo, Federico. *La peste di Milano*. Milan: Rusconi, 1987

Brossolet, Jacqueline, and Henri H. Mollaret. *Pourquoi la peste? Le rat, la puce, et la bubon*. Paris: Decouvertes Gallimard, 1994

Cacciuttolo, Janine. *Chartres au debut du XVIIe siècle: une communaute urbaine face à la peste de 1628 - 1629*. Nanterre: Université de Paris, 1973

Camps i Clemente. *La pesta del segle* XV *a Catalunya*. Lleida: Universitat de Lleida, 1998

Carpentier, Elisabeth. *Une ville devant la peste: Orvieto et la Peste Noire de 1348*. Paris: S. E. V. P. E. N. , 1962

Carvalho, João Manuel Saraiva de. *Diário da peste de Coimbra (1599)*. Lisbon: Fundação Calouste Gulbenkian: Junta Nacional de Investigação Científica e Tecnológica, 1994

Chiapelli, Alberto. "Gli ordinamenti sanitari del commune di Pistoia contra la pestilenza del 1348." *Archivio Storico Italiano* 4th ser. 63 (1887): 3 - 24

Esser, Thilo. *Pest, Heilsangst, und Frömmigkeit: Studien zur religiösen Bewältigung der Pest am Ausgang des Mittelalters*. Altenberge: Oros, 1999

Favier, Jean, ed. XIVe et XVe *siècles: crises et geneses*. Paris: Presses Universitaires de France, 1996

Guerry, Liliane. *La theme du "Triomphe de la Mort" dans le peinture italienne*. Paris: G. P. Maisonneuve, 1950

Hatje, Frank. *Leben und Sterben im Zeitalter der Pest. Basel im 15. bis 17. Jahrhundert*. Basel: Helbing und Lichtenhahn, 1992

Haye, Olivier de la. *Poeme sur la grande peste de 1348*. Edited by George Guigue. Lyon: n. p. , 1888

Höhl, Monika. *Die Pest in Hildesheim: Krankheit als Krisenfaktor im städtischen Leben des Mittelalters und der Frühen Neuzeit (1350 - 1750)*. Hildesheim: Stadtarchiv, 2002

Ibs, J. H. *Die Pest in Schleswig-Holstein von 1350 bis 1547/8*. Frankfurt-am-Main: Peter Lang, 1994

Images de la maladie: la peste dans l'histoire. Paris: Association "Histoire au présent," 1990

Livi-Bacci, Massimo. *La société italienne devant les crises de mortalité*. Florence: Dipartimento statistico, 1978

Lucenet, Monique. *Les grandes pestes en France*. Paris: Aubier, 1985

Marechal, G. "De Zwarte Dood te Brugge (1349 – 1351)." *Biekorf* 80(1980): 377 – 392

Monteano, Peio J. *La ira de Dios: Los navarros en la era de la peste (1348 – 1723)*. Pamplona: Pamela, 2002

Pasche, Véronique. *Pour la salut de mon âme. Les Lausannois face à la mort (XIVe siècle)*. Lausanne: Université de Lausanne, 1988

Pastore, Alessandro. *Crimine e giustizia in tempo di peste nell'Europa moderna*. Bari: Laterza, 1991

Persson, B. *Pestens gåta. Farsoter i det tidiga 1700-talets Skåne*. Lund: Historiska Institutionen vid Lunds Universitet, 2001

Rubio, Augustin. *Peste negra, crisis y comportamientos sociales en la Espagne del siglo XIV. La ciudad de Valencia (1348 – 1401)*. Granada: Universidad de Granada, 1979

Schmölzer, Hilde. *Die Pest in Wien*. Vienna: Österreichischer Bundesverlag Gesellschaft, 1985

Schwartz, Klaus. *Die Pest in Bremen: Epidemien und freier Handel in einer deutschen Hafenstadt, 1350 – 1713*. Bremen: Selbstverlag des Staatsarchivs, 1996

Sies, Rudolf. *"Pariser Pestgutachten" von 1348 in altfranzosischen Fassung*. Würzburger Medizine historische Forschungen #7. Pattensen/

Han: Wellm, 1977

Villard, Pierre. "Constantinople et la peste (1467) (Critoboulos, V, 17)." *Histoire et société: Mélanges offerts à Georges Duby*. 4 vols. Aix-en-Provence: Publications de l'Université de Provence, 1992; Ⅳ, pp. 143 – 150

Zeller, Michael. *Rochus: Die Pest und Ihr Patron*. Nuremberg: Verlag Hans Böckel, 1989

图书在版编目(CIP)数据

黑死病下的日常 /（美）约瑟夫·P. 伯恩著；欧阳瑾译 .— 上海：上海社会科学院出版社，2023
书名原文：Daily Life during the Black Death
ISBN 978 - 7 - 5520 - 4014 - 2

Ⅰ.①黑… Ⅱ.①约… ②欧… Ⅲ.①瘟疫—医学史—欧洲 Ⅳ.①R51 - 095

中国版本图书馆 CIP 数据核字(2022)第 221106 号

版权合同登记号：09 - 2022 - 0451

黑死病下的日常

著　　者：[美] 约瑟夫·P. 伯恩(Joseph P. Byrne)
译　　者：欧阳瑾
责任编辑：张　晶
封面设计：周清华
出版发行：上海社会科学院出版社
　　　　　上海顺昌路 622 号　邮编 200025
　　　　　电话总机 021 - 63315947　销售热线 021 - 53063735
　　　　　http://www.sassp.cn　E-mail：sassp@sassp.cn
排　　版：南京展望文化发展有限公司
印　　刷：上海盛通时代印刷有限公司
开　　本：890 毫米×1240 毫米　1/32
印　　张：14.625
字　　数：375 千
版　　次：2023 年 4 月第 1 版　2024 年 6 月第 2 次印刷

ISBN 978 - 7 - 5520 - 4014 - 2/R·068　　　　定价：78.00 元